生物化学

主　编　彭姝彬

主　审　尚云峰　韩大良

副主编　张乍如　吴　明

编　委　（按姓氏笔画排序）

卢　翔　任　益　吴　明　张乍如

陈　雷　易雪静　彭姝彬　蒋利亚

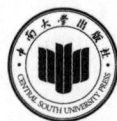

中南大学出版社

www.csupress.com.cn

图书在版编目(CIP)数据

生物化学/彭姝彬主编. —长沙:中南大学出版社,2015.6
ISBN 978 - 7 - 5487 - 1550 - 4

Ⅰ.生... Ⅱ.彭... Ⅲ.生物化学 Ⅳ.Q5

中国版本图书馆 CIP 数据核字(2015)第 131773 号

生物化学

彭姝彬 主编

□责任编辑	李　娟
□责任印制	易红卫
□出版发行	中南大学出版社
	社址:长沙市麓山南路　　　邮编:410083
	发行科电话:0731-88876770　　传真:0731-88710482
□印　　装	长沙市宏发印刷有限公司

□开　　本	787×1092　1/16	□印张 12.25	□字数 308 千字
□版　　次	2015 年 8 月第 1 版	□印次	2015 年 8 月第 1 次印刷
□书　　号	ISBN 978 - 7 - 5487 - 1550 - 4		
□定　　价	35.00 元		

前　言

在我国高等职业教育快速发展的形势下，根据高职教育教学大纲和教学需要，我们组织编写了这本《生物化学》。

生物化学是一门医学基础学科，本教材适用于高职高专医学类各专业。全书共十四章，介绍生物分子的结构与功能（蛋白质、酶、核酸、维生素），物质代谢（生物氧化、糖代谢、脂类代谢、氨基酸代谢、核苷酸代谢、代谢间联系与调节），遗传信息的传递，及与临床医学密切联系的肝的生物化学、水和无机盐代谢、酸碱平衡。

为适应高职高专教育改革，改变生物化学枯燥难学的局面，本教材以"学以致用"为原则编写，内容简明扼要，重点突出。在每章节的内容选取上，除介绍生物化学基础理论知识外，还加入了与医学其他课程相关的知识，力求与临床、医技、预防医学紧密联系，兼顾职业资格考试和后续发展；并设计了知识链接及案例分析，以提高学生学习兴趣，启发学生积极思考；每章节后还设有重点回顾，结合配套实训教材《生物化学实训指导》内容，有利于学生复习、巩固知识。

参与本教材编写的人员有着较高的理论和实践水平以及丰富的教学经验，作风严谨，且具有很好的团队合作精神，对书稿进行了多次讨论、修改、审校。但限于学识和水平，不妥之处在所难免，敬请同行、专家及使用本教材的广大师生批评指正。

编者
2015 年 6 月

目　录

绪　论

生物化学(biochemistry)是从分子水平研究生物体的物质组成及其在生物体内的化学变化,从而阐明生命现象本质的一门学科。

生物化学的研究对象为生物体,包括植物、动物、微生物等。医学生物化学以人体为研究对象,主要研究构成人体的生物分子的结构与功能,物质代谢与调节,以及遗传信息传递与调节等。

在研究过程中,除采用化学的原理和方法外,还融入了生理学、细胞生物学、遗传学、免疫学等学科的理论及技术。近年来生物信息学的介入,使生物化学与众多学科有着广泛的联系和交叉,并取得了许多重大的进展和突破,已成为生命科学的重要科学之一。

一、生物化学的研究内容

(一)生物分子的结构与功能

从分子水平来看,人体由许多的生物分子组成,包括有机物和无机物。无机物有水和无机盐,有机物又可分为小分子有机物和大分子有机物。小分子有机化合物包括维生素、单糖、氨基酸等。大分子有机物即生物大分子有蛋白质、核酸、多糖、复合脂类等,是由其基本单位按照一定顺序和方式连接所形成的多聚体,分子质量一般大于10^4。

人体内的生物分子种类繁多,功能各异。生物化学就是研究体内的这些生物分子的结构及其功能。尤其对于结构复杂,在体内起着重要作用的生物大分子,研究其分子结构与功能的关系更为重要。结构是功能的基础,功能是结构的体现。人体内的各生物分子各自承担着多种重要的生理功能,又协调合作,共同完成人体的生命活动。

当这些生物分子缺少或功能异常时,有可能引起一些不良症状,甚至会导致疾病的发生。如缺锌患者会出现味觉减退,食欲降低;当人体缺乏维生素 A 时,可能导致夜盲症的出现;老年痴呆症的发生与体内一种叫 γ 分泌酶蛋白的结构改变而引起功能异常有关。

知识链接

阿尔茨海默症与 γ 分泌酶

阿尔茨海默症即老年痴呆症,其特征就是失忆。患病的老年人会逐渐丧失记忆,脑功能严重受损甚至死亡。据不完全统计,我国目前约有 500 万阿尔茨海默症患者,占世界的四分之一。研究表明,阿尔茨海默症的发生和大脑中淀粉样斑块的形成密切相关。这种疾病的发生,是因为人体中有一种叫做 γ 分泌酶的功能出现异常。清华大学施一公教授研究所用了近10 年时间,在世界上首次揭示了 γ 分泌酶蛋白结构,填补了国际上该领域研究空白,为阿尔茨海默症的临床治疗提供了理论基础。

(二)物质代谢与调节

生物体区别于非生物体的重要特征之一就是能进行新陈代谢。人体在一生中不断地与外环境进行着物质交换，摄入养料，排出代谢废物。人体的新陈代谢包括物质代谢和能量代谢。物质代谢的同时伴随着能量代谢。机体内各种物质代谢均由一系列化学反应组成，包括合成代谢和分解代谢。合成代谢指小分子合成大分子物质的过程，保证机体的生长、发育、更新及修复，此过程常伴随着能量的消耗；分解代谢指大分子分解为小分子的过程，使机体更新及修复，并将代谢废物排出体外，常伴随能量的产生和释放。

正常的新陈代谢是正常生命过程的必要条件。机体内有一套完整的，精细的调节系统，使各物质代谢的速度和方向总能适应内外环境的变化。一旦物质代谢紊乱则导致一些症状或某种疾病的发生。如血脂升高是脂肪代谢紊乱的表现之一。血脂升高使血液黏稠，容易在血管壁上沉淀形成小"斑块"，即"动脉粥样硬化"，如得不到良好控制，会逐渐堵塞血管，导致血流中断，引发心脑血管疾病。目前对体内的代谢途径已基本清楚，但调节的分子机制尚需进一步研究阐明。物质代谢主要是由酶催化的酶促反应，故酶的结构、含量、分布等对物质代谢有着重要的调节作用。

(三)遗传信息传递

生物体的另一基本特征是繁殖与遗传。生物体在繁衍后代的过程中，遗传信息代代相传。在确定了核酸是遗传的物质基础后，遗传信息的中心法则继而提出。人体的遗传信息由DNA携带，经由RNA到蛋白质，最终得到表达。

遗传信息的传递、调控与遗传、变异、生长、分化等诸多生命过程，以及遗传疾病、代谢异常疾病、恶性肿瘤等多种疾病的发生有关。如地中海贫血、血友病、白化病等遗传病均是由于DNA突变造成的；高血压、糖尿病、恶性肿瘤、精神分裂症等也已证明与遗传因素有关。因此，遗传信息的传递表达以及调控的研究已成为生命科学中的重要课题。

二、中国在生物化学发展史中的重要地位

生物化学有着悠久的发展历史，近代生物化学的起始研究可追溯到18世纪。1903年德国学者 C. Neuberg 提出"生物化学"这个名称后，生物化学才成为一门独立的学科，并开始蓬勃发展，逐渐成为生命科学领域重要的前沿学科之一，被称为生命科学的"世界语"。

我国劳动人民在古代就已经对生物化学有所研究。如公元前21世纪，我国已经发明用粮食酿酒，其中的"曲"或"媒"即今天所说的酶；唐朝的孙思邈用猪肝治疗雀目即夜盲症；北宋沈括采用"秋石阴炼法"从尿中提取类固醇激素等。

近现代生物化学发展时期，我国在生物化学领域也做出了不少成就。吴宪等人创立了血糖测定法，在蛋白质研究中提出了蛋白质变性学说。1965年，我国科学家率先用人工方法合成了具有生物活性的牛胰岛素。人类基因组计划中，我国是唯一参与的发展中国家。近年来，我国在基因工程、蛋白质工程、疾病相关基因的定位克隆及其功能研究等方面均取得了重要成果。

知识链接

中国在对抗埃博拉病毒中做出的贡献

2014 年 2 月埃博拉病毒疫情开始在西非爆发。我国派出了多支医疗队到达西非参与抗击埃博拉疫情，并给与了财力、物力上的极大支持。对埃博拉病毒的相关研究也在同时进行。2014 年 8 月，中国宣布已掌握埃博拉病毒抗体基因，同时具备对埃博拉病毒进行及时检测的诊断试剂研发能力。2015 年 5 月，世界卫生组织（WHO）正式批准将上海某生物科技股份有限公司研发生产的"埃博拉病毒核酸检测试剂盒"列入官方采购名录，同时将其作为埃博拉病毒检测手段之一向全世界推介。

三、生物化学与医学的关系

生物化学是一门重要的医学基础课程。生物化学起源并服务于人类的生产生活，发展至今，已成为生命科学领域各学科之间相互联系的桥梁。

生物化学以化学、生物学为基础，又是医学学生学习遗传学、免疫学、生理学、病理学、药理学、临床医学概要、生物化学检验等课程的基础，其理论和技术已渗透到消化系统疾病、血液系统疾病、神经系统疾病等临床医学的各个领域。

随着生物化学的发展，各种疾病的发病机制不断被阐明，如代谢性疾病、恶性肿瘤、心脑血管疾病等；体液中各种成分的测定为临床诊断提供了越来越可靠的依据；基因诊断和基因治疗技术的发展，为从根本上治疗遗传病提供了可能；PCR 相关技术的发展大力推动了基因检测，能极大地降低遗传性疾病的发病率；基因工程技术使生物制药产业蓬勃发展等。生物化学的理论和技术极大地促进了现代医学的发展，同时与临床实践的结合也促进了生物化学本身的发展，产生了医学生物化学的许多分支，如病例生物化学、生化药理学、医学分子遗传学等。

生物化学与医学紧密的联系也体现在人们健康生活方面。生物分子的生理功能，糖、脂类等物质代谢的调控等基础生物化学知识的普及，使人们意识到均衡营养、合理膳食以及科学运动的重要性，有利于人类健康。

总之，学习掌握好生物化学的理论和技术，有利于理解生命现象的本质，掌握人体正常生理过程的分子机制，能为后续其他医学课程的学习奠定坚实的基础。

（彭姝彬）

第一章　蛋白质的结构与功能

　　蛋白质(protein)是由氨基酸(amino acid)组成的、具有复杂结构的大分子物质,它是构成生物体的基本组成成分和生命活动的基本物质基础。蛋白质在人体内的含量很高,约占机体固体成分的45%,且分布广泛,几乎所有的器官组织都含有蛋白质。

第一节　蛋白质的生理功能

　　蛋白质在体内具有重要的生理功能,几乎所有生命现象和生理功能都通过蛋白质来实现。

一、维持组织细胞的生长发育、更新和修补

　　蛋白质是机体细胞的重要组成部分,是人体组织的生长、更新和修补的主要原料。人体的几乎所有的器官组织都含有蛋白质。当衰老的皮肤细胞死亡时,由蛋白质组成的新细胞从皮下生长。因此,一个人如果蛋白质的摄入、吸收、利用都很好,那么皮肤就是光泽而又有弹性的。当组织受损后,若不能得到及时和高质量的蛋白质补充,可影响组织器官的修复。

知识链接

胶原蛋白

　　胶原蛋白是人体结缔组织中的主要成分,参与人体的皮肤,骨骼,肌腱,软骨,血管的构成,占体内蛋白质总量的三分之一。胶原蛋白富含甘氨酸,脯氨酸及羟脯氨酸,是修复受损组织的重要原料物质,有"骨中之骨,肤中之肤,肉中之肉"之称。皮肤的生长、修复和营养都离不开胶原蛋白。胶原蛋白使细胞变得丰满,从而使肌肤充盈,保持皮肤弹性与润泽,维持皮肤细腻光滑。皮肤健康的两大关键抗皱与保湿都与胶原蛋白有关;胶原蛋白合成缺失还可引起 Ehlers – Danlos(EDS)症候群和成骨不全症。

二、参与体内多种重要的生理活动

　　蛋白质构成体内各种重要的生理活性物质。生物体内的各种生命现象几乎都离不开蛋白质。例如酶在物质代谢中起着重要的催化作用,其主要成分是蛋白质;有些激素是蛋白质或多肽类,如胰岛素、生长激素、甲状腺激素等,激素调节着各种生理过程并维持内环境的稳定;蛋白质还可作为运输物质的载体,如血红蛋白运输氧,载脂蛋白运输脂类等;免疫球蛋白可以抵御外来微生物和其他有害物质的入侵;血液的凝固和视觉形成等重要的生理活动都需要蛋白质的参与。

三、氧化供能

蛋白质还可作为能源物质。蛋白质作为三大营养物之一,当机体需要时,可以被分解释放能量。但机体主要的供能物质来源于糖和脂肪,氧化供能是蛋白质的次要生理功能。

体内蛋白质种类、数量众多,性质、功能各异,共同维持机体正常生理功能。蛋白质的功能与其结构密切相关。人类基因组计划结束后,功能基因组与蛋白质组计划展开,使蛋白质的结构与功能的研究达到了一个新的高峰。

第二节 蛋白质的分子组成

一、蛋白质的元素组成

生物界蛋白质的种类繁多,但经元素分析结果表明,蛋白质主要含碳(50%~60%)、氢(6%~8%)、氧(19%~24%)、氮(13%~19%)四种元素,大多数含硫、磷,有些蛋白质还含有铁、铜、锌、碘、锰、钴、钼等。

各种蛋白质的含氮量很接近,平均为16%,即100克蛋白质中约含有16克氮,而每克氮约相当于6.25克蛋白质。由于体内组织的主要含氮物是蛋白质,因此,通过测定生物样品中的氮含量,可按下述公式推算出蛋白质的大致含量。

$$每克样品中蛋白质含量 = 每克样品中氮含量 \times 6.25$$

案例分析 1-1

2008年9月,全国各地陆续发生了三鹿奶粉中添加工业原料三聚氰胺(分子式:$C_3H_6N_6$)导致进食婴幼儿患尿道结石的事件。

问题:商家为何要在奶粉中添加三聚氰胺?

二、蛋白质的基本组成单位——氨基酸

蛋白质属于生物大分子,经酸、碱或酶的作用而彻底水解的产物是氨基酸(amino acid)。氨基酸是蛋白质的基本组成单位。自然界中的氨基酸有300余种,但构成人体蛋白质的天然氨基酸主要有20种。表1-1列出了这20种氨基酸的名称及结构式。

表1-1 组成人体蛋白质的20种氨基酸及分类

中文名称	英文名称	缩写	等电点	结构式	类型
甘氨酸	Glycine	Gly	5.97	H—CH—COOH $\quad\ \ |$ $\quad\ \ \text{NH}_2$	非极性氨基酸
丙氨酸	Alanine	Ala	6.0	$\text{CH}_3\text{—CH—COOH}$ $\qquad\ \ |$ $\qquad\ \ \text{NH}_2$	

续表 1 - 1

中文名称	英文名称	缩写	等电点	结构式	类型
缬氨酸	Valine	Val	5.96	$CH_3-CH-CH-COOH$ 　　　$\underset{CH_2}{\|}$　$\underset{NH_2}{\|}$	非极性氨基酸
亮氨酸	Leucine	Leu	5.98	$CH_3-CH-CH_2-CH-COOH$ 　　　$\underset{CH_3}{\|}$　　　　$\underset{NH_2}{\|}$	
异亮氨酸	Isoleucine	Ile	6.02	$CH_3-CH_2-CH-CH-COOH$ 　　　　　$\underset{CH_3}{\|}$　$\underset{NH_2}{\|}$	
苯丙氨酸	Phenylalanine	Phe	5.48	$\text{⬡}-CH_2-CH-COOH$ 　　　　　　$\underset{NH_2}{\|}$	
脯氨酸	Proline	Pro	6.3	$\underset{NH}{\overset{CH-COOH}{\bigcirc}}$	
色氨酸	Tryptophan	Trp	5.89	$\underset{N}{\text{⬡⬠}}\overset{CH-COOH}{\underset{NH_2}{\|}}$	
丝氨酸	Serine	Ser	5.68	$HO-CH_2-CH-COOH$ 　　　　　$\underset{NH_2}{\|}$	极性中性氨基酸
酪氨酸	Tyrosine	Tyr	5.66	$HO-\text{⬡}-CH_2-CH-COOH$ 　　　　　　　$\underset{NH_2}{\|}$	
半胱氨酸	Cysteine	Cys	5.07	$HS-CH_2-CH-COOH$ 　　　　　$\underset{NH_2}{\|}$	
甲硫氨酸	Methionine	Met	5.74	$CH_3-S-CH_2-CH_2-CH-COOH$ 　　　　　　　　　$\underset{NH_2}{\|}$	
天冬酰胺	Asparagine	Asn	5.41	$H_2N-\overset{O}{\overset{\|\|}{C}}-CH_2-CH-COOH$ 　　　　　　　$\underset{NH_2}{\|}$	
谷氨酰胺	Glutamine	Gln	5.65	$H_2N-\overset{O}{\overset{\|\|}{C}}-CH_2-CH_2-CH-COOH$ 　　　　　　　　　$\underset{NH_2}{\|}$	
苏氨酸	Threonine	Thr	5.6	$\overset{CH_3}{\|}$ $HO-CH-CH-COOH$ 　　　　$\underset{NH_2}{\|}$	

续表 1-1

中文名称	英文名称	缩写	等电点	结构式	类型
天冬氨酸	Aspartic acid	Asp	2.97	$HOOC—CH_2—CH—COOH$ $\quad\quad\quad\quad\quad\vert$ $\quad\quad\quad\quad\quad NH_2$	极性酸性氨基酸
谷氨酸	Glutamic acid	Glu	3.22	$HOOC—CH_2—CH_2—CH—COOH$ $\quad\quad\quad\quad\quad\quad\quad\quad\vert$ $\quad\quad\quad\quad\quad\quad\quad\quad NH_2$	
赖氨酸	Lysine	Lys	9.74	$H_2N—CH_2—CH_2—CH_2—CH_2—CH—COOH$ $\quad\quad\quad\quad\quad\quad\quad\quad\quad\quad\quad\quad\vert$ $\quad\quad\quad\quad\quad\quad\quad\quad\quad\quad\quad\quad NH_2$	极性碱性氨基酸
精氨酸	Arginine	Arg	10.76	$\quad\quad NH$ $\quad\quad\Vert$ $H_2N—C—NH—CH_2—CH_2—CH_2—CH—COOH$ $\quad\quad\quad\quad\quad\quad\quad\quad\quad\quad\quad\quad\vert$ $\quad\quad\quad\quad\quad\quad\quad\quad\quad\quad\quad\quad NH_2$	
组氨酸	Histidine	His	7.59	$CH_2—CH—COOH$ $\quad\quad\quad\vert$ $\quad\quad\quad NH_2$	

(一)氨基酸的结构特点

20 种氨基酸结构各不相同，它们的结构特点如下：

1.除甘氨酸外，均为 L - 氨基酸　除甘氨酸外，其余氨基酸具有旋光异构现象，因此有 D型和 L 型之分。组成人体蛋白质的氨基酸除甘氨酸外均为 L 型。

2.除脯氨酸外，均为 α - 氨基酸　脯氨酸是 α - 亚氨基酸，即脯氨酸 α - 碳原子上连接的是亚氨基(- NH -)，而不是氨基(- NH_2)

3.氨基酸的结构通式　虽然 20 种氨基酸的结构各不相同，但可用结构通式来表示(图 1-1)。其中 R 为侧链基团。各种氨基酸的侧链 R 基团的结构和性质不同，是氨基酸分类的基础，它们在决定蛋白质的性质、结构、功能上有重要作用。

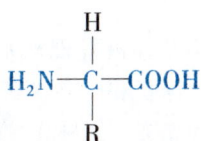

$$\begin{array}{c} H \\ \vert \\ H_2N—C—COOH \\ \vert \\ R \end{array}$$

图 1-1　氨基酸的结构式（R：代表氨基酸的侧链基团）

(二)氨基酸的分类

组成蛋白质的 20 种氨基酸常按 R 基团的结构和极性的不同进行分类 。可分为非极性氨基酸、极性中性氨基酸、极性酸性氨基酸、极性碱性氨基酸(表 1-1)。

三、氨基酸的连接

(一)氨基酸通过肽键相连

一个氨基酸的 α - 羧基与另一个氨基酸的 α - 氨基脱水缩合形成的共价键(- CO - NH -)称为肽键(图1-2),又称为酰胺键。

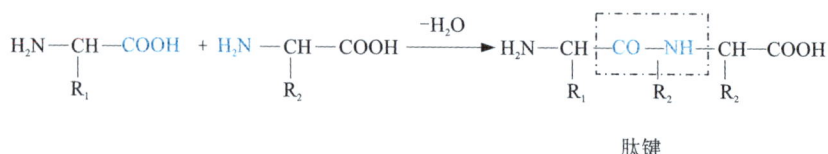

图1-2　肽键的形成

(二)肽及肽链

氨基酸之间通过肽键连接起来的化合物称为肽。两个氨基酸形成的肽叫二肽,三个氨基酸形成的肽叫三肽,其余以此类推。通常将十肽以下者称为寡肽,以上者称多肽。组成多肽链的氨基酸在相互结合时,失去了一分子水,因此结构都不完整,称为氨基酸残基。多肽成链状,称为多肽链。多肽链中由肽键连接各氨基酸残基形成的长链骨架结构称为多肽主链;R基团构成的链称为侧链。在多肽链中,肽链的一端保留着一个 α - 氨基,另一端保留一个 α - 羧基。有游离氨基的末端称氨基末端(N - 端);有游离羧基的末端称羧基末端(C - 端)(图1-3)。

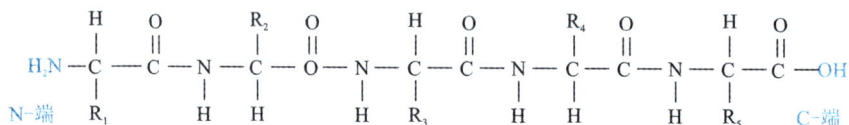

图1-3　多肽链

蛋白质就是由多肽链组成的生物大分子。我们通常将由 50 个氨基酸以上构成的称为蛋白质,50 个以下氨基酸构成的称为多肽。

(三)生物活性肽

近年来一些具有活性的多肽分子不断地被发现与鉴定,它们大多具有重要的生理功能或药理作用,统称为生物活性肽。例如由谷氨酸、半胱氨酸和甘氨酸组成的三肽谷胱甘肽,该分子中半胱氨酸残基的 R - 侧链具活性巯基(- SH)。还原型谷胱甘肽具有保护细胞膜结构及使细胞内酶蛋白处于还原、活性状态的功能。蚕豆病患者出现溶血性贫血就是由于还原型谷胱甘肽生成障碍所致。体内还有许多激素属于寡肽或多肽,例如催产素(9 肽)、脑啡肽(9 肽)、促肾上腺皮质激素(39 肽)等。

第三节　蛋白质的分子结构

蛋白质是生物大分子,种类繁多,结构复杂,具有三维空间结构,因而执行复杂的生物学功能。蛋白质结构与功能之间的关系非常密切。一般将蛋白质分子的结构分为一级结构与空间结构两类,空间结构又包含二级结构,三级结构和四级结构。

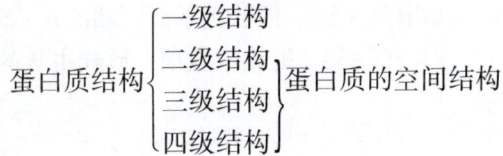

$$\text{蛋白质结构}\begin{cases}\text{一级结构}\\\text{二级结构}\\\text{三级结构}\\\text{四级结构}\end{cases}\text{蛋白质的空间结构}$$

一、蛋白质的一级结构

蛋白质的一级结构(primary structure)就是指蛋白质分子多肽链中从 N - 端到 C - 端的氨基酸的排列顺序。蛋白质的一级结构是蛋白质最基本的结构,它是由基因上遗传密码的排列顺序所决定的。维持蛋白质一级结构稳定的主要化学键是肽键,某些蛋白质分子中还含有少量的二硫键。

胰岛素是胰脏胰岛 β - 细胞分泌的一种激素,是第一个被确定一级结构的蛋白质。它由一条 A 链(21 肽)和一条 B 链(30 肽)组成,A、B 两链通过两个二硫键连接起来,A 链链内还有一个二硫键(图 1 - 4)。

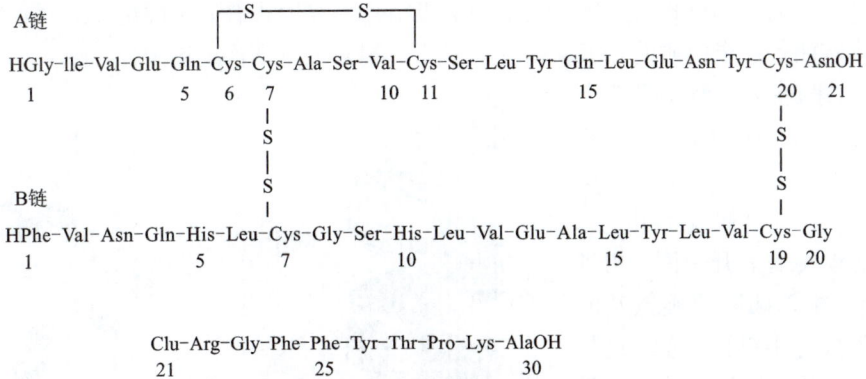

A链
HGly-lle-Val-Glu-Gln-Cys-Cys-Ala-Ser-Val-Cys-Ser-Leu-Tyr-Gln-Leu-Glu-Asn-Tyr-Cys-AsnOH
1　　　　5　6　7　　　　10　11　　　　15　　　　　20　21

B链
HPhe-Val-Asn-Gln-His-Leu-Cys-Gly-Ser-His-Leu-Val-Glu-Ala-Leu-Tyr-Leu-Val-Cys-Gly
1　　　　5　　7　　　　10　　　　15　　　　19　20

Clu-Arg-Gly-Phe-Phe-Tyr-Thr-Pro-Lys-AlaOH
21　　　　25　　　　30

图 1 - 4　牛胰岛素的一级结构

蛋白质的一级结构决定了蛋白质的高级结构。成百亿的天然蛋白质各有其特殊的生物学活性,决定每一种蛋白质生物学活性的结构特点,首先在于其肽链的氨基酸序列。由于组成蛋白质的 20 种氨基酸各具特殊的侧链,侧链基团的理化性质和空间排布各不相同,当它们按照不同的序列关系组合时,就可形成多种多样的空间结构和不同生物学活性的蛋白质分子。

二、蛋白质的空间结构

蛋白质分子的多肽链并非呈线形伸展,而是折叠和盘曲构成特有的比较稳定的空间结构。蛋白质的生物学活性和理化性质主要决定于其空间结构的完整,因此仅仅测定蛋白质分子的氨基酸组成和它们的排列顺序并不能完全了解蛋白质分子的生物学活性和理化性质。

(一)蛋白质的二级结构

蛋白质的二级结构(secondary structure)是指多肽链中主链原子的局部空间排布即构象,不涉及侧链部分的构象。

1.肽键平面 肽键中的 C、O、N、H 四个原子和与它们相邻的两个 α - 碳原子都处于同一平面上,此平面称为肽键平面(图 1-5)。因肽键平面两端的 α - 碳原子的单键可以自由旋转,故肽键平面可以围绕 α - 碳原子旋转、折叠或盘曲,形成主链的构象。肽键平面是蛋白质构象的基本结构单位。

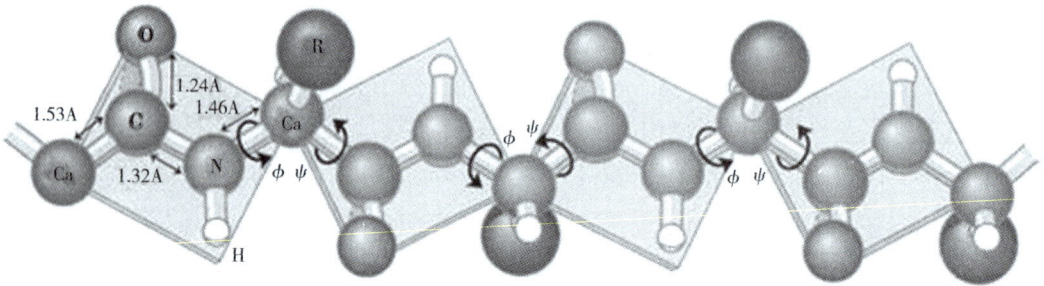

图 1-5 肽键平面

2.二级结构的基本形式 天然蛋白质的二级结构主要形式有 α - 螺旋、β - 折叠、β - 转角和不规则转曲等。蛋白质的二级结构主要依靠氢键来维持结构的稳定性。

(1)α - 螺旋:α - 螺旋是多个肽键平面通过 α - 碳原子旋转,相互之间紧密盘曲成稳固的右手螺旋(图 1-6)。主链呈螺旋上升,每 3.6 个氨基酸残基上升一圈,相当于 0.54nm。相邻两圈螺旋氨基酸残基之间形成许多链内氢键,这是稳定 α - 螺旋的主要键。肽链中氨基酸残基的侧链 R 均伸向螺旋外侧,其形状、大小及电荷影响 α - 螺旋的形成。

(2)β - 折叠(β - 片层):β - 折叠是蛋白质多肽链主链中肽平面折叠成锯齿状的结构(图 1-7)。相邻肽键平面间呈 110°角。氨基

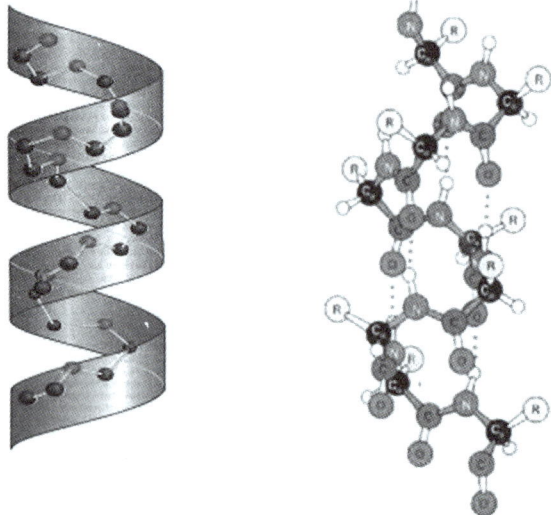

图 1-6 α - 螺旋示意图

酸残基的 R 侧链伸出在锯齿的上方或下方。依靠两条肽链或一条肽链内的两段肽链间的 C=O 与 H 形成氢键,使构象稳定。两段肽链可以是平行的,也可以是反平行的。即前者两条链

从"N-端"到"C-端"是同方向的，后者是反方向的。β-片层结构的形式十分多样，正、反平行能相互交替。

（3）β-转角：蛋白质分子中，肽链经常会出现180°的回折，在这种回折角处的构象就是β-转角(图1-8)。β-转角中，第一个氨基酸残基的C=O与第四个残基的N形成氢键，从而使结构稳定。

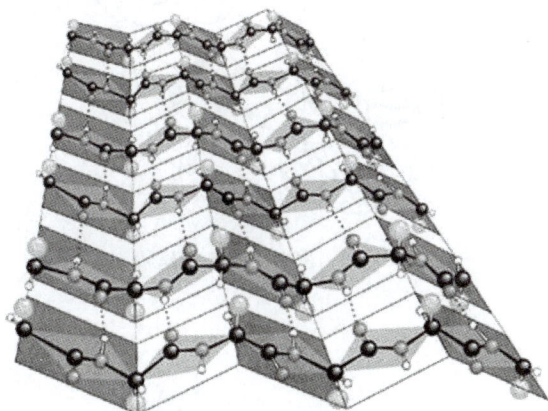 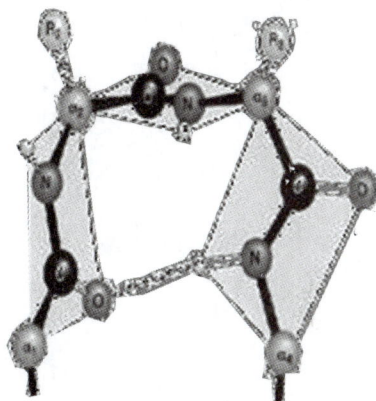

图1-7　β-折叠示意图　　　　　　　图1-8　β-转角示意图

（4）无规则卷曲：无规则卷曲指没有确定规律性的部分肽链构象，肽链中肽键平面不规则排列，属于松散的无规卷曲。

（二）蛋白质的三级结构

蛋白质的多肽链在各种二级结构的基础上再进一步盘曲或折迭形成具有一定规律的三维空间结构，称为蛋白质的三级结构(tertiary structure)(图1-9)。

蛋白质三级结构的稳定主要靠次级键，包括氢键、疏水键、盐键以及范德华力等。这些次级键可存在于一级结构序号相隔很远的氨基酸残基的R基团之间，因此蛋白质的三级结构主要指氨基酸残基的侧链间的结合。次级键都是非共价键，易受环境中pH、温度、离子强度等的影响，有变动的可能性。二硫键不属于次级键，但在某些肽链中能使远隔的二个肽段联系在一起，这对于蛋白质三级结构的稳定上起着重要作用。

（三）蛋白质的四级结构

具有二条或二条以上独立三级结构的多肽链组成的蛋白质，其多肽链间通过次级键相互组合而形成的空间结构称为蛋白质的四级结构(quarternary structure)(图1-10)。

在四级结构中，每个具有独立三级结构的多肽链单位称为亚基(subunit)。四级结构实际上是指亚基的立体排布、相互作用及接触部位的布局。亚基之间不含共价键，亚基间次级键的结合比二、三级结构疏松，因此在一定的条件下，四级结构的蛋白质可分离为其组成的亚基，而亚基本身构象仍可不变。

有些蛋白质分子只有一、二、三级结构，并无四级结构。例如肌红蛋白、细胞色素C、核糖核酸酶、溶菌酶等。血红蛋白、谷氨酸脱氢酶等蛋白质则具有四级结构。蛋白质的每高一级结构都是在低一级结构的基础上形成的(图1-11)。

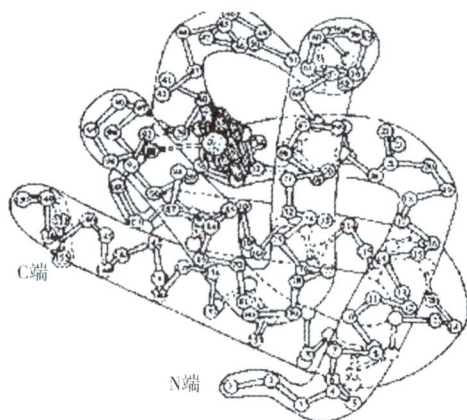

图 1-9　蛋白质的三级结构

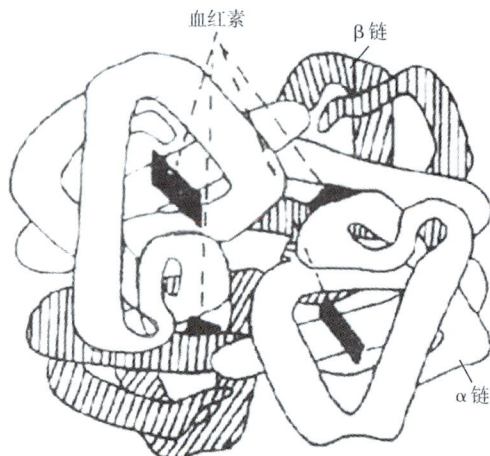

图 1-10　蛋白质的四级结构

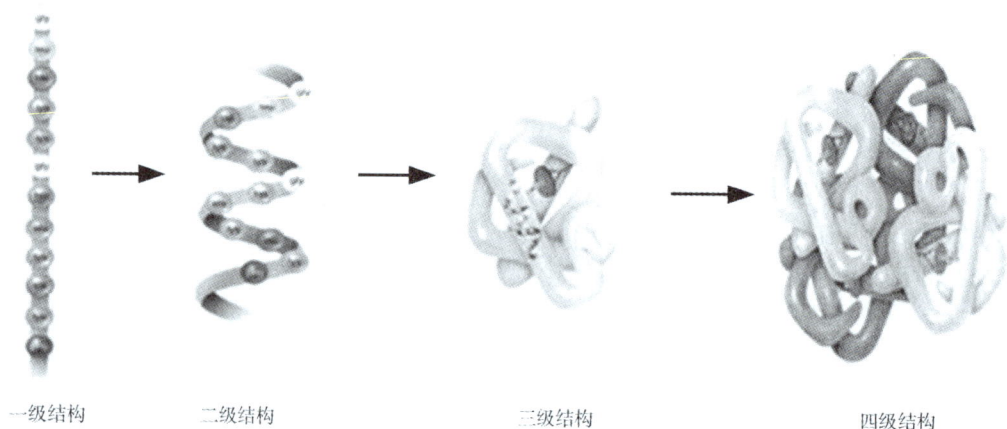

一级结构　　　　　二级结构　　　　　　　三级结构　　　　　　　四级结构

图 1-11　蛋白质的各级结构

三、蛋白质的结构与功能的关系

蛋白质一级结构决定其空间结构,蛋白质的空间结构决定其特定的生理功能。

(一)蛋白质的一级结构与功能的关系

蛋白质的一级结构是最基本的结构,它决定了蛋白质空间结构,其三维结构所需的全部信息都储存于氨基酸的顺序之中。

1.一级结构相似的蛋白质具有相似的功能　研究发现,同源蛋白质中有许多位置的氨基酸是相同的,而其他氨基酸差异较大。例如不同哺乳动物分泌的胰岛素分子结构类似,都由 A 链和 B 链组成,且二硫键的位置也十分相似,其作用都能降低血糖。

一级结构也可用于进化研究。例如比较不同生物的胰岛素的一级结构,发现与人类亲缘关系接近的生物其氨基酸组成的差异越小,亲缘关系越远其氨基酸组成的差异越大(表 1-2)。

表 1-2 不同生物胰岛素氨基酸组成差异

胰岛素来源	氨基酸残基的差异部分			
	A5	A6	A10	A30
人	Thr	Ser	Ile	Thr
猪	Thr	Ser	Ile	Ala
狗	Thr	Ser	Ile	Ala
牛	Ala	Ser	Val	Ala

2. 重要氨基酸序列的改变与分子病　分子病是由于遗传上的原因而造成的蛋白质分子结构或合成量的异常所引起的疾病。蛋白质中的氨基酸序列与生物功能密切相关，一级结构的关键部位的变化往往导致蛋白质生物功能的变化，从而引起分子病。例如镰刀型细胞贫血症。镰刀型细胞贫血症是由于血红蛋白基因中的一个核苷酸的突变导致该蛋白分子中 β-链第6位谷氨酸被缬氨酸取代所致。这个一级结构上的细微差别使患者的血红蛋白分子容易发生凝聚，导致红细胞变成镰刀状（图1-12），容易破裂引起贫血，即血红蛋白的功能发生了变化。

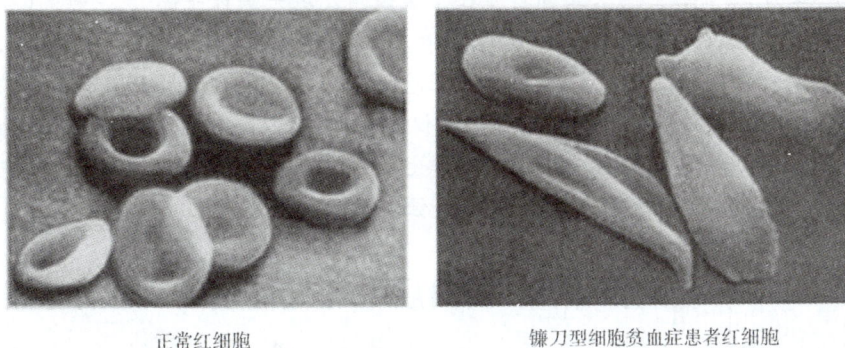

正常红细胞　　　　　　　镰刀型细胞贫血症患者红细胞

图 1-12　镰刀型红细胞贫血症细胞图

(二)蛋白质空间结构与功能关系

蛋白质的空间结构与功能之间有密切相关性，其特定的空间结构是行使生物功能的基础，当蛋白质空间结构变化时，其功能也随之改变；当蛋白质空间结构被破坏时，其功能丧失。以下两方面均可说明这种相关性。

1. 核糖核酸酶的变性与复性及其功能的丧失与恢复　核糖核酸酶是由124个氨基酸组成的一条多肽链，含有四对二硫键，空间构象为球状分子。将天然核糖核酸酶在 8 mol/L 脲中用 β-巯基乙醇处理，则分子内的四对二硫键断裂，分子变成一条松散的肽链，此时酶活性完全丧失。但用透析法除去 β-巯基乙醇和脲后，此酶经氧化又自发地折叠成原有的天然构象，同时酶活性又恢复。

2. 血红蛋白的变构现象　血红蛋白是红细胞的主要成分。每个血红蛋白分子由4个血红素基团与珠蛋白构成，每个血红素又由4个吡咯环组成，在环中央有一个铁原子（图1-13）。血红蛋白中的铁在二价状态时，可与氧呈可逆性结合（氧合血红蛋白），如果铁氧化为三价状态。血红蛋白则转变为高铁血红蛋白，就失去了载氧能力。血红蛋白能从肺携带氧经由动脉血运送给组织，又能携带组织代谢所产生的二氧化碳经静脉血送到肺再排出体外。

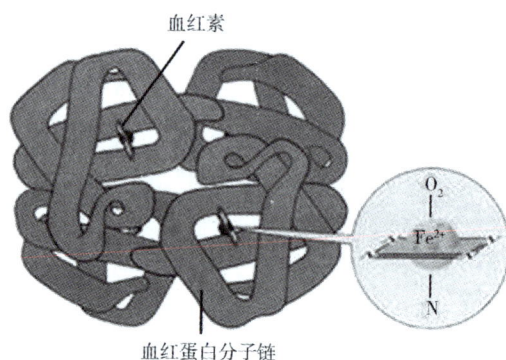

图1-13 血红蛋白

蛋白质的生物合成中，空间的结构的形成是一个复杂的过程，需要多种物质的参与和调节。若蛋白质一级结构不变，但形成的空间结构发生变化，也会引起其功能、性质发生改变，严重时可导致疾病的发生。例如老年痴呆症、亨丁顿舞蹈病、疯牛病等。

知识链接

疯牛病

2003年12月23日，美国农业部宣布在华盛顿州发现一头母牛患"疯牛病"（牛海绵状脑病，bovine spongiform enceohalopathy，BSE），在当时引起恐慌。疯牛病是一种侵犯牛中枢神经系统的慢性疾病，是由朊病毒引起的一种亚急性海绵状脑病。它的病原体既不是细菌，也不是病毒，甚至不含有遗传物质核酸，是一种仅有蛋白质的蛋白感染因子，对蛋白酶具有抗性。感染因子能使蛋白质中的α-螺旋结构转变成β-折叠，从而致病。疯牛病可以跨物种传播，被感染个体神经系统不可逆转地遭到侵蚀、破坏，很快死亡。

第四节　蛋白质的理化性质

一、蛋白质的两性电离

蛋白质分子除两端的氨基和羧基可解离外，侧链中某些基团，如谷氨酸、天冬氨酸残基中的羧基可解离成带负离子的基团；赖氨酸残基中的氨基、组氨酸残基的咪唑基可解离成带正离子的基团。由于蛋白质分子中既含有能解离出 H^+ 的酸性基团，又含有能结合 H^+ 的碱性基团，因此蛋白质是两性电解质。

蛋白质分子在溶液中所带电性，既取决于分子中酸碱性基团的相对含量，又受溶液 pH 的影响。当蛋白质溶液处于某一 pH 时，蛋白质解离成正、负离子的趋势相等，即成为兼性离子（净电荷为零），此时溶液的 pH 值称为蛋白质的等电点（简写 pI）。

不同蛋白质其等电点不同，含酸性氨基酸较多的蛋白质等电点等电点较小，如酪蛋白、胃蛋白等；含碱性氨基酸较多的蛋白质等电点较大，如组蛋白，鱼精蛋白等。蛋白质溶液的 pH 大于等电点时，蛋白质颗粒带负电荷，反之则带正电荷（图1-14）。血浆中绝大部分蛋白质等电点位于5左右，故正常情况下，血浆蛋白质以负离子形式存在。

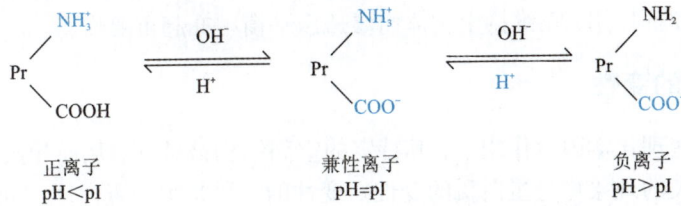

图 1 - 14 蛋白质两性解离

二、蛋白质的胶体性质

蛋白质是高分子化合物，分子量颇大，介于一万到百万之间，分子的大小已达到胶粒 1 ~ 100 nm 范围之内。

(一) 亲水性质

蛋白质颗粒表面多亲水基团，具有强烈地吸引水分子作用。水分子受蛋白质极性基团影响，定向排列在蛋白质分子的周围，称水化膜。水化膜可阻止蛋白质颗粒的相互聚集。

在偏离蛋白质等电点的溶液中，同种蛋白质颗粒表面带有同种电荷，同种电荷相排斥，可防止蛋白质颗粒聚集而沉淀。同种电荷和水化膜是维持蛋白质亲水胶体稳定的两个主要因素，如果破坏同种电荷和水化膜，蛋白质则分子间引力增加而聚集沉淀(图 1 - 15)。

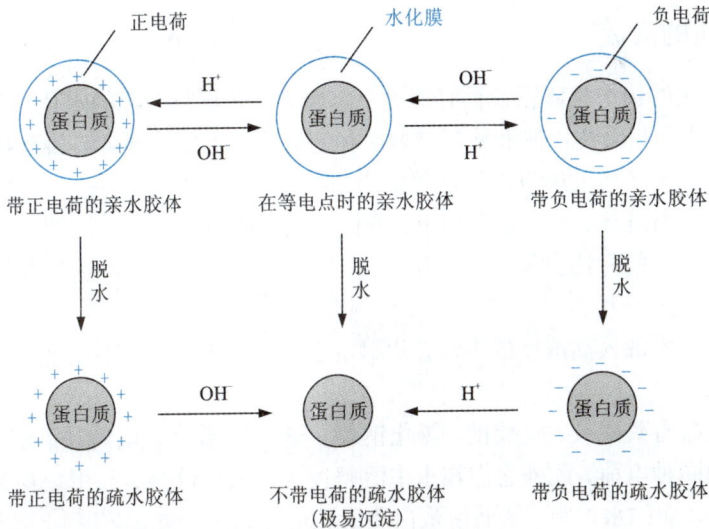

图 1 - 15 蛋白质的胶体性质

(二) 不易透过半透膜

半透膜有选择透过性，蛋白质分子颗粒很大，不易透过半透膜。当蛋白质溶液中混入小分子物质时，可以利用透析的方法，将蛋白质溶液放入半透膜做成的袋内，然后将袋置于蒸馏水或适宜缓冲液中，小分子杂质即丛袋中透出，大分子蛋白质留于袋中得以纯化。透析是蛋白质纯化常用方法之一。

人体的细胞膜、线粒体膜、微血管壁等都具有半透膜的性质，使各种蛋白分子分布于细胞内外不同部位发挥作用，在维持生物体内渗透压平衡中亦起重要作用。

三、蛋白质的变性

蛋白质在某些理化学因素作用下，其特定的空间结构被破坏，从而导致理化性质改变和生物学活性的丧失的现象称为蛋白质的变性。变性的实质是维持蛋白质空间结构的化学键断裂，空间结构被破坏，但肽键没有断裂，一级结构没有发生改变。

使蛋白质变性的物理因素有高温、高压、剧烈振荡，紫外线、X 线、超声波等；化学因素有强酸、强碱、重金属盐、高浓度的尿素，丙酮等。

变性后最重要的改变是生物活性部分或全部消失。变性的蛋白质易被蛋白酶分解，溶解度降低，黏度增加等。在食物的消化吸收过程中，食物蛋白质在胃酸的作用下变性，易于被蛋白酶分解，有利于食物蛋白的消化吸收；临床上用高温、75% 酒精、紫外线等消毒亦是利用了这一原理。但疫苗、酶制剂等蛋白质类生物制剂在生产、保存、运输的过程中则要避免蛋白质的变性。

如果变性条件剧烈持久，蛋白质的变性是不可逆的。在这种情况下，多肽链可相互缠绕，变成比较坚固的凝块，这种现象称为蛋白质的凝固作用。但如果变性条件不剧烈，除去变性因素后，在适当条件下变性蛋白质可恢复其天然构象和生物活性，这种现象称为蛋白质的复性。如胃蛋白酶加热至80℃~90℃时，失去溶解性，也无消化蛋白质的能力，如将温度再降低到37℃，则又可恢复溶解性和消化蛋白质的能力。

四、蛋白质的沉淀

蛋白质所形成的亲水胶体颗粒具有两种稳定因素：即颗粒表面的水化层和同种电荷。若无外加条件，不致互相凝集。然而除掉这两个稳定因素，蛋白质便容易凝集析出。

蛋白质分子凝聚从溶液中析出的现象称为蛋白质沉淀。变性蛋白质一般易于沉淀，但也可不变性而使蛋白质沉淀；在一定条件下，变性的蛋白质也可不发生沉淀。

沉淀蛋白质常用的方法主要有以下几种：

（一）盐析

在蛋白质溶液中加入高浓度的中性盐以破坏蛋白质的胶体稳定性而使其析出，这种方法称为盐析。

常用的中性盐有硫酸铵、硫酸钠、氯化钠等。这些物质是强电解质，解离作用强，能中和蛋白质表面的同种电荷，此外它们在水中溶解度大，亲水性强，与蛋白质分子争夺与水的结合，破坏颗粒表面的水化膜，从而使蛋白质沉淀。

各种蛋白质盐析时所需的盐浓度及 pH 不同，因此可以调节盐的浓度，可使混合蛋白质组分中的几种蛋白质分段沉淀。例如用半饱和的硫酸铵来沉淀出血清中的球蛋白，饱和硫酸铵可以使血清中的白蛋白、球蛋白都沉淀出来。盐析沉淀的蛋白质，经透析除盐，仍保证蛋白质的活性。调节蛋白质溶液的 pH 至等电点后，再用盐析法则蛋白质沉淀的效果更好。

（二）有机溶剂沉淀

如酒精、甲醇、丙酮、甲醛等，对水的亲和力很大，能破坏蛋白质颗粒的水化膜使蛋白质沉淀，在等电点时沉淀效果更好。在常温下，有机溶剂沉淀蛋白质往往引起蛋白质变性。例如酒精消毒灭菌就是如此。但若在低温条件下快速操作，则变性进行较缓慢。此方法析出的沉淀一般比盐析容易过滤或离心沉降，分离后的蛋白质沉淀，应立即用水或缓冲液溶解，以降低有机溶剂浓度。可用于分离制备各种血浆蛋白质。

(三)重金属盐沉淀

蛋白质分子在 pH 大于等电点的溶液中带负电荷，与重金属离子如汞、铅、铜、银等结合成盐沉淀。重金属沉淀的蛋白质常是变性的。临床上利用蛋白质能与重金属盐结合的这种性质，抢救误服重金属盐中毒的患者，给患者口服大量新鲜牛奶和鸡蛋清等富含蛋白质的物质，可阻止机体对重金属盐吸收，然后服用催吐剂，将结合的重金属盐呕吐出来解毒。

案例分析 1 - 2

患者，女，28 岁，为了治疗慢性咽炎，听信民间"神医"秘方。服用秘方半个月后，出现腹痛、四肢疼痛等中毒症状。医院检查结果显示患者尿铅超标 20 倍。经检测，该秘方铅、汞含量超过国家标准数百倍。

问题：患者为何在服用秘方后出现中毒的现象，中毒机制是什么？

(四)生物碱试剂沉淀

蛋白质在 pH 小于等电点时带正电荷，可与生物碱试剂(如苦味酸、钨酸、鞣酸)以及某些酸(如三氯醋酸、过氯酸、硝酸)结合成不溶性的盐沉淀，此方法常引起蛋白质变性。临床血液化学分析时常利用生物碱试剂除去血液中的蛋白质。此类沉淀反应也可用于定性、定量检验尿中蛋白质。

五、蛋白质的紫外吸收性质

蛋白质分子中的酪氨酸、色氨酸能吸收紫外线，最大吸收峰为 280nm，利用此性质可通过分光光度法对蛋白质进行定量分析。

六、蛋白质的颜色反应

(一)双缩脲反应

双缩脲在碱性溶液中能与硫酸铜反应产生紫红色络合物，此反应称为双缩脲反应。蛋白质分子中含有很多和双缩脲结构相似的肽键，因此也产生双缩脲反应，形成紫红色化合物。

双缩脲反应是含两个及两个以上肽键化合物的特征性反应，可以利用此性质对蛋白质和多肽进行定性、定量检测，也可用于蛋白质水解程度的测定。

(二)茚三酮反应

在弱酸性条件下，蛋白质分子中游离的氨基与茚三酮共热，可生成蓝紫色缩合物。此反应可对蛋白质进行定性，定量检测。

(三)酚试剂反应

蛋白质分子中酪氨酸的酚基，将福林试剂中的磷钼酸及磷钨酸还原成蓝色化合物的反应，此反应灵敏度高，常用来定量测定蛋白质含量。

第五节　蛋白质的分类

蛋白质的种类繁多，结构复杂，有很多种分类方法。

一、按化学组成分类

根据蛋白质的分子组成可将其分为单纯蛋白质和结合蛋白质。

（一）单纯蛋白质

仅由 α－氨基酸组成的蛋白质称为单纯蛋白质。如清蛋白、球蛋白、谷蛋白、醇溶谷蛋白、组蛋白、精蛋白、硬蛋白等。

（二）结合蛋白质

由蛋白质部分和非蛋白质部分结合而成的蛋白质称为结合蛋白质。可分为核蛋白、脂蛋白、糖蛋白、磷蛋白等。

二、按分子形状分类

根据蛋白质的分子形状可将其分为球状蛋白质和纤维状蛋白质。

（一）球状蛋白质

分子形状近似球形或椭圆形，易溶于水，有特异的生理功能。如酶、血红蛋白、肌红蛋白等。

（二）纤维状蛋白质

分子多为纤维状，难溶于水，多属结构蛋白。如结缔组织中的胶原蛋白、腱和韧带中的弹性蛋白等。

三、按功能分类

根据蛋白质有没有生理活性可将蛋白质分为活性蛋白质与非活性蛋白质。如酶、蛋白质激素、受体蛋白等属于活性蛋白，弹性蛋白、角蛋白等属于非活性蛋白质。

重点回顾

1. 蛋白质是由氨基酸组成的大分子物质，是构成生物体的基本组成成分和生命活动的基本物质基础。

2. 蛋白质的结构单位为氨基酸，组成蛋白质的编码氨基酸有 20 种。氨基酸之间通过肽键相连构成肽。体内有多种生物活性肽。

3. 蛋白质的分子结构可分为一级、二级、三级、四级结构。一级结构为基本结构。二级、三级、四级结构统称为空间结构。二级结构的主要形式有 α－螺旋、β－折叠、β－转角和不规则转曲等。三级结构是在各种二级结构的基础上再进一步盘曲或折迭形成具有一定规律的三维空间结构。具有二条或二条以上独立三级结构的多肽链组成的蛋白质，其多肽链间通过次级键相互组合而形成的空间结构称为蛋白质的四级结构。蛋白质的分子结构与功能密切相关。

4. 蛋白质是两性电解质，且是亲水胶体，蛋白质颗粒表面的水化膜和同性电荷是维持蛋白质溶液稳定的两因素。在某些理化因素作用下，蛋白质空间结构遭到破坏，导致蛋白质的理化性质改变，生物活性丧失的现象，称为蛋白质变性。蛋白质沉淀常用的方法有盐析、有机溶剂沉淀法、重金属盐沉淀法和生物碱试剂沉淀法。

（吴　明）

第二章　酶

新陈代谢是生命活动的基础，是生物体的基本特征。构成新陈代谢的成千上万复杂而有规律的化学反应，几乎都是在酶的催化下进行的。人的生命活动离不开酶的催化作用，许多疾病的发生与酶的异常有关，许多药物也可通过对酶的影响来达到治疗目的。酶在疾病的诊断和治疗中起着非常重要的作用。

第一节　概　述

一、酶的概念

酶（enzyme，E）是活细胞产生的具有催化作用的蛋白质，是生物体内重要的生物催化剂。1982 年，科学家切赫（T. R. Cech）发现具有催化作用的 RNA，提出核酶（ribozyme）的概念，核酶主要参与 RNA 的剪接加工过程；1995 年，Jack W. Szostak 研究室报道了具有 DNA 连接酶活性的 DNA 片段，称为脱氧核酶（deoxy ribozyme）。本章提到的酶是指化学本质为蛋白质的酶，是生物体内催化各种代谢反应最主要的催化剂。

酶催化的化学反应称为酶促反应。在酶促反应中，被酶催化的物质称为底物（substrate，S）；生成的物质称为产物（product，P）；酶具有的催化能力称为酶活性；酶丧失催化能力称为酶失活。

知识链接

酶活力

酶活力也称为酶活性，是指酶催化一定化学反应的能力，可用在一定条件下，酶催化某一化学反应的速率（即单位时间内底物转变成产物的数量）来表示。酶活力单位（U，active unit）是用来表示酶活力大小的单位。国际生化学会酶学委员会规定 1 个酶活力国际单位（IU，international unit）是指在最适条件下，1 分钟催化 1 μmol 底物转化成产物所需的酶量。酶活力测定的常用方法有：分光光度法、酶偶联法、电化学法等。酶活力的测定在临床检验、生物制药等方面具有重要意义。

很多酶位于细胞内特定的细胞器中，为酶促反应提供一个理想的反应环境。正常情况下，细胞的正常凋亡会导致血液中出现微量的这些酶，而当血液中这些酶的数量上升时，可能显示组织细胞受到了损害。如心肌梗死发生时，血清中肌酸激酶（creatine kinase，CK）水平迅速提高。还有部分相对少量的酶，由细胞主动分泌到血浆中，发挥其作用。如肝脏细胞分泌的参与凝血的酶原。

二、酶的特殊性质

酶与一般催化剂一样，在反应前后都没有质和量的改变；都只催化热力学允许的化学反应；只加快反应速度，不改变反应的平衡点，即反应的平衡常数。但酶作为生物催化剂，具有其特有的性质。

(一)高度的催化效率

酶的催化效率通常比非催化反应高 $10^8 \sim 10^{20}$ 倍，比一般催化剂高 $10^7 \sim 10^{13}$ 倍。例如，1 mol 过氧化氢酶能催化 5×10^6 mol H_2O_2 分解为 H_2O 和 O_2，而 1 mol Fe^{3+} 只能催化 6×10^{-4} mol H_2O_2 的分解。

很多化学反应在体外通常需要高温、高压或强酸、强碱等剧烈条件才能进行，而物质代谢却能在生物体内温和的条件下快速进行，正是有赖于酶的高度催化效率。

为什么酶具有高度的催化效率？酶和一般催化剂都是通过降低反应活化能来加快化学反应速率的。反应物分子从常态转变为容易发生化学反应的活化状态所需要的能量称为活化能（图 2-1）。酶在发挥催化作用前，酶的活性中心与底物定向结合生成酶-底物复合物(ES)。这种结合使得底物在酶分子某些化学基团的作用下发生变形，处于不稳定的过渡态，只需要很少的能量便可进入活化态，从而迅速转变为产物。研究数据显示，在 25 °C 时，活化能每减少 4.184 kJ/mol，反应速度可增高 5.4 倍。

因此，酶促反应可表示如下：

$$E + S \rightleftharpoons ES \rightarrow E + P$$

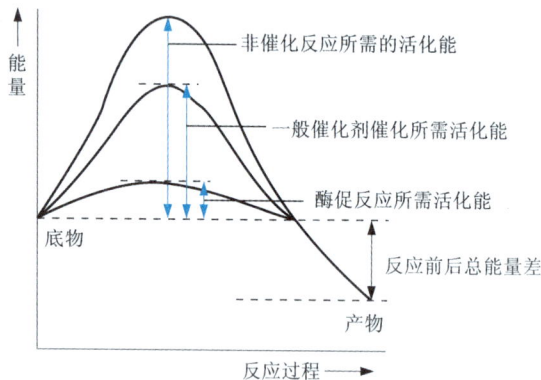

图 2-1　酶促反应与非酶促反应活化能比较

(二)高度特异性

与一般催化剂不同，酶对其所催化的底物有一定的选择性，称为酶的特异性。酶只作用于一种或一类物质，催化一种或一类反应，或作用于一定的化学键生成一定的产物。根据酶对其底物选择的严格程度不同，酶的特异性可分为绝对特异性、相对特异性和立体异构特异性三类。

1.绝对特异性　一种酶只催化一种底物进行反应的特异性称为绝对特异性。例如脲酶只能水解尿素使其分解为二氧化碳和氨，而对尿素的衍生物(如甲基尿素)则无催化作用。

2. 相对特异性　一种酶能催化一类化合物或一类化学键进行反应的特异性称为相对特异性。例如酯酶既能催化三脂酰甘油水解，又能催化其他酯键的水解。

3. 立体异构特异性　有些酶对底物分子的立体构型有严格要求，这种特异性称为立体异构特异性。例如 L-乳酸脱氢酶只催化 L-乳酸脱氢，对 D-乳酸无催化作用。

酶作用的特异性是酶最重要的特点之一，是酶和一般催化剂最主要的区别。

(三)酶活性的可调节性

机体内的每条代谢途径就是一系列连续的酶促反应过程。酶促反应可受到多种内外因素的调控，从而使生物体内错综复杂的代谢反应能适应不断变化的生命活动需要。这种适应主要通过改变酶的结构和含量从而影响酶的活性来实现。

例如，激素、神经和体液通过第二信使对酶活性进行调节；化学修饰改变酶的结构的活性；酶蛋白的生物合成量可被诱导增多，或被阻遏减少等。这些调节方式相辅相成，共同保证人体内物质代谢高效有序的进行。酶活性受到调节和控制是区别于一般催化剂的另一重要特征。

需注意的是，代谢的方向和速率并不是由这条途径的每一个酶决定，而是由其中一个或几个酶的活性所决定，这种酶称为关键酶(key enzymes)或调节酶(regulatory enzymes)。关键酶催化单向不可逆反应，且反应速率最慢，所以又称为限速酶(limiting velocity enzymes)。各种调节因素对代谢途径的调节主要是对关键酶的调节。

三、酶的命名和分类

生物体内酶的数量很多。随着生物化学、分子生物学等学科的发展，发现的酶越来越多。为了方便研究和使用，必须对酶进行科学命名和分类。

(一)酶的命名

1. 习惯命名法　习惯命名法对酶的命名都是习惯沿用的，主要依据两个原则：

(1)根据酶催化的底物命名：例如催化淀粉水解的酶称为淀粉酶，催化蛋白质水解的酶称为蛋白酶。有时为了区别酶的来源还加上器官名，例如胃蛋白酶。

(2)根据酶促反应的性质、类型命名：例如氧化酶、转氨酶。有时将上述两种方法结合起来命名，例如乳酸脱氢酶是催化乳酸进行脱氢反应的酶。

习惯命名法缺乏系统性，容易出现一个酶有几种名称或不同的酶共用同一个名称的现象。但习惯命名法简单，方便于平常使用，且应用时间长，迄今仍被人们使用。

2. 国际系统命名法　1961 年国际酶学委员会提出了一套新的系统命名法，规定每一个酶都有一个系统名称。国际系统命名法是以酶催化的整体反应为基础，规定每种酶的名称应该标明酶的底物及反应性质。如果一种酶催化两个底物，则两个底物名称之间用"："隔开。如谷氨酸脱氢酶系统命名为 L-谷氨酸：NAD^+ 氧化还原酶。由于许多酶作用的底物是两个或多个，且化学名称较长，使酶的系统名称过长，太复杂，因此常用于需要明确定义的时候。

(二)酶的分类

国际酶学委员会根据各种酶催化的反应类型，将酶分为 6 大类，分别是：
氧化还原酶类、转移酶类、水解酶类、裂解酶类、异构酶类、合成酶类。

1. 氧化还原酶类　催化底物进行氧化还原反应的酶类。如乳酸脱氢酶、葡萄糖氧化酶、过氧化氢酶等。

2.转移酶类　催化底物分子间进行基团(如甲基、氨基、磷酸基等)转移或交换的酶类。如天冬氨酸氨基转移酶、己糖激酶、磷酸化酶等。

3.水解酶类　催化底物分子发生水解反应的酶类。如乙酰胆碱酯酶、淀粉酶、磷酸二酯酶等。

4.裂解酶类　催化从底物分子移去一个基团并形成双键的反应或其逆反应的酶类。如1,6-二磷酸-D-果糖醛缩酶、丙酮酸脱羧酶、组氨酸解氨酶等。

5.异构酶类　催化各种同分异构体间相互转变的酶类。如葡萄糖磷酸异构酶、磷酸甘油酸变位酶、UDP 葡萄糖差向酶等。

6.合成酶类　催化两分子底物合成一分子物质,同时偶联有 ATP 的高能磷酸键断裂,释放能量的酶类。如谷氨酰胺合成酶、DNA 连接酶、氨基酰-tRNA 合成酶等。

国际酶学委员会还根据酶催化的化学键和参加反应的化学基团,将每一大类进一步分为亚类及亚亚类,使每一个酶有一个代码,称为 EC(enzyme commission)编号。如乙醇脱氢酶,系统名称为乙醇:NAD^+氧化还原酶,EC 编号为:EC1.1.1.1。

第二节　酶的结构与功能

一、酶的分子组成

按照酶的分子组成可将酶分为单纯酶和结合酶两大类。

(一)单纯酶

单纯酶是指单纯为蛋白质,即只由氨基酸构成的酶。例如蛋白酶、淀粉酶、脂肪酶等。

(二)结合酶

结合酶指由蛋白质部分和非蛋白质部分构成的酶。蛋白质部分称为酶蛋白,非蛋白质部分称为辅助因子。酶蛋白与辅助因子结合形成的复合物称为全酶。只有全酶才有催化活性,酶蛋白与辅助因子单独存在时均无催化活性。酶蛋白决定反应的特异性,辅助因子决定反应的类型与性质。

辅助因子是金属离子和小分子有机物。常见的金属离子有 K^+、Na^+、Mg^{2+} 等。小分子有机物结构中常含有维生素或维生素类物质。辅助因子根据其与酶蛋白结合的紧密程度又分为辅酶和辅基。与酶蛋白结合疏松,用透析或超滤等方法能使其与酶蛋白分开的辅助因子称为辅酶;反之称为辅基。金属离子多为酶的辅基。

根据酶蛋白的分子特点,又可以将酶分为单体酶、寡聚酶和多酶复合体。单体酶一般指由一条多肽链构成的仅具有三级结构的酶,例如溶菌酶。寡聚酶是由两个或两个以上亚基以非共价键连接组成的酶,例如乳酸脱氢酶。多酶复合体是由多种酶靠非共价键相互嵌合而成的复合体,例如丙酮酸脱氢酶复合体。

二、酶的活性中心

酶属于生物大分子,分子质量至少在 1 万以上,大的可达百万。在酶分子中一些与酶的活性密切相关的化学基团称为酶的必需基团。常见的必需基团有 -COOH、-NH_2、-OH、-SH 等。酶在发挥作用时只是酶分子表面的某一部分与底物结合,这个部分由酶的必需基团构成,存在酶分子表面并形成具有特定空间结构的区域,形如裂缝或凹陷,是酶与底物特异性结合并催化底物转化为产物的部位,称为酶的活性中心或活性部位(图2-2)。构成酶活性中心的必需基团在酶分子的一级结构上可能相距很远,但在形成空间结构时会相互靠拢,构成酶的活性中心。

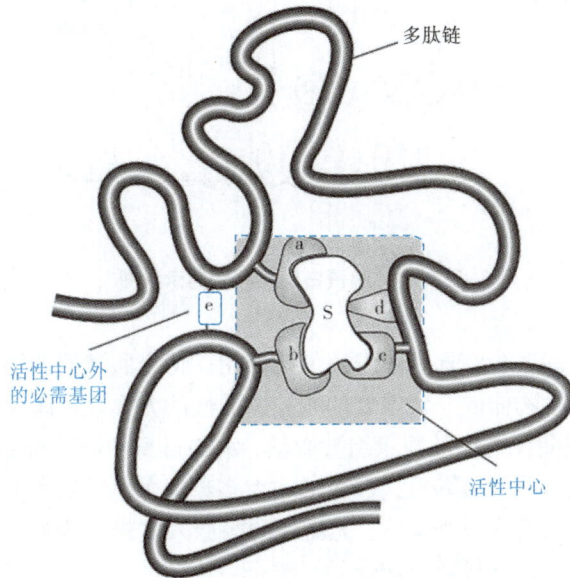

s:底物分子;a,b,c:结合基团;d:催化基团;e:活性中心外必需基团

图2-2 酶的活性中心示意图

酶活性中心内的必需基团有两类:结合基团与催化基团。结合基团结合底物;催化基团催化底物发生化学反应并将其转变成产物。有些活性中心内的必需基团可同时具有这两方面的功能。酶分子中有些必需基团虽然不参与活性中心的组成,但却是维持酶活性中心的特定空间结构所必需的,称为酶活性中心以外的必需基团。

酶的活性中心在酶分子的总体中只占相当小的部分,大约占整个酶分子体积的1%~2%,但却是酶发挥特异催化作用的关键部位。如果酶的活性中心被破坏或是被非底物物质占据,酶将丧失催化活性。

三、酶原与酶原的激活

有些酶在细胞内合成或初分泌时,或在其发挥催化功能前只是酶的无活性的前体,必须在一定的条件下才能转变为有活性的酶。这种无活性的酶的前体称为酶原(zymogen)。酶原转化为有活性的酶的过程称为酶原的激活。

酶原激活的实质就是酶的活性中心的形成或暴露。一定条件下,酶原水解一个或几个特定的肽键,使一级结构、空间构象发生改变,形成或暴露了酶的活性中心,表现出酶的活性。例如胃蛋白酶、胰蛋白酶、羧基肽酶等在初分泌时都是以酶原形式存在的,在一定条件下水解掉一个或几个短肽,转化成相应的酶(图2-3),从而加速对食物的消化过程。

酶原的激活具有重要的意义。在正常情况下,能避免细胞产生的蛋白酶对自身进行消

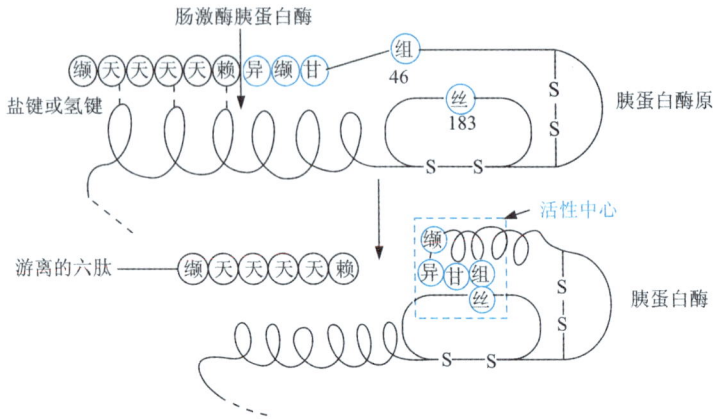

图 2 - 3   胰蛋白酶原激活的示意图

化,使酶在特定的部位和适合的环境中发挥催化作用。特定肽键的断裂所导致的酶原激活在生物体内广泛存在,是生物体的一种重要的调控酶活性的方式。临床上急性胰腺炎就是因为某些原因引起的胰蛋白酶原等在胰腺组织被激活,水解自身的胰腺细胞,导致胰腺出血、肿胀。此外,酶原可以视为酶的储存形式。血液中大多数凝血因子基本上是以无活性的酶原形式存在,只有当组织或血管内膜受损后,无活性的酶原才能转变为有活性的酶,从而触发一系列的级联式酶促反应,最终导致可溶性的纤维蛋白原转变为稳定的纤维蛋白多聚体,网罗血小板等形成血凝块。

四、同工酶

同工酶指催化相同的化学反应,但酶蛋白的分子结构、理化性质和免疫学性质各不相同的一组酶。同工酶不仅存在于生物的同一种属或同一个体的不同组织,甚至存在于同一组织细胞的不同亚细胞结构中,使不同的组织、器官和不同的亚细胞结构具有不同的代谢特征,为同工酶在临床上用来诊断不同器官的疾病提供了理论依据。

至今已知的同工酶不下几十种,如肌酸激酶、己糖激酶、乳酸脱氢酶等。下面以乳酸脱氢酶(Lactic acid dehydrogenase, LDH)为例,介绍其在临床中的应用。

人体中 LDH 是四聚体酶,由骨骼肌型(M 型)和心肌型(H 型)这两种亚基以不同的比例组成五种同工酶,即 $LDH_1(H_4)$、$LDH_2(H_3M)$、$LDH_3(H_2M_2)$、$LDH_4(HM_3)$和 $LDH_5(M_4)$(图 2 - 4)。由于不同组织器官合成这两种亚基的速率和两种亚基之间组合的情况不同,LDH 同工酶在不同组织器官中的种类、含量和分布比例不同(表 2 - 1),使得不同组织器官有各自的代谢特点和同工酶谱。

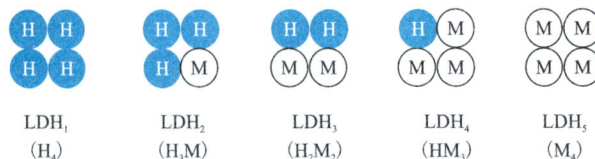

图 2 - 4   乳酸脱氢酶同工酶组成的示意图

表 2 - 1   人体各组织器官中 LDH 同工酶分布

组织器官	同 工 酶 百 分 比（%）				
	LDH$_1$	LDH$_2$	LDH$_3$	LDH$_4$	LDH$_5$
心肌	67	29	4	<1	<1
肾	52	28	16	4	<1
肝	2	4	11	27	56
骨骼肌	4	7	21	27	41
血清	27	38	22	9	4

　　同工酶测定是临床诊断的一个重要部分。当某组织发生病变时，存在这些组织中特定的同工酶就会释放出来。由于不同组织器官经常含有不同比例的同工酶，因此，血清中的同工酶比例可用来较准确地反映病变部位和程度。故临床常用血清同工酶谱分析来诊断疾病。例如 LDH$_1$ 在心肌中相对含量高，而 LDH$_5$ 在肝中相对含量高。当心、肝病变时就会引起血清 LDH 同工酶谱的变化（图 2-5）。

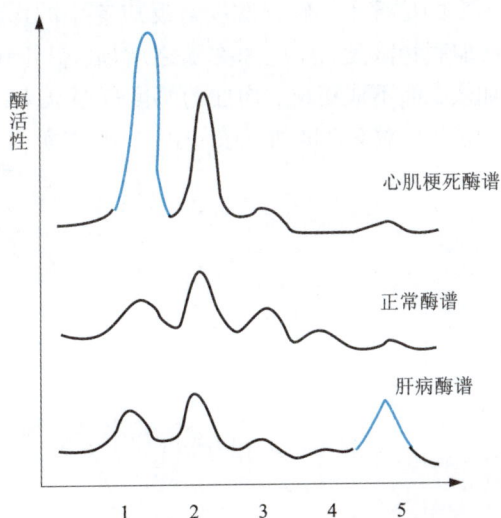

图 2-5　心肌梗死与肝病患者 LDH 同工酶谱的变化

知识链接

肌酸激酶

　　肌酸激酶（CK）是二聚体酶，由 M 型（肌型）和 B 型（脑型）这两种亚基构成三种同工酶，即 CK$_1$（BB）、CK$_2$（MB）、CK$_3$（MM）。CK$_1$ 主要存在于脑、前列腺、肺、肠等组织中；CK$_2$ 主要存在于心肌中；CK$_3$ 主要存在于骨骼肌和心肌中。CK 是诊断急性心肌梗死（AMI）的灵敏指标之一，特别是 CK$_2$，其阳性检出率可达 100%。

第三节　影响酶促反应速率的因素

影响酶促反应速率的因素很多，主要有酶浓度、底物浓度、pH、温度、激活剂和抑制剂等。研究影响酶促反应速率的因素具有重要的临床价值。体内的酶促反应应以适当的速率进行，才能保证机体代谢的稳定性；某些药物通过改变酶促反应的速率起到治疗作用，而有毒物质如水银、神经毒气通过抑制酶的活性，改变关键代谢反应而致病。

酶促反应速率常用单位时间内底物的减少量或产物的增加量来表示。在研究某一因素对酶促反应速率的影响时，要使酶催化系统的其他因素不变，并保持严格的反应初速度条件。

一、酶浓度对酶促反应速率的影响

在一定的温度和 pH 条件下，当底物浓度远远大于酶浓度时，酶促反应速率与酶浓度成正比关系（图 2 - 6）。即酶浓度越大，酶促反应速率越大。

二、底物浓度对酶促反应速率的影响

在酶浓度和其他因素不变的情况下，底物浓度对反应速率的影响呈矩形双曲线（图 2 - 7）。当底物浓度较小时，增加底物浓度，反应速率随之增加，呈正比关系；随着底物浓度进一步增高，酶促反应速率加快，但不成正比，增加的幅度逐渐减小；当底物浓度增大到某一值时，继续增加底物浓度，反应速率不再增加，趋向恒定，称为最大反应速率（V_{max}）。

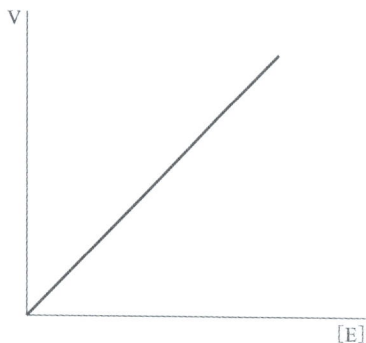

图 2 - 6　酶浓度对酶促反应速率的影响

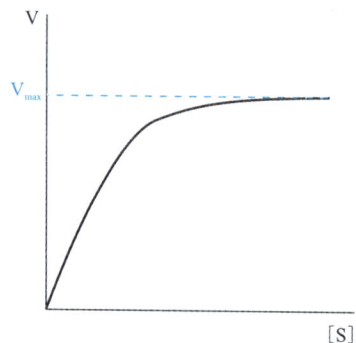

图 2 - 7　底物浓度对酶促反应速率的影响

为什么底物浓度对酶促反应速率的影响不是呈完全正比关系？这种现象可以中间产物学说加以解释。根据中间产物学说可以得知，酶促反应的速率取决于 ES 的浓度。在酶浓度恒定条件下，当底物浓度很小时，酶未被底物饱和，ES 浓度很低，这时反应速率取决于底物浓度。随着底物浓度变大，ES 生成增多，故反应速率也随之增高。当底物浓度很高时，酶的活性中心全部被底物饱和，此时再增加底物浓度也不会有更多的中间产物生成，反应达到最大反应速率。

根据底物浓度对酶促反应速率的影响情况，1913 年 Michaelis 和 Menten 在前人工作的基础上推导出一个数学方程式，表示了底物浓度与酶促反应速率之间的定量关系，通常称为米氏方程：

$$V = V_{max} [S] / (K_m + [S])$$

其中 V 为酶促反应速率，K_m 称为米氏常数，V_{max} 是最大反应速率，$[S]$ 为底物浓度。K_m 在酶学研究中有重要意义。

1. K_m 是酶促反应速率为最大反应速率一半时的底物浓度，单位为 mol/L。

当 $V = 1/2 V_{max}$ 时，米氏方程可变为：

$$1/2 V_{max} = V_{max} [S] / (K_m + [S])$$
$$K_m = [S]$$

2. K_m 值可反映酶和底物的亲和力 K_m 值越小，表示酶与底物的亲和力越大，反之，K_m 值越大，表示酶与底物的亲和力越小。有的酶可以作用于几个底物，也就有几个 K_m 值，其中 K_m 值最小的底物则是该酶的最适底物。

3. K_m 是酶的特征性常数 只与酶的结构、底物和反应环境如温度、pH 有关，与酶的浓度无关。故对某一酶促反应而言，在一定条件下都有特定的 K_m 值，大多数酶的 K_m 值介于 10^{-6} mol/L ~ 10^{-1} mol/L 之间。

K_m 是一个很重要的实用指标，可以用于确定一条代谢途径中的限速步骤，可以用来判断酶的最适底物，还可以通过 K_m 值来鉴别酶的种类等。

三、温度对酶促反应速率的影响

大多数化学反应的速率都和温度有关，酶促反应也不例外。温度对酶促反应速率有双重影响（图 2 - 8）。酶促反应速率达到最大值时的温度称为酶的最适温度。在较低的温度范围内，酶促反应速率随温度升高而增大，但超过最适温度后，酶开始变性，酶促反应速率下降。

在最适温度时酶的活性最大。但最适温度常受到其他条件如底物种类、作用时间、pH 等因素的影响而改变，所以不是酶的特征性常数。温血动物组织中酶的最适温度多在 35℃

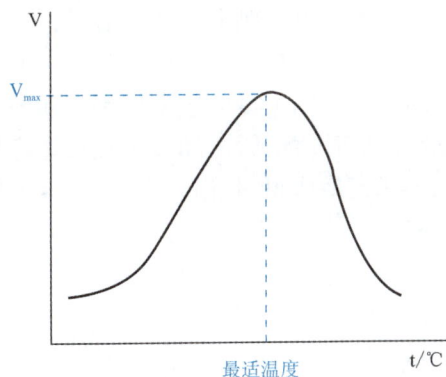

图 2 - 8 温度对酶促反应速率的影响

~40℃，且只能承受很小的体温改变。但有些在温泉发现的嗜热细菌中的酶，最适温度可达到 70℃。

值得注意的是，低温时酶活性降低但酶结构没有被破坏，温度回升后，酶活性可恢复。对于大多数酶来说，温度每升高 10℃，酶促反应速率加快为原反应速率的 2 倍。临床上低温麻醉就是利用这一性质来减慢组织代谢率，提高机体在手术中对氧和营养物质缺乏的耐受性。而酶制剂一般情况下都是保存在低温（0℃ ~4℃）条件下，以此降低酶的活性，延长其保存期，或加入甘油后分装冻在 -20℃ ~ -80℃。生化检验中测定酶活力时，也应严格控制反应液的温度。

低温麻醉

低温麻醉，又称"全身低温"。在全麻基础上用物理降温法使人体温度降低至预定范围，以降低组织代谢及耗氧率，使人体更能适应缺血缺氧等恶劣环境，从而保证在体外循环下进行手术的安全性。在常温37℃时，脑细胞耐受缺氧的安全时间仅3~4分钟；当体温降至30℃时，基础代谢率可降至正常的50%；体温降至20℃时代谢率可降至14%。低温麻醉的降温方法有体表，体腔及血流降温等，低温有浅低温(28℃~32℃)，中低温(20℃~28℃)及深低温(20℃以下)之分。例如心脏手术时，心脏停止搏动后除进行人工心肺机体外辅助循环外，还要将循环中的血液冷却，使体温降至30℃以下。

四、pH 对酶促反应速率的影响

酶促反应速率受环境 pH 的影响。在不同的 pH 条件下，酶分子中的必需基团解离状态不同，因此影响活性中心的空间构象，从而影响酶活性。另外底物和辅酶的解离状态也受环境 pH 的影响，从而影响酶与它们的亲和力。在某一 pH 时，酶表现出其最大活性，此环境 pH 称为酶的最适 pH。因此，当环境 pH 处于酶的最适 pH 时酶促反应速率达到最大值，当偏离最适 pH 时，酶活性降低，酶促反应速率减慢，并且偏离最适 pH 越远，酶促反应速率越慢（图2-9）。

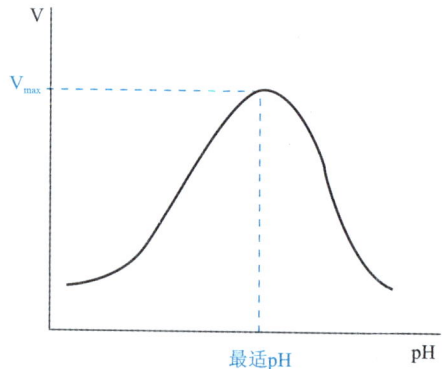

图 2-9 pH 对酶促反应速率的影响

酶的最适 pH 也不是酶的特征性常数，因底物、缓冲液的种类及浓度的不同而改变。人体内大多数酶最适 pH 接近中性，过酸过碱都会使酶蛋白变性而失活。但也有例外，例如胃蛋白酶最适 pH 约为 1.8，肝精氨酸酶最适 pH 约为 9.8。

由于酶活性受 pH 的影响较大，因此在酶的提纯、测定其活力和使用时，通常在某一 pH 缓冲液中进行，保证酶分子的稳定和酶活性的正常。

五、激活剂对酶促反应速率的影响

凡能使酶从无活性变为有活性或使酶活性增加的物质称为酶的激活剂。激活剂主要是无机离子或简单的有机化合物。作为激活剂的金属离子有 Mg^{2+}、K^+、Na^+、Ca^{2+}、Fe^{2+}、Zn^{2+}等，无机阴离子例如 Cl^-、CN^-、I^- 等，小分子化合物如半胱氨酸，还原型谷胱甘肽等对某些含巯基的酶有激活作用。

激活剂能加快酶促反应速率。通常将激活剂分为两类：必需激活剂和非必需激活剂。前者是酶具有催化活性必需的物质；后者存在时，酶的活性会增强，一旦去除，酶的活性降低，但依然有活性。

激活剂对酶也具有选择性。一种离子可能对某种酶起激活作用，而对另一种酶却起抑制作用。例如 Mg^{2+} 对脱羧酶有激活作用，对肌球蛋白腺三磷酶却有抑制作用，而 Ca^{2+} 则刚好相反，对前者起抑制作用，对后者起激活作用。在使用激活剂提高酶促反应速率时一定要选取合适的激活剂。

六、抑制剂对酶促反应速率的影响

凡能降低酶活性但不引起酶蛋白变性的物质称为酶的抑制剂（inhibitor，I）。抑制剂能降低酶促反应速率。根据抑制剂的抑制作用可分为不可逆性抑制和可逆性抑制。

(一)不可逆性抑制

抑制剂与酶活性中心上的必需基团以共价键结合使酶失去活性，用透析、超滤等物理方法不能将其去除，酶的活性难以恢复，这种抑制作用称为不可逆性抑制。

常见的有机磷农药（例如农药敌敌畏、敌百虫、对硫磷等）中毒属于不可逆性抑制。此类农药可与胆碱酯酶活性部位丝氨酸的羟基共价结合，从而使酶失活。胆碱酯酶在体内能催化乙酰胆碱水解，其活性被抑制后，乙酰胆碱不能及时分解而堆集，引起胆碱能神经过度兴奋的中毒症状，心率变慢、肌痉挛、呼吸困难、流涎等。用解磷定或氯磷定和有机磷农药结合，使胆碱酯酶游离而恢复活性。

一些重金属离子，如 Hg^{2+}、Ag^+、Pb^{2+}、As^{3+} 等在低浓度时是巯基酶的不可逆抑制剂，可与酶分子上的巯基共价结合而使酶失去活性。解除抑制可用二巯基丙醇。

青霉素也是一种不可逆抑制剂，它能与糖肽转肽酶活性部位丝氨酸羟基共价结合，使酶失活。一旦该酶失活，细菌细胞壁合成受阻，细菌生长被损害。

知识链接

克拉维酸钾

随着 β - 内酰胺类抗生素（青霉素类，头孢菌素类）的广泛使用，细菌产生 β - 内酰胺酶，可破坏 β - 内酰胺环结构而使抗生素失活，产生耐药性。为了克服这种耐药性，人们找到了克拉维酸钾。克拉维酸钾是由棒状链霉菌产生的一种抗生素，具有微弱抗菌活性，但它可作为抑制剂与多数 β - 内酰胺酶紧密结合，生成不可逆的复合物，抑制 β - 内酰胺酶的作用。因此，克拉维酸钾常与青霉素类药物联合应用，例如阿莫西林 - 克拉维酸钾片，用以克服微生物产生 β - 内酰胺酶而引起的耐药性，提高疗效。

(二)可逆性抑制

此类抑制剂以非共价键与酶或酶 - 底物复合物结合，使酶活性降低或丧失，用透析、超滤等物理方法可将其去除，酶活性可恢复，称为可逆性抑制。可逆性抑制又可分为竞争性抑制和非竞争性抑制。

1.竞争性抑制　抑制剂与底物结构相似，共同竞争酶的活性中心，从而阻碍酶与底物的结合，抑制产物的生成，这种抑制作用称为竞争性抑制。可用反应式表示如下：

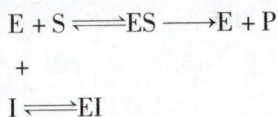

$$E + S \Longleftrightarrow ES \longrightarrow E + P$$
$$+$$
$$I \Longleftrightarrow EI$$

竞争性抑制作用的强弱取决于抑制剂浓度和底物浓度的相对比例。这种抑制作用可以通过增加底物浓度而减弱或者解除。最典型的例子是丙二酸对琥珀酸脱氢酶的竞争性抑制作用（图 2 - 10）。丙二酸与琥珀酸的结构相似，是琥珀酸脱氢酶的竞争性抑制剂。当丙二酸浓度增大时，抑制作用增强；若增加琥珀酸浓度，抑制作用则减弱。当底物浓度远远大于抑制剂浓度时，几乎所有的酶分子都与底物分子结合，酶促反应速度仍能达到最大速度，但比无抑制剂存在时所需的底物浓度增大。

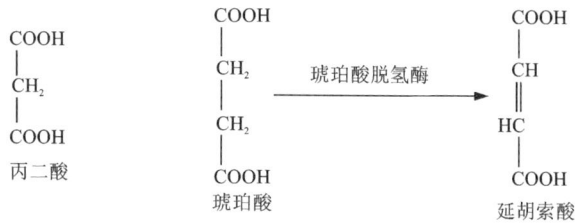

图 2 - 10 丙二酸对琥珀酸脱氢酶的竞争性抑制作用

竞争性抑制作用的原理应用非常广泛。如一些竞争性抑制剂与天然代谢物在结构上十分相似，能选择性地抑制病菌或癌细胞在代谢过程中的某些酶，从而具有抗菌和抗癌作用，称为抗代谢物或代谢类似物。例如抗癌药甲氨喋呤（MTX）、5 - 氟尿嘧啶（5 - FU）、6 - 巯基嘌呤（6 - MP）等均是通过竞争性抑制作用，抑制核酸代谢途径中相关酶的活性来抑制肿瘤细胞的增殖。

磺胺类药物对某些细菌的抑制作用也是通过竞争性抑制作用实现的。与人和哺乳动物细胞不同，对磺胺药敏感的细菌不能直接利用周围环境中已有的叶酸合成核酸，只能利用对氨基苯甲酸经二氢叶酸合成酶催化合成二氢叶酸，再进一步生成四氢叶酸。磺胺药物和对氨基苯甲酸结构相似（图 2 - 11），共同竞争二氢叶酸合成酶的活性中心，抑制其活性，障碍二氢叶酸的合成，进而使细菌体内四氢叶酸的合成受阻，核酸合成障碍，导致细菌生长繁殖受到抑制。根据竞争性抑制作用的特点，服用药物时必须保持血液中药物的高浓度，从而达到有效的抑菌作用。

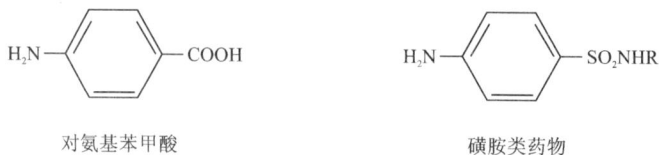

图 2 - 11 对氨基苯甲酸与磺胺类药物的分子结构比较

2. 非竞争性抑制　抑制剂与底物结构不相似，不与底物竞争酶的活性中心，而是与活性中心外的必需基团结合，使酶活性降低，这种抑制作用称为非竞争性抑制。这种抑制作用中，抑制剂与酶结合后，还可以与底物结合：EI + S→ESI；抑制剂也可与酶 - 底物复合物结合：ES + I→ESI。但中间的三元复合物不能进一步分解为产物，因此酶活性降低。

因抑制剂与底物间没有竞争关系，所以非竞争性抑制作用的强弱取决于抑制剂的浓度，不能通过增加底物浓度减弱或解除抑制。

3. 反竞争性抑制　酶只有与底物结合后，才能与抑制剂结合，即 ES + I→ESI，形成的三元复合物不能分解为产物，酶活性降低。反竞争性抑制作用常见于多底物反应中。氰化物抑制芳香硫酸酯酶的作用属于反竞争性抑制。

第四节　酶与医学的关系

一、酶与疾病的发生

酶的量及活性的异常均有可能导致某些疾病的发生。至今已发现 140 多种先天性代谢病多由酶的先天性或遗传性缺损导致。例如酪氨酸酶缺乏引起白化病；苯丙氨酸羟化酶缺乏可导致苯丙酮酸尿症等。酶活性受到抑制多见于中毒性疾病，例如有机磷农药中毒、重金属中毒及氰化物中毒等。

二、酶与疾病的诊断

许多因素能引起血液等体液中酶活性的改变。正常情况下，血清酶活性保持相对恒定；病理情况下，血清酶浓度显著变化，常用于临床诊断和判断预后。

知识链接

血浆特异酶和非血浆特异酶

根据酶的来源及其在血浆中发挥催化功能的情况，可将血清酶分成血浆特异酶和非血浆特异酶两大类。血浆特异酶是血浆固有的酶，在血液中发挥特定的催化作用。例如凝血酶原、胆碱酯酶、脂蛋白脂肪酶等。血浆特异酶在血液中的浓度等于或高于组织。非血浆特异酶在血液中的含量则很低，包括外分泌酶（来源于消化腺或其他外分泌腺的酶）和细胞内酶（存在于各组织细胞中，参与物质代谢的酶类），在血液中通常不发挥催化功能。例如唾液淀粉酶、胰蛋白酶、前列腺酸性磷酸酶等。这两类酶在临床诊断中都具有重要意义。

除性别、年龄、进食状态、运动等因素可引起血清酶的生理性改变外，疾病引起血清酶病理改变的原因主要有以下几点：

1. 酶的合成增加或增多　例如佝偻病患者，成骨细胞活性增强，碱性磷酸酶（alkaline phosphatase，ALP）合成增加；肝功能严重受损时，凝血酶原合成减少。编码酶的基因突变也可引起特定酶减少或消失，例如酪氨酸酶基因变异引起体内酪氨酸酶缺乏，可导致白化病。

2. 酶的释放增加　细胞内酶释放增多是血清酶增高的主要原因。当机体出现组织器官受损导致细胞损伤或细胞膜通透性增加，或细胞增殖加快等异常情况时，细胞内的某些酶大量释放入血。通过血清酶活力的测定，可以反映某些组织器官的病变情况。如血清中淀粉酶的活性可作为急性胰腺炎诊断的依据；前列腺癌患者血清中酸性磷酸酶活性增加等。

3. 酶的清除受阻或活性受到抑制　例如肝硬化时 ALP 不能及时清除，胆管阻塞时不能及时排泄，均引起血清中该酶活性增高；有机磷农药中毒时，胆碱酯酶活性降低。

三、酶与疾病的治疗

临床上常用的处方药中，很多属于酶的抑制剂，通过抑制生物体内的某些酶来达到治疗目的。例如甲氨蝶呤类药物通过抑制核酸代谢途径中相关酶的活性，从而达到遏制肿瘤生长的目的；血管紧张素转换酶抑制剂（ACE 抑制剂）类药物能阻断血管紧张素酶的作用，使血管松弛而降低血压。凡能抑制细菌重要代谢途径中酶的活性，即可达到抑菌目的。例如磺胺类药物的抑菌作用。

酶还可以直接用于治疗。例如帮助消化的胃蛋白酶、胰蛋白酶、胰脂肪酶等；用于外科扩创、化脓伤口净化、防治胸、腹腔浆膜粘连的溶菌酶、纤溶酶、木瓜蛋白酶等；防治血栓形成的链激酶、尿激酶、纤溶酶等。

四、酶在医学上的其他应用

随着科学技术的发展，酶在医学上的应用领域越来越广泛。例如固定化酶的研究和应用。固定化酶是 20 世纪 60 年代发展起来的一种新技术，是将水溶性酶用物理或化学方法处理，使之成为不溶于水但仍具有酶活性的状态。固定化酶提高了对酸碱和温度的稳定性，增加了酶的使用寿命，且反应后容易与产物进行分离，从而提高了产物产量和质量。我国已利用固定化酶生产脂肪酸，半合成新青霉素等。

20 世纪 80 年代后期才出现的一种新型人工酶制剂——抗体酶更是酶工程研究的热点。抗体酶是一种具有催化功能的抗体分子。它利用现代生物学与化学的理论与技术交叉研究的成果，是抗体的高度选择性和酶的高效催化能力巧妙结合的产物。在医学上抗体酶有可能用来专一的破坏病毒蛋白，以及专一地清除心血管病患者血管壁上的血液凝块，甚至用于帮助治疗可卡因毒瘾。

酶工程的发展，已经可以应用基因工程技术大量生产酶，对酶进行有利的修饰，合成自然界不曾有的新酶等，在理论研究和临床应用方面都开拓了崭新的一页。

重点回顾

1. 酶是由活细胞产生的具有催化功能的蛋白质，主要存在细胞内，部分存在血浆中。酶是催化体内各种代谢反应最主要的生物催化剂。与一般催化剂相比酶有其特有的性质和作用机制。

2. 酶的分子组成和结构与其活性密切相关。酶原及酶原的激活和同工酶在临床应用上有重要意义。

3. 酶浓度、底物浓度、pH、温度、激活剂和抑制剂等对酶促反应速度的影响，特别是抑制剂的抑制作用在医学上有重要应用。

4. 酶与疾病的发生、诊断、治疗都有密切的联系，其在医学上的应用也日益广泛。

（彭姝彬）

第三章　核酸的结构与功能

核酸(nucleic acid)是一类重要的生物大分子，是生物遗传的物质基础。人体内核酸分子可分为两大类：核糖核酸(ribonucleic acid，RNA)和脱氧核糖核酸(deoxyribonucleic acid，DNA)。DNA 主要存在于细胞核中，少量存在于线粒体中，是储存遗传信息的分子；RNA 主要存在于细胞质中，少量存在细胞核，参与遗传信息的传递和表达，在蛋白质的生物合成中起重要作用。从 1953 年 Watson 和 Crick 提出 DNA 双螺旋结构模型以来，人类对核酸的研究经历了基因克隆、人类基因组 DNA 的测序，进入到基因组学的研究阶段。现代医药的发展离不开对核酸的研究。

知识链接

核酸的发现和研究简史

1868 年，瑞士科学家 F. Miescher 从细胞核中分离得到一种酸性物质，称为核素。

1889 年 Altman 从酵母和动物组织中制备了核酸。

1930—1940 年，Kossel & Levene 等确定核酸的的组分：DNA 和 RNA。

20 世纪 20—40 年代末，Griffith(英国)和 Avery(美国)的"肺炎双球菌转化"实验证明 DNA 是有机体的遗传物质。

1952 年，Hershey 和 Chase 利用病毒完成更有说服力的"噬菌体"实验。

1953 年 J. D. Watson 和 F. Crick 提出 DNA 的双螺旋结构，是 20 世纪自然科学最伟大的成就之一。

1990 年启动人类基因组计划(Human Genome Project，HGP)，美国、英国、法国、德国、日本和我国科学家共同参与，在于测定组成人类染色体(指单倍体)中所包含的 30 亿个碱基对组成的核苷酸序列，从而绘制人类基因组图谱。2005 年，人类基因组计划的测序工作已经完成。

第一节　核酸的分子组

一、核酸的元素组成

核酸由碳(C)、氢(H)、氧(O)、氮(N)、磷(P)等元素组成，其中磷(P)元素的含量比较恒定，占 9.5% 左右。因此，核算定量测定的经典方法，多以测定 P 含量来代表核酸量。

二、核酸的基本单位——核苷酸

核酸的基本结构单位是核苷酸。核酸在酶的作用下水解成核苷酸，核苷酸可进一步水解成三种组成成分：碱基、戊糖和磷酸(图 3-1)。

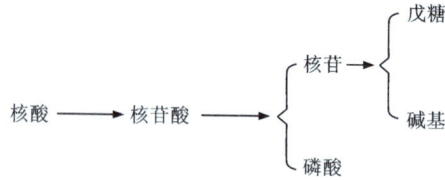

图 3 - 1　核酸的组成

(一)碱基

核酸中的碱基分为嘌呤碱和嘧啶碱两类,具有弱碱性,故称为碱基。常见的嘌呤类碱基有腺嘌呤(A)和鸟嘌呤(G);常见的嘧啶类碱基有胞嘧啶(C)、尿嘧啶(U)、胸腺嘧啶(T)(图 3 -2)。

碱基中 A、C、G 为 RNA 和 DNA 共有。U 是 RNA 特有的碱基,T 是 DNA 特有的碱基。

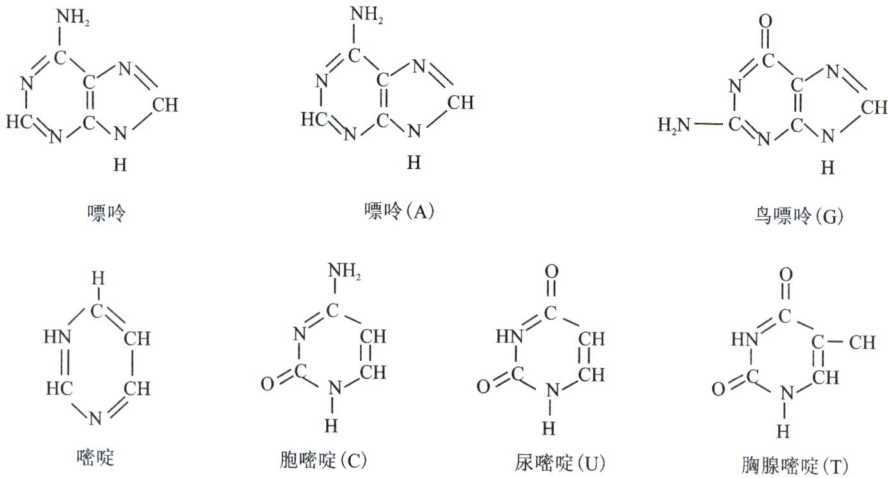

图 3 - 2　核酸分子中的两类主要碱基

核酸中还有一些含量甚少的碱基,称为稀有碱基。稀有碱基种类很多,它们是常见碱基的衍生物,如黄嘌呤,次黄嘌呤,二氢尿嘧啶,假尿嘧啶及各种甲基化碱基。这些稀有碱基在代谢反应以及药物研究中有很重要的意义。

知识链接

嘧啶化合物在医药中的应用

嘧啶的衍生物广泛存在于有机大分子核酸中,许多药物也含有嘧啶环。例如 5 - 氟尿嘧啶是临床广泛使用的抗代谢、抗肿瘤药物,对多种肿瘤有抑制作用,用于治疗肠癌、胃癌、乳腺癌等多种癌症具有较好的临床效果;口服的长效磺胺药也是嘧啶及其异构体的衍生物。

(二)戊糖

DNA 中含 β - D - 核糖(R),RNA 中含 β - D - 脱氧核糖(dR),二者的主要区别在于 C -2 上是否连接羟基。

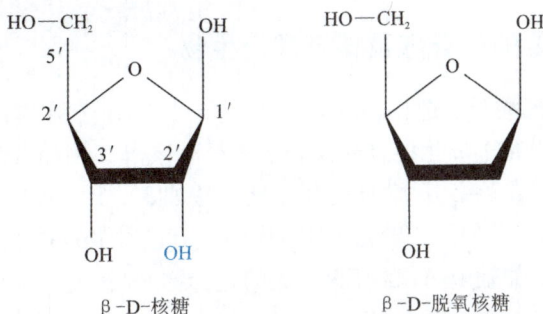

β-D-核糖　　　　　　　　β-D-脱氧核糖

图 3-3　核糖和脱氧核糖的化学结构式

(三)磷酸

DNA 和 RNA 中都含有磷酸,其结构式为:

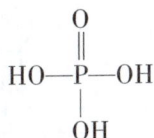

(四)核苷

戊糖与碱基通过糖苷键连接成核苷。核糖与碱基通过糖苷键连接形成核糖核苷,脱氧核糖与碱基通过糖苷键连接形成脱氧核糖核苷。

RNA 中常见的核糖核苷有 4 种:腺苷(A)、胞苷(C)、鸟苷(G)、尿苷(U)。DNA 中的脱氧核糖核苷也有 4 种:脱氧腺苷(dA)、脱氧胞苷(dC)、脱氧鸟苷(dG)、脱氧胸苷(dT)。

(五)核苷酸

磷酸与核苷通过磷酸酯键连接成核苷酸(图 3-4)。

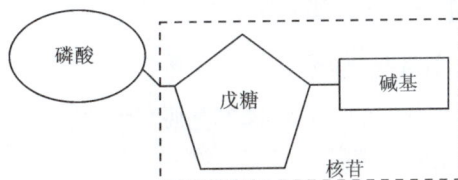

图 3-4　核苷酸结构示意图

核苷酸分为核糖核苷酸(NMP)和脱氧核糖核苷酸(dNMP),分别为 RNA 和 DNA 的基本组成单位。两类核酸中的主要核苷酸见表 3-1。

表 3-1　构成 RNA 和 DNA 的主要核苷酸

RNA	DNA
腺苷酸(AMP)	脱氧腺苷酸(dAMP)
胞苷酸(CMP)	脱氧胞苷酸(dCMP)
鸟苷酸(GMP)	脱氧鸟苷酸(dGMP)
尿苷酸(UMP)	脱氧胸苷酸(dTMP)

三、体内某些重要的核苷酸及核苷酸衍生物

核苷酸除了聚合成核酸外，还以游离和衍生物形式存在于体内，参与物质代谢及其调控。常见的有多磷酸核苷酸、环化核苷酸及辅酶类核苷酸等。例如 ATP（三磷酸腺苷酸）是生命活动的直接能量来源（图3-5）；常见的环化核苷酸如3′，5′-环腺苷酸和3′，5′-环鸟苷酸，称为激素作用的"第二信使"，调节着细胞代谢。有的核苷酸类衍生物还是重要的辅酶，广泛参与各种物质代谢，如辅酶A（含有腺苷酸的化合物）是酰基转移酶的辅酶。

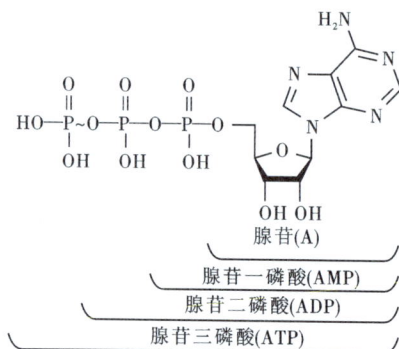

图3-5 AMP、ADP 和 ATP 的结构

第二节 核酸的分子结构

一、核酸的一级结构

核酸是由核苷酸聚合而成的生物大分子。一个核苷酸的 C-3′ 羟基与相邻核苷酸的 C-5′ 磷酸基脱水缩合形成的化学键称为3′，5′-磷酸二酯键。许多个核苷酸通过3′，5′-磷酸二酯键相连，形成的长链状化合物称为核苷酸链（图3-6）。核苷酸链的一端具有游离的5′-磷酸基团，称为5′-磷酸末端，简称5′端；另一端具有游离的3′-羟基，称为3′-羟基末端，简称3′端。

核酸的一级结构是指核酸分子中核苷酸链5′-末端到3′-末端的核苷酸的排列顺序。由于核苷酸间的差异主要是碱基不同，因此也叫碱基序列。

核苷酸链的常见书写方式为只写碱基部分，并具有方向性，从5′-末端到3′-末端。例如：5′-AGGCTTTGGC-3′。

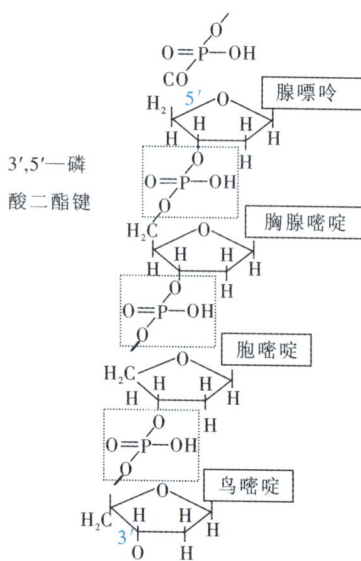

图3-6 核苷酸链结构示意图

二、DNA 的空间结构

（一）DNA 的二级结构——双螺旋结构

1953 年，沃森和克里克根据 DNA 的 X 衍射分析数据和碱基分析数据，提出 DNA 的双螺旋结构模型学说。双螺旋结构模型具有如下特点（图 3-7）：

（1）DNA 分子是由两条方向相反、互相平行的多核苷酸链围绕中心轴形成直径为 2nm 的右手螺旋结构。其中一条链方向为 5′→3′，另一条链为 3′→5′。

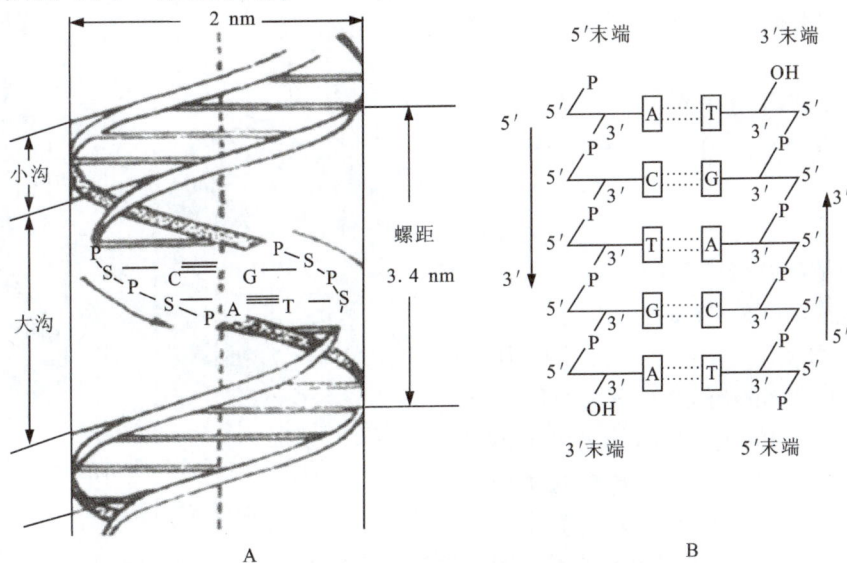

图 3-7　DNA 双螺旋结构模型

（2）磷酸和脱氧核糖位于螺旋外侧构成两条链的骨架，碱基位于螺旋内侧。两条链的碱基按照碱基互补配对规律进行配对，即 A 与 T 之间两个氢键配对，C 与 G 之间三个氢键配对。配对的两个碱基称为互补碱基，又称碱基对。通过互补碱基结合的两条链称为互补链。

（3）维持双螺旋结构稳定的因素有氢键和碱基堆积力，其主要的稳定因素是碱基堆积力。

知识链接

生命的螺旋

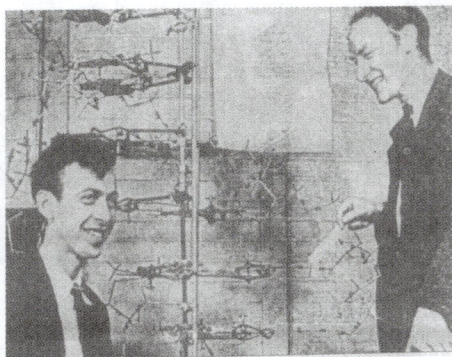

1952 年，美国化学家鲍林发表关于 DNA 三链模型的研究报告，这种模式被称为 α 螺旋。

当威尔金斯出示了弗兰克林在一年前拍下的 DNA 的 X 射线衍射照片后，沃森看出 DNA 的内部是一种螺旋形结构，他立即产生了一种新概念：DNA 不是三链结构而应该是双链结构。他们循着这个思路深入探讨，极力将有关这方面的研究成果集中起来。根据各方面对 DNA 研究的信息和他们的研究分析，沃森和克里克得出一个共识：DNA 是一种双链螺旋结构。这真是一个激动人心的发现！沃森和克里克立即行动，马上在实验室中联手搭建 DNA 双螺旋模型。沃森、克里克的这个模型正确地反映出 DNA 的分子结构。此后，遗传的历史和生物学的历史都从细胞阶段进入了分子阶段。由于沃森、克里克和威尔金斯在 DNA 分子研究方面卓越的贡献，他们分享了 1962 年的诺贝尔生理学或医学奖。

(二)DNA 的高级结构

　　细胞内，DNA 分子在双螺旋结构基础上进一步螺旋盘绕形成 DNA 的三级结构，也称为高级结构。

　　原核生物、细菌质粒、某些病毒及线粒体中的环状双螺旋结构的 DNA 分子，还需要再扭曲螺旋化成超螺旋(图 3-8)。

　　真核生物细胞中，存在于细胞核中的线状 DNA 分子，先围绕组蛋白核心盘绕形成核小体结构，核小体中的 DNA 呈超螺旋状态，许多核小体由 DNA 相连构成串珠状结构，串珠状结构进一步盘旋压缩成染色质结构。染色质进一步卷曲和折叠形成染色单体，两条染色单体最终形成染色体(图 3-9)。

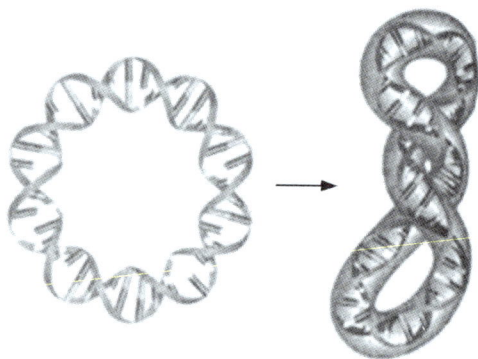

图 3-8　环状 DNA 的双螺旋及超螺旋结构示意图

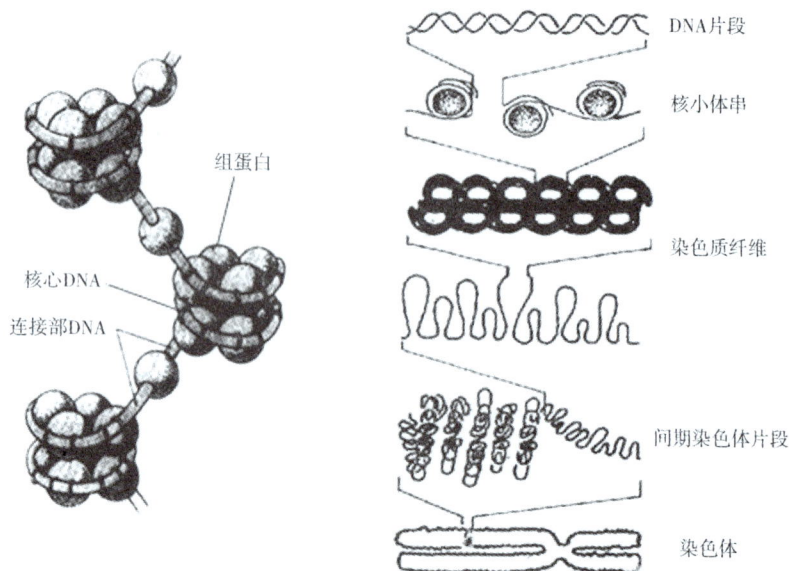

图 3-9　真核生物核蛋白体结构及染色体组装过程示意图

三、RNA 的空间结构

RNA 通常是由一条多核苷酸链构成的单链结构，与 DNA 相比，其分子较小，稳定性差，容易被核酸酶分解。大多数天然 RNA 分子自身在很多区域发生回折，通过碱基互补配对形成局部双螺旋，不能配对的碱基序列则形成环状突起。RNA 的这种突环及其相连的局部双螺旋结构即为其二级结构（图 3 - 10）。

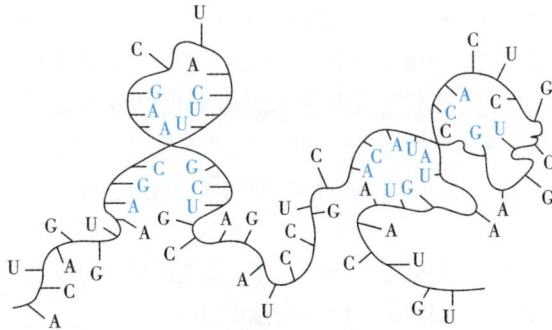

图 3 - 10　RNA 的二级结构示意图

体内 RNA 种类繁多，包括信使 RNA(mRNA)、转运 RNA(tRNA)、核糖体 RNA(rRNA)，还有多种小 RNA(sRNA)。几乎所有 RNA 都在蛋白质的生物合成中扮演不同角色。

(一)mRNA 的结构与功能

mRNA 占细胞总 RNA 的 3%，种类很多，分子大小不一，由几百至几万个核苷酸组成。mRNA 代谢活跃，是细胞内最不稳定的一类 RNA。mRNA 的主要生物学功能是传递 DNA 的遗传信息，作为蛋白质生物合成的直接模板。

真核生物成熟 mRNA 5'—末端有一个甲基化的鸟苷三磷酸构成的帽子结构，3'—末端有一个由 80 ~ 250 个腺苷酸聚合成的多聚腺苷酸(ployA)结构，称为 ployA 尾，它们都与 mRNA 的稳定性相关。一个完整的 mRNA 包括编码区和非编码区两部分。编码区从 5'端开始，每 3 个连续核苷酸为一组形成一个三联体，称为密码子（图 3 - 11）。

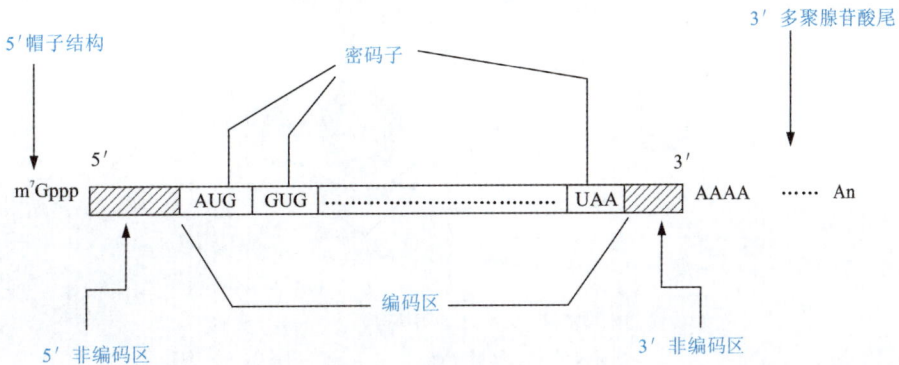

图 3 - 11　成熟 mRNA 结构示意图

mRNA 的高级结构中也存在局部的双螺旋结构或发夹结构，但其数目、位置各不相同，因此形态各异。

(二)tRNA 的结构与功能

tRNA 约占细胞总 RNA 的 15%，是细胞中分子量最小的核酸。一般细胞内每种氨基酸都有其相应的一种或几种 tRNA，每一种 tRNA 携带一种特定的氨基酸。tRNA 的主要生物学功能是携带蛋白质合成所需要的氨基酸，并按 mRNA 上的密码顺序将氨基酸定位于多肽上。

tRNA 的二级结构为三叶草形结构(图 3 – 12)。其中碱基配对的双螺旋区叫做臂，不能配对的突起部分叫环。大多数 tRNA 由 5 部分组成：

1. 氨基酸臂　三叶草形结构中最长的臂，包括了 3'– 末端和 5'– 末端，其中 3'末端 – CCA – OH 最后一个羟基可与氨基酸的羧基脱水缩合而携带氨基酸。

2. 反密码环　与氨基酸臂相对，位于三叶草形结构顶部。其顶端的三个核苷酸组成反密码子，在蛋白质合成的过程中识别 mRNA 上的密码子，使氨基酸臂上携带相对应的氨基酸，参与多肽的形成。

3. TΨC 环　含有胸腺嘧啶(T)、假尿嘧啶(Ψ)和胞嘧啶(C)序列的环。

4. DHU 环　含有 2 个二氢尿嘧啶核苷酸残基的环。

5. 可变环　是 tRNA 分类的重要指标。各种 tRNA 核苷酸残基数目不等，主要是因为可变环的大小不同。

tRNA 的三级结构是倒"L"型，氨基酸臂和反密码环分别位于分子的两端(图 3 – 12)。

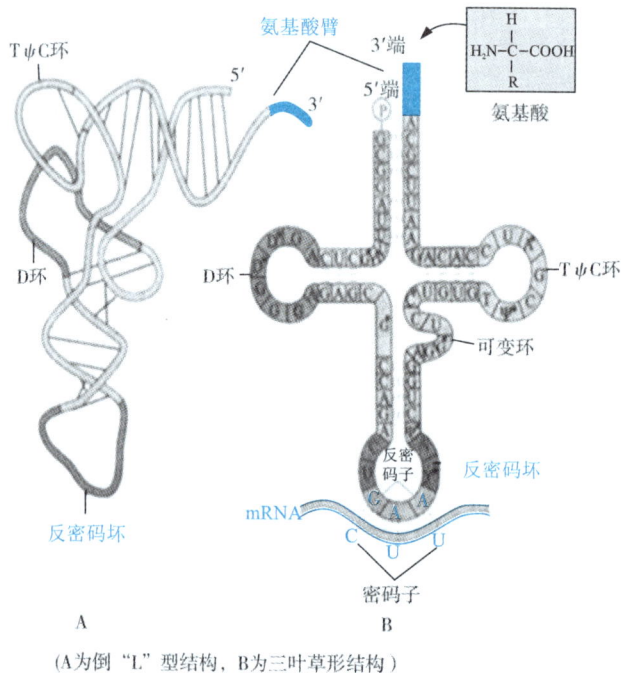

(A为倒"L"型结构，B为三叶草形结构)

图 3 – 12　tRNA 的分子结构

(三)rRNA 的结构和功能

rRNA 的含量最高,占细胞中总 RNA 的 80% 以上。它的主要生物学功能是与多种蛋白质结合,构成蛋白质合成的场所——核糖体。rRNA 也是单链,局部有双螺旋区域,具有复杂的空间结构。

还有一些 sRNA,它们并不直接参与蛋白质的合成,但是它们可能在 RNA 的加工过程和细胞构建中起作用。

第三节 核酸的理化性质

一、核酸的一般性质

核酸是一种两性解离的生物大分子物质,有非常高的黏度。属于极性化合物,易溶于碱金属的盐溶液中,微溶于水,不溶于乙醇、乙醚、氯仿等有机溶剂。因此,常用乙醇、异丙醇从溶液沉淀中提取核酸。

二、核酸的紫外吸收特性

由于碱基中含有共轭双键,因此核酸、核苷酸、核苷都具有紫外吸收的特性。核酸在波长 260 nm 处为最大吸收峰。这一特性常用于核酸的定性、定量分析,也可以用来鉴别核酸样品中的蛋白质(蛋白质的最大吸光峰在 280 nm)。

三、核酸的变性、复性与分子杂交

1. DNA 的变性和复性 在某些理化因素的影响下,DNA 双螺旋碱基对之间的氢键断裂,双链变成单链,核酸的天然构象和性质发生改变的过程,称为 DNA 变性。引起 DNA 变性的因素有物理因素(如热变性)和化学因素(如强酸、强碱、乙醇等)。DNA 变性使其理化性质变化很大,黏度降低、紫外吸收增加。

紫外吸收与解链程度存在一定的关系。DNA 变性后,由于双螺旋结构内部的碱基暴露出来,对波长 260nm 的紫外光吸收 A_{260} 大幅度增强,称为增色效应。如果在加热使 DNA 发生热变性的过程中,以温度对紫外吸收值的关系作图,可得到"S"形 DNA 解链曲线(图 3-13)。

曲线可以看出,DNA 在狭窄温度范围内,其吸光值 A_{260} 变化很快。通常把热变性过程中,A_{260} 值达到最大值一半(即 DNA 解链 50%)时的温度称为 DNA 的解链温度或溶解温度,Tm 表示。

由于 DNA 变性并未改变其一级结构,解链产生的两条单链仍然能够互补配对。因此,在适宜的条件下,两条互补的单链可重新恢复成双螺旋结构,这个过程称为 DNA 复性。热变性的 DNA 缓缓冷却可复性。复性后,DNA 的紫外吸收明显减弱,称为减色效应。

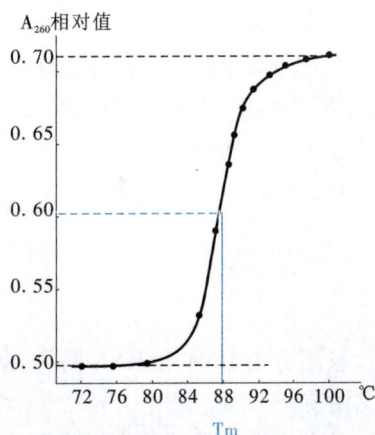

图 3-13 DNA 解链曲线

2. 核酸的分子杂交 核酸的分子杂交是建立在变性和复性的基础上的。不同来源的 DNA 变性后，放在一起进行复性，具有一定互补序列的异源 DNA 单链之间形成局部的杂化双链，形成杂交的 DNA 分子，DNA 与互补的 RNA、RNA 与 RNA 之间也能形成杂交分子，这一过程称为核酸的分子杂交。通过核酸分子杂交技术，采用标记的已知探针，可以定性或定量的检测目标 DNA 或 RNA 片段，这一技术已广泛用于遗传疾病的诊断和亲子鉴定等方面（图 3 – 14）。

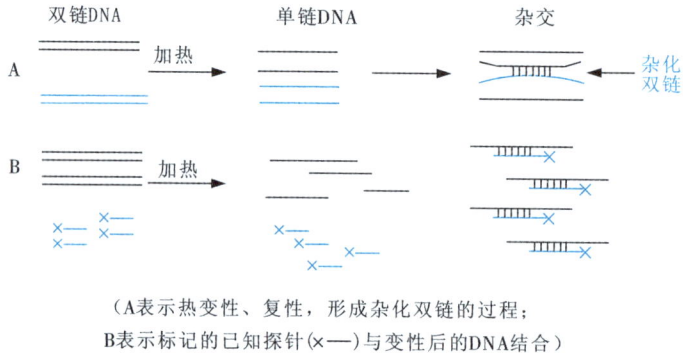

（A表示热变性、复性，形成杂化双链的过程；
B表示标记的已知探针(×—)与变性后的DNA结合）

图 3 – 14 核酸分子杂交示意图

知识链接

DNA 亲子鉴定

DNA 亲子鉴定就是利用核酸分子杂交技术，从子代和亲代的形态构造或生理机能方面的相似特点，分析遗传特征，判断父母与子女之间是否是亲生关系。DNA 亲子鉴定也叫亲权鉴定。一个人有 23 对(46 条)染色体，同一对染色体同一位置上的一对基因称为等位基因，一般一个来自父亲，一个来自母亲。如果检测到某个 DNA 位点的等位基因，一个与母亲相同，另一个就应与父亲相同，否则就存在疑问了。利用 DNA 进行亲子鉴定，只要作十几至几十个 DNA 位点作检测，如果全部一样，就可以确定亲子关系，如果有 3 个以上的位点不同，则可排除亲子关系。DNA 亲子鉴定，否定亲子关系的准确率几近 100%，肯定亲子关系的准确率可达到 99.99%。

重点回顾

1. 核酸分为 DNA 和 RNA 两类，都由戊糖、碱基、磷酸组成，其中组成 DNA 和 RNA 的碱基、戊糖有所不同。

2. 核苷酸是核酸的基本组成单位，通过 3'，5'-磷酸二酯键连接形成核苷酸链，构成核酸的一级结构。

3. DNA 的二级结构为双螺旋结构，环状 DNA 的三级结构为超螺旋结构，真核生物中线性 DNA 与蛋白质结合构成核小体，最终形成染色体。由于 DNA 结构稳定，是储存遗传信息的载体。

4. RNA 是单链核酸，有 mRNA、tRNA、rRNA 等。tRNA 的二级结构为三叶草形，三级结构是倒"L"型结构。mRNA 是蛋白质合成的直接模板；tRNA 在蛋白质合成过程中转运氨基酸；rRNA 与蛋白质结合形成核糖体，作为蛋白质合成的场所。

5. 核酸在 260nm 波长处光吸收值最大。DNA 能够发生变性、复性，是分子杂交的技术基础。

（任　益）

第四章　维生素

第一节　概述

一、维生素的概念

维生素是一类小分子有机化合物，是维持机体正常生命活动所必需的营养素。

维生素既不是机体组织细胞的组成成分，也不是供能物质，而是在调节机体物质代谢和维持细胞正常生理功能方面起着重要的作用。维生素在体内不能合成或合成量不足以满足机体需要者，必须依靠食物供给。从需求量来看，人体对维生素的日需要量多以 mg 和 μg 计量。

二、维生素的命名

维生素的种类很多，命名方法主要有以下三种：

1. 按其被发现的顺序以拉丁字母顺序命名。

如维生素 A、维生素 B、维生素 C、维生素 D 等。

2. 根据治疗效果和缺乏症或过多症命名。

如维生素 C 被称为抗坏血病维生素、维生素 K 被称为凝血维生素、维生素 B_1 被称为抗脚气病维生素等。

3. 根据活性形式特点命名。

如维生素 B_1 的活性形式是含硫的胺类，故维生素 B_1 又称为硫胺素。

三、维生素的分类

根据维生素的溶解性质可将其分为脂溶性维生素和水溶性维生素两类。

脂溶性维生素有维生素 A、维生素 D、维生素 E、维生素 K 等。水溶性维生素包括维生素 C 和 B 族维生素。

四、维生素缺乏症的原因

机体长期缺乏某种维生素，可能会出现相应的缺乏症。维生素缺乏症出现的常见原因有如下几点：

（一）摄入量不足

摄取的食物中维生素含量偏低，或储存、烹饪方式不合理，或挑食都会导致维生素摄入量不足。例如在日常生活中长期食用精加工的白米或者面食的人容易缺乏在谷类胚芽中含量丰富的维生素 B_1。

(二)吸收障碍

患有胆道、胃肠道慢性疾病的患者对食物中的脂肪的消化吸收能力较弱,造成脂肪吸收量下降。而脂溶性维生素均不溶于水,在食物中多伴随脂肪存在,所以该类患者容易出现脂溶性维生素吸收障碍。此外如果某些原因造成长期腹泻也容易造成脂溶性维生素吸收障碍。

(三)需要量增加

处于生长发育期的儿童、孕妇、哺乳期妇女、重体力劳动者、长期高热和慢性消耗性疾病患者都属于对维生素需求量增加的人群,需及时补充维生素。

(四)长期服用某些药物

有些药物能抑制机体对维生素的吸收利用,或抑制体内维生素的生成。如长期服用抗生素会抑制肠道细菌对维生素 K 和某些 B 族维生素的合成,在临床上应注意补充相应维生素。

第二节　脂溶性维生素

脂溶性维生素均不溶于水,在食物中常与脂肪共存,进入人体后多储存在肝脏。当长期日摄入量超过人体的日需要量时,容易引起在人体内过度积蓄而导致中毒,但如果出现脂肪吸收不良,又可能导致脂溶性维生素摄入量不足而出现缺乏症。下面从食物来源、在体内活性形式、生理功能和典型缺乏症等方面系统介绍脂溶性维生素:维生素 A、维生素 D、维生素 E 和维生素 K。

一、维生素 A

1913 年,美国的生物化学家门德尔和奥斯本发现了脂溶性维生素 A。

(一)食物来源及活性形式

维生素 A 又称为视黄醇,只存在于动物性的食物中,尤其是动物的肝脏、肉类、乳制品和鱼肝油等。其在体内的活性形式为视黄醇、视黄酸、视黄醛。

在很多植物性的食物例如胡萝卜、西红柿等都含有 β - 胡萝卜素,一个 β - 胡萝卜素分子可以转化为两分子视黄醇。因此 β - 胡萝卜也被称为维生素 A 原。

(二)生理功能

维生素 A 为正常视觉、生殖生长及维持上皮组织所必需,在人体内主要有以下三个方面的作用:

1.参与视紫红质的合成　在人眼的视网膜中有棒状细胞,人类依靠它所含有的视紫红质来辨别光线的明暗。维生素 A 参与视紫红质的合成。视紫红质主要为人眼的视网膜感受弱光服务。当光线变强时,视紫红质会分解为视蛋白和视黄醇而消耗掉;在光线再次变弱后,视蛋白将再与视黄醇联合成为视紫红质并引起神经冲动,传入中枢神经产生视觉。

2.促进生长发育　孩童缺乏维生素 A 会造成生长缓慢、骨骼发育也会缓慢。故视黄酸可用于治疗前骨髓性白血病;辅助男性精子发育等。

3.维持上皮组织结构的完整与功能的健全　维生素 A 可维持上皮组织正常分化及黏液的分泌。故轻微痤疮可局部涂抹维生素 A 酸和过氧化苯甲酰及抗生素来治疗。

(三)缺乏症

1.夜盲症　夜盲症是维生素 A 缺乏的最早期症状。在古埃及时期,就有医者发现有些孩子在白天很活泼，但在晚上几乎不怎么活动。这其实就是因为体内缺乏维生素 A 而导致的夜盲症。夜盲症的症状只在光线变弱时凸显，平时眼睛的感光能力和正常人一样，具有隐蔽性。

2. 干眼病　长期缺乏维生素 A 会造成视紫红质合成障碍，视觉细胞不可逆的数量流失。严重的维生素 A 缺乏造成干眼病，出现眼结膜和角膜的干燥和发炎，造成角膜溃疡，最终可因不透明结痂的形成而导致失明。

3. 其他　维生素 A 缺乏会引起呼吸道的多重感染，消化道感染和吸收能力低下；还会引起皮肤干燥和鳞片状脱落及毛发稀少。最新的研究表明，维生素 A 能参与人体抑癌、抗氧化、维持正常免疫功能等作用。

（四）一般需要量及过量的危害

维生素 A 的日需要量：成年男人 $1000\mu g$，成年女人 $800\mu g$，儿童（1~9 岁）$400~700\mu g$。长期过量摄入维生素 A 会导致中毒。

人体对维生素 A 敏感性有个体差异，长期每日服维生素 A50000U 可致慢性中毒，表现为颅内高压症状和体征，转移性骨痛伴软组织肿胀（四肢长骨多见），颞、枕部颅骨骨膜下新骨形成，食欲减退，生长发育停滞，肝大，皮肤干燥、脱皮。一次摄入量 >30 万 U 可致急性中毒，表现为颅高压症。

案例分析 4 - 1

湖北的 X 小姐是公司文员，因为长期使用电脑，出现眼睛干涩的症状，她自己通过百度认定是因为缺乏维生素 A 而患上了干眼病，于药店买了一瓶维生素 A，每天服用一颗。结果 3 个月后眼部干涩症状并未减轻，相反出现了肝脾肿大的症状。

问题：请运用维生素 A 相关知识说说这位 X 小姐有哪些不当之处？

二、维生素 D

（一）食物来源及活性形式

维生素 D 有两种与人体有密切关系，一种是维生素 D_2，又称为胆钙化醇；一种是维生素 D_3，又称为麦角钙化醇。维生素 D_2 在酵母中含量高，维生素 D_3 在动物性食物中例如鱼油、蛋黄、肝、奶制品中含量高。

维生素 D_3 在体内的活性形式是 $1,25 - (OH)_2 - VD_3$。因为和胆固醇的活性形式中都具有环戊烷多氢菲的结构，故而维生素 D 又称为类固醇衍生物。植物油和酵母中含有的不能被人体吸收的麦角固醇，以及人体内的胆固醇在日光或紫外线照射后可转化为维生素 D。因此，多晒太阳是预防维生素 D 缺乏的有效措施。

（二）生理功能

$1,25 - (OH)_2 - VD_3$ 在体内的功能主要是促进钙、磷的吸收，有利于新骨的生成和钙化。

（三）缺乏症

1. 儿童佝偻病　佝偻病的主要症状是骨骼变形，包括颅骨突起，乳牙生长迟缓，胸软骨结合处增大，脊椎变形，长骨端增大和弯曲，最后形成弓形腿（图 4 - 1）和明显的走路时呈现鸭步。因此，建议处于骨骼发育时期的青少年，除适当补充维生素 D 外，应增加户外活动时间。在早中晚接受阳光直射各十五分钟，就足以体内转化满足人体所需的维生素 D 了。

2.骨软化症 成人特别是孕妇和乳母严重缺乏维生素 D 会引起骨软化症。骨软化症主要症状是骨骼逐渐变得稀疏，特别是盆骨、胸骨和四肢骨变形，四肢骨的骨质变薄，会发生自发性的骨折。因此，孕妇应适量增加晴天的户外活动，及补充维生素 D 药品。

（四）一般需要量及过量的危害

维生素 D 的日需要量为 5～10μg，长期过量摄入维生素 D，达到中毒的剂量存在个体差异。一般每日服 20000～50000IU 数周、或长期每日服 2000IU 可致中毒。表现为恶心、呕吐、顽固性便秘、头痛、多尿、夜尿、体重减轻、高钙血症，心、肾曲小管、血管、气管皆可发生钙盐沉着，严重者可致肾衰竭。

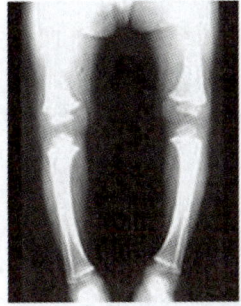

图 4 - 1 佝偻病 X 光片

三、维生素 E

（一）食物来源

维生素 E 又称生育酚，生育酚包括生育酚类、三烯生育酚类。主要存在于植物油中，以麦胚油、豆油、玉米油中含量最多。在炒青菜时放很少的油或者用长时间水煮，均不利于人体通过饮食获得维生素 E。

（二）生理功能

1.抗氧化作用 人体细胞组成成分多为不饱和脂肪酸，极易遭受分子氧或自由基进行的非酶性的氧化作用，而维生素 E 是最重要的天然抗氧化剂，具有抗氧化功能，可避免人体细胞组成成分不饱和脂肪酸被氧化，是维持生物膜的正常结构和功能的重要"卫士"。因此，维生素 E 常用作抗氧化剂添加到食品、药品和美容护肤品中。

2.与生殖功能的关系 生育酚能促进性激素分泌，使男子精子活力和数量增加；使女子雌性激素浓度增高，提高生育能力，预防流产。因此，临床上常用维生素 E 治疗女性的习惯性流产和先兆流产，还可用于防治男性不育症、女性更年期综合征等。

3.促进血红素生成 维生素 E 能增强 δ - 氨基 γ - 酮戊酸（ALA）合酶及 ALA 脱水酶的活性。ALA 合酶是合成血红素的限速酶。在人体出现烧伤、冻伤或毛细血管出血时增强 ALA 合成酶的活性格外重要。

4.预防近视的发生和发展 近来发现维生素 E 可抑制眼睛晶状体内的过氧化酯反应，使末梢血管扩张、改善血液循环。

（三）缺乏症

实验室以犬、兔等动物为对象观察维生素 E 缺乏可能造成的影响。结果显示，当缺乏维生素 E 时，动物均出现不同程度的营养性肌肉萎缩，甚至发生贫血。新生儿缺乏维生素 E 可引起贫血。

四、维生素 K

（一）食物来源及活性形式

维生素 K 多为醌类物质，对热稳定，易被光和碱破坏，维生素 K 在体内的活性形式为 2 - 甲基 1，4 - 萘醌。维生素 K 包括维生素 K_1、维生素 K_2、维生素 K_3 和维生素 K_4。其中维生

素 K_1 是叶绿醌，在绿叶植物(菠菜、菜花)及动物肝脏含量较多；维生素 K_2 是甲基萘醌，多由人体肠道细菌产生；而维生素 K_3 和维生素 K_4 属于人工合成的水溶性维生素。

(二)生理功能

维生素 K 最主要的生理功能与凝血有关。维生素 K 可在肝内控制凝血酶原的合成，并能促进凝血因子 Ⅱ、Ⅶ、Ⅸ、Ⅹ 在肝中的合成。

(三)缺乏症

缺乏维生素 K 时，凝血时间延长，严重时发生皮下、肌肉和胃肠出血。

案例分析 4-2

1932 年在美国的加利福尼亚州有一个刚出生两周的婴儿在接受手术，但是手术过程中婴儿突然出现出血，而且无论医护人员用何种方法都无法止住，最后婴儿遗憾离世。

问题：请以维生素 K 的内容分析为何建议新生儿接受肌内注射单一剂量的维生素 K 以预防出血性疾病？

第三节　水溶性维生素

水溶性维生素包括维生素 C 和 B 族维生素。B 族维生素是一类重要的维生素，包括维生素 B_1、维生素 B_2、维生素 B_6、维生素 B_{12} 等，它们多作为人体代谢中酶的辅酶。体内水溶性维生素摄入过多时，可随尿排出，体内很少储存。因此，一般不会发生中毒现象，但必须经常由食物补充供应。

一、维生素 B_1

(一)食物来源及活性形式

维生素 B_1 活性形式是硫胺素焦磷酸(TPP^+)，在米糠、麦麸、黄豆、瘦肉等食物中含量丰富，尤其是在种子外皮及胚芽中。对于加工过细的精白米而言，维生素 B_1 不如糙米丰富，所以建议在日常饮食中适当添加糙米保证维生素 B_1 的摄入量。

(二)生理功能

1. 作为 α-酮酸氧化脱羧酶的辅酶，参与氧化脱羧反应。

2. 作为转酮酶的辅酶参与磷酸戊糖途径。

3. 作为在人体多数细胞的能量代谢中起重要作用的丙酮酸脱氢酶复合体和 α-酮戊二酸脱氢酶复合体的辅酶，维生素 B_1 对人体的神经组织有重要的意义，尤其是与人体热量的消耗有关，高热、甲亢和大量输液要增加维生素 B_1。

4. 抑制胆碱酯酶的活性，减少乙酰胆碱的水解，是胆碱酯酶的抑制剂，使乙酰胆碱不被水解，让乙酰胆碱发挥其增加肠胃蠕动和腺体分泌的作用，有助消化的功能。

(三)缺乏症

成年男、女和儿童(1~9 岁)维生素 B_1 的日需要量分别为 1.2~1.6μg、1.0~1.20μg 和 0.4~1.1μg。维生素 B_1 的需要量随工作紧张和劳动量加大而加大。在大量吃生鱼的国家，可能发生维生素 B_1 的缺乏，因为在某些鱼类(例如鲤鱼等)体内有一种能分解维生素 B_1 的酶。

维生素 B_1 长期缺乏导致的典型缺乏症为脚气病。脚气病不同于"脚气"，它是一种神经炎，即神经或神经群发炎衰退或变质。维生素 B_1 长期缺乏时葡萄糖分解障碍，乳酸、丙酮酸堆积，神经组织缺乏能量，神经肌肉兴奋性异常，表现为多发性神经炎，轻者出现食欲不振、末梢神经炎，重者将出现下肢浮肿、神经肌肉变性等症状。

知识链接

如何检测维生素 B_1 是否缺乏

红细胞转酮酶活性和血、尿中硫胺素浓度常被用于检测有无硫胺素缺乏。可根据红血球中转酮酶活性判断硫胺素缺乏与否，红血球中转酮酶活性增加意味着硫胺素焦磷酸增加，也就是不缺乏硫胺素。

二、维生素 B_2

(一)食物来源及活性形式

维生素 B_2 的活性形式为黄素单核苷酸(FMN)和黄素腺嘌呤二核苷酸(FAD)。在食物中广泛存在。维生素 B_2 在动物的肝、肾、心和乳制品、蛋黄还有豆类中含量较多。

(二)生理功能

FMN、FAD 是氧化还原酶的辅基，在人体内生物氧化过程中起递氢体作用，参与糖代谢等主要的物质代谢过程。

(三)缺乏症

维生素 B_2 的日需要量约为成年男性 $1.2 \sim 1.4 \mu g$，成年女性 $1.1 \sim 1.3 \mu g$，儿童(1~9岁) $0.6 \sim 1.5 \mu g$。

维生素 B_2 早期缺乏可导致口部出现嘴角苍白和浸软或者沿着闭合线出现干红和剥蚀，嘴唇、口腔和舌头感到疼痛，伴随吃食和吞咽的困难；以及眼部出现畏光、流泪、眼睛发红和发痒、视觉疲劳、眼睑痉挛等症状。

维生素 B_2 严重缺乏时可导致唇损害(嘴角发生溃烂、出现裂缝)、睑缘炎、舌炎、唇炎、口角炎、阴囊炎等。

三、维生素 PP

(一)食物来源及活性形式

维生素 PP 包括尼克酸(烟酸)和尼克酰胺(烟酰胺)，以尼克酰胺腺嘌呤二核苷酸(NAD^+)、尼克酰胺腺嘌呤二核苷酸磷酸($NADP^+$)为活性形式。尽管在人体内肝脏可以利用色氨酸合成尼克酸，但含量不足以满足人体所需。因此维生素 PP 主要是通过食物如花生、豆类、瘦肉和酵母等保证摄入量。但在以玉米为主食的地区容易引发维生素 PP 缺乏，因为玉米中烟碱酸和色氨酸含量均低。

(二)生理功能

NAD^+ 和 $NADP^+$ 是人体内许多氧化还原酶的辅酶，主要利用尼克酰胺部分进行可逆的加氢与脱氢反应，是生物氧化过程中的重要递氢体。因为维生素 PP 能强烈抑制脂肪组织中的脂解作用，提高血浆中 HDL 的浓度，对于治疗 VLDL 和 LDL 都升高的第Ⅱb型高脂蛋白血症有明显效果，故临床上曾将维生素 PP 用于降低血浆胆固醇浓度的治疗。

（三）缺乏症

维生素 PP 的日需要量为成年男性 16～17 mg，成年女性 12～13 mg，儿童(1 至 9 岁)6～14 mg。

维生素 PP 缺乏可导致癞皮病(图 4－2)。癞皮病是一种对称性皮炎，伴随胃肠炎和神经炎，严重者可出现腹泻和痴呆。癞皮病以皮肤炎(dermatitis)、腹泻(diarrhea)和痴呆(dementia)为主要症状，三者总称为 3D 症状。

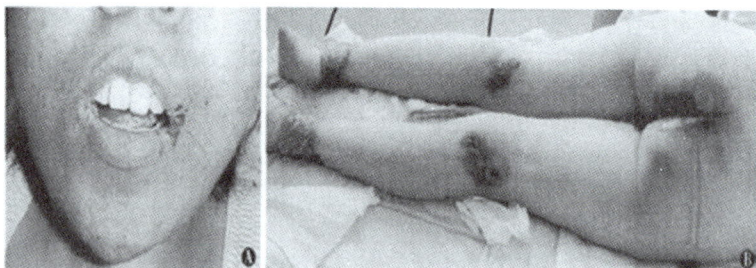

图 4－2　癞皮病

因为抗结核药异烟肼与维生素 PP 结构十分相似，长期服用异烟肼应注意补充维生素 PP。此外恶性肿瘤综合征(色氨酸经代谢产生血清素)和 Hartnup 病(色氨酸的吸收发生障碍)也可能引发癞皮病的症状。

四、维生素 B_6

（一）食物来源及活性形式

维生素 B_6 是一类吡啶衍生物，包括吡多醇、吡多醛、吡多胺。其在体内的活性形式是磷酸吡哆醛和磷酸吡哆胺，广泛存在于蛋黄、鱼、肉、肝、豆类、谷类、种子外皮等食物中。

（二）生理功能

磷酸吡哆醛和磷酸吡哆胺是体内多种酶的辅酶，例如转氨酶，脱羧酶，ALA 合酶等。因此维生素 B_6 在体内氨基酸的分解代谢，血红素的合成等代谢过程中起着重要作用。

（三）缺乏症

维生素 B_6 的日需要量成人 2 mg 左右，婴儿为 0.4 mg 左右，在日常饮食中基本能得到满足，所以人体内维生素 B_6 单独缺乏的情况罕见。但哺乳期妇女、酗酒者和接受异烟肼药物(异烟肼易与磷酸吡哆醛结合成异烟腙从尿中排出)治疗者可能出现头痛、失眠、惊厥、胃口不好、消化不良、呕吐或腹泻等维生素 B_6 缺乏症。

知识链接

维生素 B_6 中毒

临床实验统计数据显示，摄取吡哆醇超过 200 mg/d 时，会造成神经症状，如周围神经出现脱髓鞘等变化，表现为呕吐、惊厥等现象。中断服用可有所改善，但不会完全恢复。

五、泛酸

(一)食物来源及活性形式

泛酸在体内的活性形式是辅酶 A(即 CoA),是酰基载体蛋白(ACP)的酰基携带蛋白的组成成分。因广泛存在于生物界而被称为泛酸(又称遍多酸),在肉、蛋、奶、鱼和谷物中均含量丰富,很少出现缺乏症。在治疗其他 B 族维生素缺乏病时,同时给予适量的泛酸常可提高疗效。

(二)生理功能

CoA 作为酰基转移酶的辅酶,广泛参与糖、脂类、蛋白质代谢及肝的生物转化作用。

知识链接

足烧伤综合征

战争囚犯的足烧伤综合征又叫"脚灼热"综合征,是一种血管神经功能紊乱性疾病,以末稍动脉扩张为特点,可出现罕见的泛酸缺乏,并伴随乙酰化能力降低。

六、生物素

(一)食物来源

生物素在肝、肾、牛奶、蛋黄和酵母中含量最丰富。也可由人体肠道内细菌合成。

(二)生理功能

生物素是多种羧化酶的辅酶,参与体内羧化反应,例如脂肪合成中的限速酶乙酰 CoA 羧化酶和糖原合成中的丙酮酸羧化酶都是以生物素为辅酶。

(三)缺乏症

生物素来源广泛,很少出现缺乏症。但是生鸡蛋中含有一种糖蛋白可紧密结合生物素,故而被称为抗生物素。经过高温烹饪后该糖蛋白变性则不再影响机体对生物素的吸收。另外长期使用广谱抗生素可抑制肠道细菌生长从而引发生物素缺乏症候群,出现疲乏、皮炎、恶心、呕吐、食欲不振等症状。

七、叶酸

(一)食物来源及活性形式

四氢叶酸(FH_4)是叶酸的活性形式。叶酸主要存在于新鲜绿叶蔬菜、肝、肾和酵母中,其次为乳类、肉和鱼。

(二)生理功能

四氢叶酸(FH_4)是一碳单位的载体,参与体内嘌呤、嘧啶核苷酸的生物合成。因为叶酸对核酸生物合成的重要作用,因此,如果出现叶酸缺乏将导致人体出现 DNA 合成障碍。

(三)缺乏症

1.神经管畸形 当孕妇体内缺乏叶酸时,容易引发胎儿出现神经管畸形(图 4 - 3),出生儿多为无脑儿和脊柱裂患儿。无脑儿通常夭折,脊柱裂患儿即使存活也会下肢瘫痪,终生痛苦。

营养学会建议所有生育年龄的妇女应每天摄取 0.4 mg 叶酸以减少怀孕时造成神经管缺陷的危险性。尤其在怀孕前三个月，孕初期三个月和孕后期三个月应注意补充叶酸。

2. 巨幼红细胞贫血　叶酸严重缺乏，不仅会造成骨髓幼红细胞分裂速度减慢，还会造成骨髓幼红细胞的细胞体积增大、细胞核内染色质疏松，由此骨髓内产生的幼红细胞大部分在成熟前都会被破坏，导致人体出现巨幼红细胞贫血。

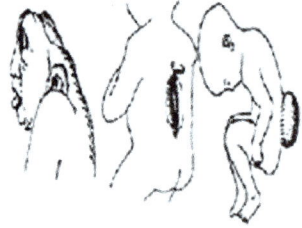

图 4-3　神经管畸形

知识链接

叶酸过多症

正常成人健康饮食者一般不会出现缺乏症或过多症。长期服用避孕药、抗惊厥药和酗酒者等特殊人群，若每日摄入高剂量叶酸则有提高癌症发病率的风险，因此，并非对所有人都建议额外补充叶酸。

八、维生素 B_{12}

(一)食物来源及活性形式

维生素 B_{12} 是唯一含金属元素(钴)的维生素，又称钴胺素，活性形式包括甲基钴胺素和脱氧腺苷钴胺素。维生素 B_{12} 主要来源于动物性食物，以肝中含量最丰富，其次为肾，植物中不含维生素 B_{12}，仅由微生物合成。

(二)生理功能

脱氧腺苷钴胺素是甲基丙二酸单酰辅酶 A 转化为琥珀辅酶 A 的辅酶。甲基钴胺素是甲基转移酶的辅酶，它对人体内合成甲硫氨酸至关重要。甲硫氨酸是保持人体新陈代谢过程中一些酶的巯基($-SH$)处于还原态的重要保证。甲基转移酶参与同型半胱氨酸转化为甲硫氨酸和甲基四氢叶酸转化为 FH_4 的联合转化反应，参与一碳单位的代谢。

(三)缺乏症

1. 巨幼红细胞贫血　当维生素 B_{12} 缺乏时，FH_4 的利用率下降，核酸合成受阻，骨髓幼红细胞分裂速度减慢，细胞体积增大，细胞核内染色质疏松，造成巨幼红细胞贫血。

2. 其他贫血　年长者因为胃酸分泌降低，无法由食物中有效吸收维生素 B_{12}，维生素 B_{12} 缺乏时，患者从肝脏中释放到血液中形成红细胞的量降低，导致贫血，严重者后期会出现神经精神症状。

知识链接

如何检测维生素 B_{12} 是否缺乏

维生素 B_{12} 的含量可由测量血液中的甲基丙二酸浓度得知，它的含量与机体吸收或摄取

维生素 B_{12} 的能力成反比。

九、维生素 C

(一)食物来源

维生素 C 又称为 L-抗坏血酸,广泛存在于新鲜蔬菜水果中,如西红柿、辣椒、胡柚、青枣等。植物中含有抗坏血酸氧化酶,可使维生素 C 氧化失活,因此蔬菜、水果储存时间过长会使维生素 C 的含量降低。

(二)生理功能

因为维生素 C 分子中的羟基容易释放出氢原子,使许多物质被还原,故维生素 C 具有较强的还原性。维生素 C 在体内的生理功能主要有以下几点:

1.参与氧化还原反应

(1)保护巯基酶的活性,使谷胱甘肽保持还原状态。

(2)将 Fe^{3+} 还原成 Fe^{2+},有利于机体吸收。在治疗营养性贫血时,维生素 C 可作为铁制剂治疗贫血的辅助剂。

(3)抗病毒作用:增加淋巴细胞的生成,提高吞噬细胞的吞噬能力,促进免疫球蛋白的合成

2.维生素 C 是羟化酶的辅酶,可参与羟化反应。

(1)促进胶原蛋白的形成,促进细胞间黏合物和红蛋白合成的作用,能使伤口迅速愈合,也能降低化学毒物和细菌毒素对人体的毒害。

(2)参与胆固醇的转化。

3.抗氧化清除自由基　人体新陈代谢过程中不断有自由基生成,维生素 C 是抗氧化剂,它通过逐级供给电子而转变成半脱氢抗坏血酸和脱氢抗坏血酸,可达到清除氧自由基目的。

(三)缺乏症

维生素 C 的日需要量成年男性 45 mg,成年女性 45 mg(哺乳期为 89 mg),儿童(1~9岁)35~45 mg。维生素 C 的典型缺乏症是坏血病。

当体内缺乏维生素 C 时,会出现牙龈发炎出血、皮肤出现小血斑、毛细血管脆弱等症状。长期摄入维生素 C 不足或者腹泻、呕吐等容易造成维生素 C 缺乏,使胶原蛋白不能正常合成,可引起细胞联结障碍,毛细血管的脆性增加,导致皮下、黏膜下出血。对于消化道疾病,在治疗胃和十二指肠溃疡等消化道疾病时,适量补充维生素 C 是有必要的。

案例分析 4-3

20 世纪,英国与西班牙争夺"海上霸主"地位,进行了长时间海战。当时作战的船员如果不每 30 天上岸生活,就容易出现疲倦、虚弱、急躁和关节疼痛等症状,严重时可能导致结膜炎、视网膜或大脑、鼻子、消化道的出血,并且一旦受伤,伤口难以愈合。这种症状当时被称为"海神的诅咒"。直到英国船医提出每天给海军补充一个柠檬的治疗方案,帮助船员摆脱了"海神的诅咒"。继而连续作战,最终取得"海上霸主"地位,并建立起"日不落帝国"。

问题:请分析英国船医提出每天给海军补充一个柠檬的治疗方案是如何帮助船员摆脱"海神的诅咒"的?

重点回顾

1. 维生素是一类有机营养素，所需量小，在调节机体物质代谢和维持细胞正常生理功能方面起着重要的作用。

2. 脂溶性维生素包括维生素 A、维生素 D、维生素 E 和维生素 K。脂溶性维生素容易在人体内积蓄，所以不宜过量补充。但如果出现脂肪吸收不良，又可能导致脂溶性维生素摄入量不足而出现缺乏症。

3. 水溶性维生素包括维生素 C 和 B 族维生素。B 族维生素包括维生素 B_1、维生素 B_2、维生素 B_6、维生素 B_{12} 等。它们多作为人体代谢中酶的辅酶。体内水溶性维生素摄入过多时，可随尿排出，体内很少储存。因此，一般不会发生中毒现象，但必须经常由食物补充供应。

4. 长期缺乏某维生素可导致相应的缺乏症。例如维生素 A 缺乏可引起夜盲症、干眼病；叶酸、维生素 B_{12} 缺乏可引起巨幼红细胞贫血，维生素 C 缺乏可引起坏血病等。

（卢　翔）

第五章　生物氧化

第一节　概述

一、生物氧化的概念

物质在生物体内进行的氧化过程称为生物氧化(biological oxidation)。生物氧化主要指营养物质(糖、脂肪、蛋白质等)在生物体内彻底氧化分解生成 CO_2 和 H_2O，并逐步释放能量的过程。微粒体、过氧化酶体等氧化体系也属于生物氧化，其主要与代谢物、药物或者毒物的生物转化有关，不伴有能量的生成。

二、生物氧化的特点

在化学本质上，生物氧化与物质在体外的氧化相同，遵循化学氧化反应的一般规律，即加氧、脱氢、失电子反应，耗氧量、最终产物和释放的能量均相同。但因生物氧化在生物体内进行，因此又有其特点：

1. 反应条件温和。生物氧化在细胞内温和的环境(37℃，pH7.35 ~ 7.45)中经酶催化逐步进行。

2. 能量逐步释放。生物氧化产生的能量一部分主要以热能形式散发，可用于维持体温；一部分以化学能的形式使 ADP 磷酸化生成 ATP，ATP 是能被细胞直接利用的主要能量形式。

3. 生物氧化生成的 H_2O 由代谢物脱下的氢经氧化呼吸链传递与氧结合而生成；CO_2 由有机酸的脱羧反应产生。

第二节　生成 ATP 的生物氧化体系

一、氧化呼吸链

生物体内物质氧化的主要方式是脱氢反应。体内代谢物经脱氢酶催化，脱下的成对氢原子(2H)在线粒体内通过多种酶和辅酶(基)所催化的连锁反应逐步传递，最终与氧结合生成水，并逐步释放出能量。该过程与细胞呼吸有关，所以称为氧化呼吸链(oxidative respiratory chain)，简称呼吸链。在呼吸链中，参与的酶和辅酶(基)按照一定顺序排列在线粒体内膜上，其中传递氢的酶或辅酶(基)称为递氢体，传递电子的酶或辅酶称为递电子体。所以氧化呼吸链又称电子传递链(electron transfer chain)。

(一)氧化呼吸链的递氢体或递电子体

1. NAD^+(辅酶Ⅰ或 CoⅠ)和 $NADP^+$(辅酶Ⅱ或 CoⅡ)　NAD^+ 和 $NADP^+$ 是多种不需氧脱

氢酶的辅酶，其中以 NAD^+ 作为辅酶的脱氢酶占多数。NAD^+ 和 $NADP^+$ 分子能可逆性的加氢还原或脱氢氧化，是递氢体。反应如下：

$$NAD(P)^+ + H + H^+ + e \Longleftrightarrow NAD(P)H + H^+$$
（氧化型）　　　　　　　　（还原型）

NAD^+ 和 $NADP^+$ 在加氢反应时只能接受 1 个氢原子和 1 个电子，另 1 个 H^+ 游离在基质中。所以其还原形式为 $NADH + H^+$（简写为 NADH）和 $NADPH + H^+$（简写为 NADPH）。

2. FMN 和 FAD　FMN 和 FAD 是黄素酶的辅基，分子中含有核黄素（维生素 B_2）。氧化性或醌型 FMN 和 FAD 可接受 1 个质子和 1 个电子形成不稳定的半醌型，再接受另 1 个质子和 1 个电子转变成还原型或氢醌型 $FMNH_2$ 和 $FADH_2$，在呼吸链中起递氢体的作用。反应如下：

$$FMN(FAD) \xrightleftharpoons{H^+ + e} FMNH(FADH) \cdot \xrightleftharpoons{H^+ + e} FMNH_2(FADH_2)$$
（醌型或氧化型）　　　　　（半醌型）　　　　　　　（氢醌型或还原型）

3. 泛醌　泛醌又叫辅酶 Q（coenzyme Q，CoQ，Q），是一种脂溶性醌类化合物，在呼吸链中起递氢体的作用。泛醌可接受 1 个质子和 1 个电子还原成半醌型，再接受 1 个质子和 1 个电子还有成二氢泛醌，后者又可脱去 2 个质子和 2 个电子，将 2 个电子传递给细胞色素 b，2 个质子处于游离状态，自身被氧化为二氢泛醌。反应如下：

$$泛醌 \xrightleftharpoons{H^+ + e} 泛醌 \cdot \xrightleftharpoons{H^+ + e} 二氢泛醌$$
（醌型或氧化型）　　（半醌型）　　　（氢醌型或还原型）

4. 铁硫蛋白（Fe-S）　铁硫蛋白含有等量的铁原子和硫原子（Fe_2S_2、Fe_4S_4），是存在于线粒体内膜上的一类与电子传递有关的蛋白质，在呼吸链中起传递电子的作用，其分子中的铁能进行可逆的得失电子反应，反应如下：

$$Fe^{2+} \Longleftrightarrow Fe^{3+} + e$$

5. 细胞色素（cytochrome，Cyt）　细胞色素是一类广泛分布于需氧生物线粒体内膜上的传递电子的色素蛋白，其辅基为铁卟啉。

细胞色素按吸收光谱的不同，可分为 a、b、c 三类，每一类又可因其最大吸收峰的微小差别再分为若干亚类。参与线粒体生物氧化体系的细胞色素有 Cyta、$Cyta_3$、Cytb、Cytc 和 $Cytc_1$，其传递电子的顺序是：$Cytb \rightarrow Cytc_1 \rightarrow Cytc \rightarrow Cytaa_3 \rightarrow O_2$。其中 Cyta 和 $Cyta_3$ 结合紧密，迄今尚未分开，所以常写成 $Cytaa_3$，其除铁外还含有铜原子。$Cytaa_3$ 能直接将电子传递给氧，使氧被激活成氧离子，所以又称为细胞色素氧化酶。

(二)氧化呼吸链的电子传递复合体

用去污剂如胆酸等处理线粒体内膜蛋白质，并结合离子交换层析分离，可得到 4 种具有电子传递功能的蛋白质-酶复合体（表 5-1）。

表 5-1　组成呼吸链的酶复合体

复合体	酶名称	辅基
复合体 I	NADH-泛醌还原酶	FMN, Fe-S
复合体 II	琥珀酸-泛醌还原酶	FAD, Fe-S
复合体 III	泛醌-细胞色素 c 还原酶	Cytb, $Cytc_1$, Fe-S
复合体 IV	细胞色素 c 氧化酶	$Cytaa_3$, Cu

1.复合体 I（NADH - 泛醌还原酶） 复合体 I 镶嵌在线粒体内膜内，其功能是将 NADH + H^+ 的 2H 和 2 电子传递给 CoQ。CoQ 能在线粒体内膜中迅速扩散，极易从线粒体内膜中分离，所以不包含在复合体 I 中。

2.复合体 II（琥珀酸 - 泛醌还原酶） 复合体 II 镶嵌在线粒体内膜的内侧。三羧酸循环中琥珀酸脱氢生成还原型 $FADH_2$，复合体 II 的功能是将电子从琥珀酸传递给 CoQ。

3.复合体 III（泛醌 - 细胞色素 c 还原酶） 复合体 III 镶嵌在线粒体内膜中，其功能是将电子从 CoQ 传递给 Cytc。Cytc 为水溶性，与线粒体内膜外表面结合不紧密，极易与内膜分离，所以不包含在复合体 III 中。

4.复合体 IV（细胞色素 c 氧化酶） 复合体 IV 也位于线粒体内膜中，其功能是将电子从 Cytc 传递给 O_2。

4 种复合体、CoQ 及 Cytc 在线粒体内膜排列的示意图如图 5 - 1。

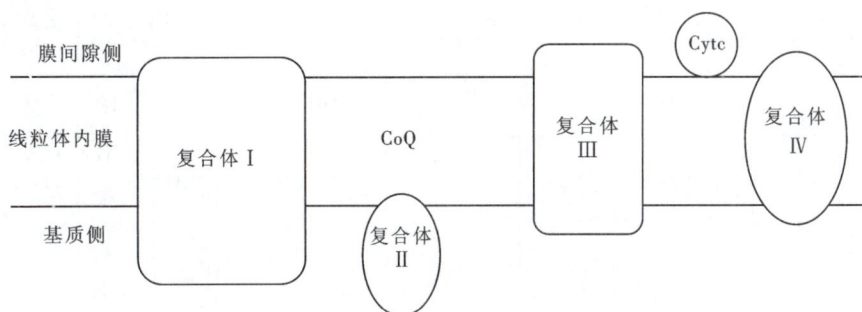

图 5 - 1 氧化呼吸链主要成分位置示意图

（三）氧化呼吸链的类型

目前认为，线粒体内氧化呼吸链可分为两条途径：NADH 氧化呼吸链和 $FADH_2$（琥珀酸）氧化呼吸链。

1. NADH 氧化呼吸链 NADH 氧化呼吸链由复合体 I、CoQ、复合体 III、Cytc、复合体 IV 组成。NADH 氧化呼吸链电子传递顺序为：

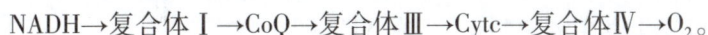

NADH→复合体 I→CoQ→复合体 III→Cytc→复合体 IV→O_2。

生物氧化中以 NAD^+ 为辅酶的脱氢酶，催化代谢物脱下的氢由 NAD^+ 接受生成 NADH + H^+，然后进入 NADH 氧化呼吸链，NADH + H^+ 脱下的 2H 经复合体 I 传递给 CoQ 生成 $CoQH_2$，$CoQH_2$ 将 2 个氢分解成 $2H^+$ 和 2e，$2H^+$ 留于介质中，2e 再经复合体 III 传递给 Cytc，最后由复合体 IV 将 2e 传递给 O_2，使氧激活成 O^{2-}，与介质中的 $2H^+$ 结合成 H_2O。体内大多数代谢物脱下的氢经 NADH 氧化呼吸链生成水。

2. $FADH_2$（琥珀酸）氧化呼吸链 $FADH_2$ 氧化呼吸链习惯上又称琥珀酸氧化呼吸链，是由复合体 II、CoQ、复合体 III、Cytc、复合体 IV 组成。$FADH_2$ 氧化呼吸链电子传递顺序为：

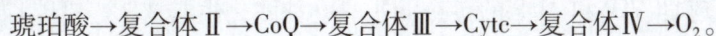

琥珀酸→复合体 II→CoQ→复合体 III→Cytc→复合体 IV→O_2。

生物氧化中以 FAD 为辅基的脱氢酶，催化代谢物脱下的氢由辅基 FAD 接受，经复合体 II 传递给 CoQ 生成 $CoQH_2$，再后面的传递过程与 NADH 氧化呼吸链相同。

二、胞质中 NADH 的氧化

线粒体外膜通透性高，线粒体对物质通过的选择性主要依赖于内膜中不同转运蛋白对各种物质的转运。线粒体中生成的 NADH 可以直接进入 NADH 氧化呼吸链氧化生成水，但在细胞质基质中生成的 NADH，如 3 - 磷酸甘油醛脱氢生成的 NADH，则不能自由透过线粒体内膜，需要某种转运机制才能进入线粒体内氧化。其转运机制主要有 α - 磷酸甘油穿梭机制和苹果酸 - 天冬氨酸穿梭机制。

1. α - 磷酸甘油穿梭　α - 磷酸甘油穿梭主要存在于脑和骨骼肌中。细胞质基质中的 NADH 在 α - 磷酸甘油脱氢酶的催化下，使磷酸二羟丙酮还原为 α - 磷酸甘油，通过线粒体内膜，并被内膜上的 α - 磷酸甘油脱氢酶（以 FAD 为辅基）催化重新生成磷酸二羟丙酮和 $FADH_2$，$FADH_2$ 进入琥珀酸氧化呼吸链氧化生成水，并同时生成 ATP（图 5 - 2）。

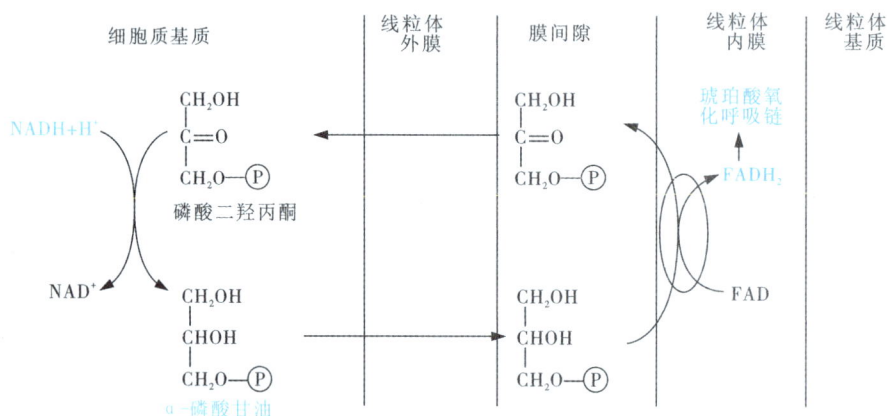

图 5 - 2　α - 磷酸甘油穿梭

2. 苹果酸 - 天冬氨酸穿梭　苹果酸 - 天冬氨酸穿梭主要存在于肝和心肌中。细胞质基质中的 NADH 在苹果酸脱氢酶催化下，使草酰乙酸还原为苹果酸，苹果酸借助内膜上的 α - 酮戊二酸载体进入线粒体，在内膜上的苹果酸脱氢酶的作用下重新生成草酰乙酸和 NADH。NADH 进入 NADH 氧化呼吸链氧化生成水，并同时生成 ATP（图 5 - 3）。

三、ATP 的生成

生物氧化消耗氧，产生 CO_2 和 H_2O，并释放能量。所释放的能量，一部分以热能的形式散发出去，另一部分则以化学能形式储存于高能化合物中。高能化合物中含有高能键，即在水解时释放的能量大于 21 kJ/mol，一般用符号"～"表示，包括磷酸酯键和硫脂键。ATP 是体内最重要的高能化合物，其分子中含有 2 个高能磷酸酯键（～P），是生命活动所需能量的直接来源。

体内能量代谢的重要反应是 ATP 和 ADP 的转换，即 ADP 磷酸化生成 ATP，ATP 水解产生 ADP，同时释放能量供生命活动所需。体内 ATP 的生成方式主要有底物水平磷酸化和氧化磷酸化，其中以氧化磷酸化为主。

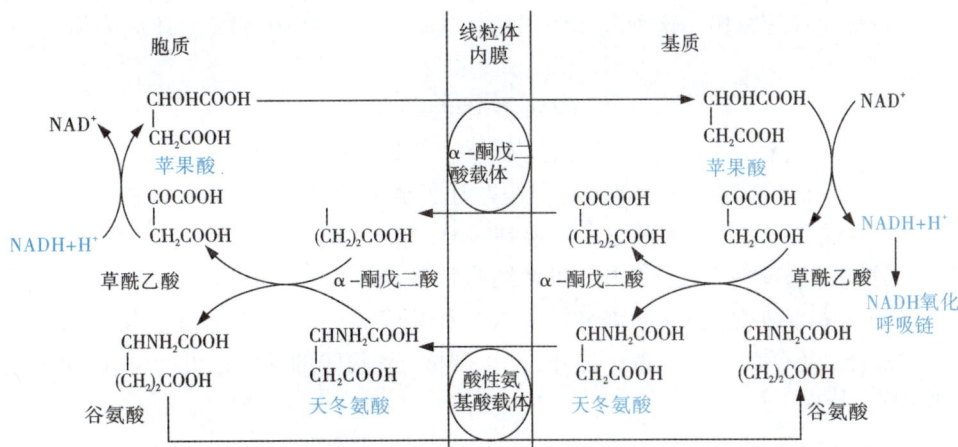

图 5 – 3　苹果酸 – 天冬氨酸穿梭

(一)底物水平磷酸化

指某些代谢物在氧化过程中,因脱氢、脱水等作用而使分子内部的能量重新分布,形成高能键,然后将高能键的能量转移给 ADP 形成 ATP 的过程。例如糖代谢中,3 – 磷酸甘油醛脱氢氧化,生成高能磷酸化合物 1,3 – 二磷酸甘油酸,后者将其高能键的能量转移给 ADP 形成 ATP。反应如下:

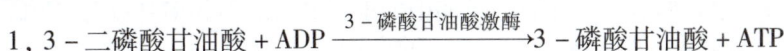

$$1,3-二磷酸甘油酸 + ADP \xrightarrow{3-磷酸甘油酸激酶} 3-磷酸甘油酸 + ATP$$

(二)氧化磷酸化

1. 氧化磷酸化的概念　指在线粒体内,代谢物脱下的 2H 经呼吸链传递给氧生成水的同时逐步释放的能量使 ADP 磷酸化生成 ATP 的过程。

2. 氧化磷酸化的偶联部位　氧化磷酸化的偶联部位即生成 ATP 的部位。可通过测定代谢物经呼吸链氧化的 P/O 比值和计算所释放的自由能来推断氧化磷酸化的偶联部位。

(1)P/O 比值:指物质氧化时每消耗 1 摩尔氧原子所消耗的无机磷的摩尔数,即合成 ATP 的摩尔数。实验证明,代谢物脱下的氢经 NADH 氧化呼吸链氧化,P/O 比值约为 2.5;经琥珀酸氧化呼吸链氧化,P/O 比值约为 1.5。所以在 NADH 氧化呼吸链中有 3 个氧化磷酸化的偶联部位,1 对电子经 NADH 氧化呼吸链氧化时可产生 2.5 分子 ATP;在琥珀酸氧化呼吸链中有 2 个氧化磷酸化的偶联部位,1 对氢经琥珀酸氧化呼吸链氧化时可产生 1.5 分子 ATP。

(2)自由能变化:呼吸链电子传递过程中伴有电位的降落,测定各组分间的电位差值,即可计算出反应释放的自由能($\Delta G^{\circ\prime}$)。当释放的自由能大于生成 1 molATP 所需的能量(30.5 kJ)时,即判断为氧化磷酸化偶联部位。在 NADH 氧化呼吸链中,计算得知从 NAD^+ 到 CoQ、从 CoQ 到 Cytc、从 $Cytaa_3$ 到氧分子对应的自由能变化分别约为 69.5 kJ/mol、36.7 kJ/mol、112 kJ/mol,说明此三处可提供足够能量生成 ATP。

(三)影响氧化磷酸化因素

1. ADP 的调节　氧化磷酸化的反应速度主要受 ADP 的调节。当机体利用 ATP 增多时,

ADP 浓度增高，转运入线粒体后使氧化磷酸化速度加快；反之，ADP 浓度降低或 ATP 消耗减少时，氧化磷酸化速度减慢。这种调节作用使氧化磷酸化产生的 ATP 量适应人体生理需求，防止能源浪费。

$$ATP \rightleftharpoons ADP + \sim P$$

2.抑制剂　抑制剂分为呼吸链抑制剂、解偶联剂和氧化磷酸化抑制剂。

(1)呼吸链抑制剂：这类抑制剂能特异阻断呼吸链中某些部位的电子传递。例如鱼藤酮、粉蝶霉素 A、异戊巴比妥等可阻断电子传递到 CoQ；CO、CN^-、H_2S 等可阻断电子由 $Cytaa_3$ 到氧的传递。这些抑制剂均为毒性物质，可使细胞呼吸停止，中止细胞生命活动，引起机体迅速死亡。城市火灾事故中，由于装修材料中的 N 和 C 经高温可形成氢氰酸(HCN)，因此除易造成 CO 中毒外，还存在 CN^- 中毒。另外，杏、樱桃、杨梅等的核仁也可产生氢氰酸，服食过量可发生中毒。

案例分析 5-1

患者，女，25 岁，被朋友发现晕倒在出租房的浴室内。室内门窗紧闭，使用的是禁止销售的直排式燃气热水器，且安装在密闭的浴室内。入院后检查，患者皮肤、口唇黏膜呈樱桃红色，呼吸及心率加快，四肢张力增强，意识障碍。根据 CO 接触史和中枢神经损害的体征，以及血中 HbCO 含量升高，确诊为 CO 中毒。

问题：该女子中毒的机制是什么？

(2)解偶联剂：解偶联剂不抑制呼吸链中的电子传递，但能破坏线粒体内膜两侧的电化学梯度，使代谢物氧化产生的能量不能用于 ADP 磷酸化，而使氧化与磷酸化解偶联。有些细菌或病毒能产生一种解偶联剂使释放的能量以热能形式散发而导致体温升高。人体棕色脂肪组织的线粒体内膜中存在着一种解偶联蛋白，它可通过氧化磷酸化解偶联释放热能，因此棕色脂肪组织是产热御寒组织，新生儿及冬眠动物体内含量较多。

(3)氧化磷酸化抑制剂：此类抑制剂既可抑制电子传递又能抑制 ADP 磷酸化。如寡霉素可与 ATP 合酶的寡霉素敏感蛋白结合，抑制 ATP 的生成。另一方面，使线粒体内膜外侧的质子累积，抑制电子传递。

3.甲状腺激素的调节　实验证明甲状腺激素可诱导细胞膜上 Na^+，K^+-ATP 酶的生成，加快 ATP 水解，使 ADP 进入线粒体数量增加，导致氧化磷酸化加速，促进物质氧化分解，引起耗氧量和产热量均增加。甲状腺激素(T_3)还可使解偶联蛋白基因表达增强，使氧化磷酸化解偶联。因此甲状腺功能亢进患者常出现基础代谢率高、怕热、易出汗等症状。

4.线粒体 DNA 突变　线粒体 DNA(mtDNA)可表达复合体中部分亚基以及线粒体内的 tRNA 和 rRNA，mtRNA 突变可影响氧化磷酸化功能，使 ATP 生成减少而致病。例如线粒体脑肌病(mitochondrial encephalomyopathy，ME)。

四、能量的利用和储存

生物体不直接利用营养物质的化学能，而需要使之转移成细胞可利用的能量形式。体内能量的释放、储存和利用多数都以 ATP 为直接能源。在生理条件下，1 molATP 水解为 ADP 和 Pi 时释放的能量可达 52.3 kJ。

也有某些合成反应以其他高能化合物为直接能源,例如为糖原、磷脂、蛋白质合成提供能量的 UTP、CTP、GTP。但这些化合物不能从物质氧化过程中直接生成,只能在二磷酸核苷激酶的催化下,从 ATP 中获得 ~P。反应如下:

$$ATP + UDP \rightarrow ADP + UTP$$

$$ATP + CDP \rightarrow ADP + CTP$$

$$ATP + GDP \rightarrow ADP + GTP$$

此外,ATP 还可将 ~P 转移给肌酸生成磷酸肌酸(creatine phosphate,CP),作为肌肉和脑组织中能量的一种储存形式。当 ATP 充足时,通过转移 ~P 给肌酸,生成磷酸肌酸;当机体消耗 ATP 过多而导致 ADP 增多时,磷酸肌酸将 ~P 转移给 ADP 生成 ATP,为机体各生命活动直接利用(图 5-4)。例如,ATP 可为各种代谢物的合成反应、主动跨膜运动、肌肉收缩、信号转导等生命活动提供能量。人体内 ATP 的含量不多,但每天 ADP/ATP 间相互转化的量却十分可观。

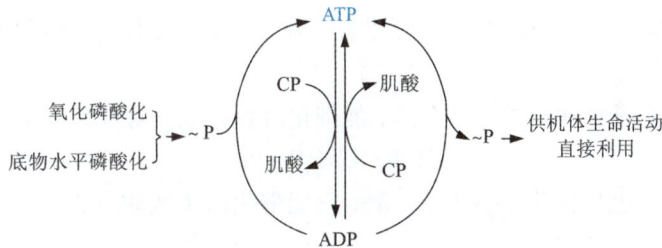

图 5-4 ATP 的生成、储存和利用

第三节 其他氧化体系

一、微粒体氧化体系

微粒体氧化体系存在于细胞的光滑内质网上。根据催化底物氧化反应情况不同,可分为两种类型。

(一)加单氧酶系

加单氧酶系是由 NADPH - 细胞色素 P-450 还原酶、细胞色素 P-450、FAD 等组成的一种复杂酶系。加单氧酶使氧分子中的 1 个氧原子加到底物分子上使其羟化,另 1 个氧原子与 NADPH + H^+ 上的 2 个质子结合生成水。因其催化作用具有双重功能,又称为混合功能氧化酶;又因其催化底物发生羟化反应,也称为羟化酶。反应如下:

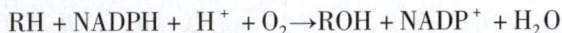

$$RH + NADPH + H^+ + O_2 \rightarrow ROH + NADP^+ + H_2O$$

加单氧酶系参与体内正常的物质代谢,如维生素 D_3 的羟化、胆汁酸和胆色素的形成等反应都与其有关;还参与某些毒物(如苯胺)和药物(如吗啡)的解毒转化和代谢清除反应。

(二)加双氧酶系

加双氧酶系又称转化酶,其催化 2 个氧原子加到底物分子特定的双键上。反应如下:

$$R + O_2 \rightarrow RO_2$$

此类酶含铁,如存在于肝匀浆上清液中的尿黑酸双加氧酶和3 - 羟 - 2 - 氨基苯甲酸双加氧酶以及肝脏中利用血红素的 L - 色氨酸双加氧酶(色氨酸吡咯酶)都属于此类酶。

二、过氧化物酶体氧化体系

过氧化物酶体含有过氧化氢酶、过氧化物酶及谷胱甘肽过氧化物酶等,是细胞内过氧化氢代谢的场所。

(一)过氧化氢

体内的 L - 氨基酸、黄嘌呤等物质脱氢氧化均可产生过氧化氢。适量的过氧化氢对机体有利,如可氧化杀死粒细胞和巨噬细胞吞噬进来的有害细菌;在甲状腺中参与碘化反应,使酪氨酸碘化生成甲状腺激素。当过氧化氢在体内含量过多时,就会对身体造成危害,主要表现在使含巯基的酶或蛋白质氧化失活;氧化生物膜中的不饱和脂肪酸形成过氧化脂质,损伤膜功能并积累成脂褐色素颗粒。

(二)过氧化氢的处理和利用

在过氧化物酶体中存在着能分解过氧化氢的酶类,可将过氧化氢转化为对机体无害的物质重新利用起来。

1. 过氧化氢酶 是含铁卟啉的结合酶,能催化过氧化氢分解成氧和水。反应如下:

$$2H_2O_2 \rightarrow 2H_2O + O_2$$

2. 过氧化物酶 也是含铁卟啉的结合酶,它能催化酚类或胺类物质脱氢,并使脱下的氢与 H_2O_2 反应生成水。反应如下:

$$R + H_2O_2 \rightarrow RO + H_2O$$
$$RH_2 + H_2O_2 \rightarrow R + 2H_2O$$

临床上检查粪便及消化液等有无隐血时,就是利用血液白细胞中含有过氧化物酶,可将联苯胺氧化成蓝色化合物。

3. 谷胱甘肽过氧化物酶 是含硒的结合酶,在许多组织细胞中,特别是红细胞中存在,可催化还原型谷胱甘肽(G - SH)与过氧化氢反应生成水和氧化型谷胱甘肽(GS - SG),从而保护膜脂和红细胞,维持它们的正常功能。反应如下:

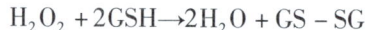

$$H_2O_2 + 2GSH \rightarrow 2H_2O + GS - SG$$

氧化型的谷胱甘肽经谷胱甘肽还原酶催化,由 $NADPH + H^+$ 作为供氢体,可再转变成还原型谷胱甘肽。

三、超氧化物歧化酶

(一)自由基

代谢过程中产生的超氧阴离子(O_2^-)、羟基自由基(HO·)及其活性衍生物都称为自由基。自由基的化学性质比 H_2O_2 更活泼,若产生量超过机体的清除能力便会对机体造成损伤。自由基可以引起 DNA、蛋白质等生物分子的氧化损伤,改变其功能。线粒体细胞是产生自由基的主要部位,因此线粒体 DNA 容易受到氧化损伤引起突变,从而导致相应疾病。自由基还可使细胞磷脂膜分子中高度不饱和脂肪酸氧化生成过氧化脂质,过氧化脂质的产生与心脑血管疾病、肿瘤、类风湿关节炎、衰老等密切相关。

(二) 超氧化物歧化酶

超氧化物歧化酶(superoxide dismutase，SOD)能催化超氧阴离子与质子发生反应生成氧和过氧化氢，过氧化氢能进一步被相应的酶分解，从而保护机体免受氧自由基的损伤，是人体防御内外环境中超氧离子损伤的重要酶。反应如下：

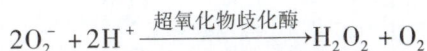

$$2O_2^- + 2H^+ \xrightarrow{\text{超氧化物歧化酶}} H_2O_2 + O_2$$

除了超氧化物歧化酶对自由基的清除外，许多抗氧化剂能对自由基进行清除。如维生素 E、维生素 C、谷胱甘肽等都能以不同的方式参与体内对自由基的清除过程。

重点回顾

1. 糖、脂肪、蛋白质等在生物体内彻底氧化分解生成 CO_2 和 H_2O，并逐步释放能量的过程称为生物氧化。生物氧化还包括微粒体、过氧化酶体等氧化体系，其主要与代谢物、药物或者毒物的生物转化有关，不伴有能量的生成。

2. 体内代谢物经脱氢酶催化，脱下的成对氢原子在线粒体内经酶促连锁反应逐步传递，最终与氧结合生成水，并逐步释放出能量的过程称为氧化呼吸链。线粒体内存在两条氧化呼吸链：NADH 氧化呼吸链和 $FADH_2$(琥珀酸)氧化呼吸链。细胞质基质中生成的 NADH，则需经转运机制才能进入线粒体内氧化。

3. 生物氧化所释放的能量，一部分以热能的形式散发出去，可用于维持体温；另一部分则以化学能形式储存于高能化合物中。ATP 是体内最重要的高能化合物。生物体内能量的生成、转化、储存和利用都以 ATP 为主。氧化磷酸化是体内 ATP 生成的主要方式，并受多种因素影响。

（陈　雷）

第六章　糖代谢

糖是由多羟基醛或多羟基酮以及它们的衍生物或多聚物组成的一类有机化合物。因其化学结构中含 C、H、O 三种元素，故又称为碳水化合物。食物中的糖主要来自植物中的淀粉。人体内的糖主要是葡萄糖和糖原。葡萄糖(glucose, G)是糖在体内的运输和利用形式，在机体糖代谢中占据主要地位；糖原(glycogen)是葡萄糖的多聚体，包括肝糖原、肌糖原等，是糖在体内的储存形式。

第一节　概述

一、糖的生理功能

1. 糖的主要生理功能是作为机体的主要能源物氧化供能。1g 葡萄糖在体内完全氧化成 CO_2 和 H_2O，可释放 16.7 kJ 的能量。人体每日所需的能量大约 60% 是由糖氧化供给的。

2. 糖作为结构物参与机体的结构。例如，糖与蛋白质结合形成的糖蛋白和蛋白聚糖是构成结缔组织的成分；与脂类结合形成的糖脂是构成神经组织和细胞膜的成分；核糖、脱氧核糖则分别是 DNA 和 RNA 的组成成分。

3. 糖为其他含碳化合物(脂肪酸、氨基酸和核苷)的合成提供碳源。

4. 糖还参与构成体内某些具有重要生理功能的物质。某些激素、酶、免疫球蛋白、血型物质、血浆蛋白等中都含有糖。

二、糖在体内的消化吸收

食物中的糖主要是淀粉。唾液和胰液中的 α - 淀粉酶水解淀粉分子中的 α - 1, 4 - 糖苷键。糖的消化从口腔开始，但主要在小肠中进行。淀粉先后在胰 α - 淀粉酶、α - 糊精酶和麦芽糖酶等作用下，被完全水解成葡萄糖。肠黏膜细胞中还存在乳糖酶和蔗糖酶，食物中的乳糖和蔗糖则分别被这两种酶水解，生成葡萄糖、半乳糖和果糖。

糖被消化成单糖后在小肠上段被吸收。小肠黏膜对糖的吸收是依赖小肠黏膜细胞上的载体转运、主动耗能需 Na^+ 的过程。吸收入小肠黏膜细胞内的单糖，通过扩散作用经细胞间液汇入门静脉，进入肝。

三、糖在体内的代谢概况

糖代谢主要是指葡萄糖在体内的一系列复杂的化学变化。在不同的生理条件下，葡萄糖在组织细胞内代谢的途径有所不同。供氧充足时，葡萄糖能彻底氧化生成 CO_2、H_2O 并释放较多能量；缺氧时，葡萄糖不彻底分解生成乳酸而释放出较少能量；在一些代谢旺盛的组织，葡萄糖可通过磷酸戊糖途径进行代谢。体内血糖充足时，肝、肌肉等组织可把葡萄糖合成糖原储存；

反之则进行糖原分解。同时,有些非糖物质如乳酸、丙酮酸、生糖氨基酸、甘油等可经糖异生作用转变成葡萄糖;葡萄糖也可转变成其他非糖物质。糖在体内代谢概况总结如图6-1。

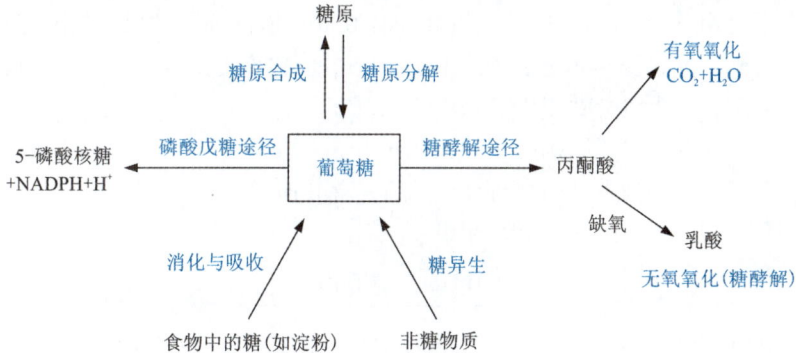

图6-1 糖在体内代谢概况

知识链接

果糖与人体健康

果糖是葡萄糖的同分异构体,是最甜的天然甜味剂。果糖大量存在于水果和蜂蜜中。随着生活水平的提高以及西方化饮食习惯对国民的影响,含果糖的饮料如可乐、雪碧、果汁的摄入量逐年增加,导致果糖的摄入量不断增加。研究表明,果糖的过量摄入与代谢综合征患病率增高密切相关。果糖摄入过量可引起代谢综合征的表现如血脂异常、脂肪肝、肥胖、胰岛素抵抗、血压升高、高尿酸血症。代谢综合征是指以胰岛素抵抗为病因,表现为中心性肥胖、血压、血糖、甘油三酯(TG)升高和(或)高密度脂蛋白胆固醇降低的一组代谢异常,是2型糖尿病和心血管疾病的高危因素。

第二节 糖的分解代谢

糖的分解代谢主要有无氧分解、有氧氧化及磷酸戊糖途径。

一、糖的无氧分解

糖的无氧分解是指葡萄糖或糖原在无氧或缺氧条件下,不彻底分解生成乳酸、释放出少量能量、形成少量 ATP 的过程,亦称无氧氧化。这一过程与酵母菌使糖生醇发酵相似,故又称为糖酵解(缩写为 EMP)。糖酵解在部分组织细胞的胞液中进行,尤以红细胞和肌组织中活跃。

(一)糖酵解的反应过程

糖酵解在细胞质基质中进行,反应过程可分为两个阶段:第一阶段是葡萄糖(或糖原)分解生成丙酮酸,称为糖酵解途径;第二阶段是丙酮酸还原生成乳酸。

1. 糖酵解途径

(1)葡萄糖磷酸化生成6-磷酸葡萄糖(葡萄糖-6-磷酸)

$$葡萄糖 \xrightarrow[\substack{ATP \quad\quad ADP \\ Mg^{2+}}]{\text{己糖激酶}} 6\text{-磷酸葡萄糖}$$

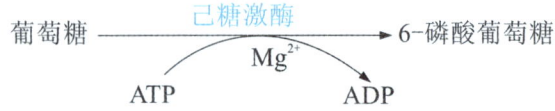

此反应为不可逆反应，消耗 ATP。己糖激酶（在肝细胞内催化此反应的酶是葡萄糖激酶）是糖酵解的关键酶。所谓关键酶是指在代谢途径中，催化不可逆反应步骤、起着控制代谢通路的阀门作用的酶，其活性受到变构剂和激素的调节。

糖原进行糖酵解时，非还原端的葡萄糖单位先进行磷酸解生成 1 - 磷酸葡萄糖（葡萄糖 - 1 - 磷酸），再经磷酸葡萄糖变位酶催化生成 6 - 磷酸葡萄糖，不消耗 ATP。

（2）6 - 磷酸葡萄糖异构为 6 - 磷酸果糖。

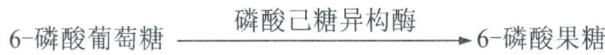

$$6\text{-磷酸葡萄糖} \xrightarrow{\text{磷酸己糖异构酶}} 6\text{-磷酸果糖}$$

（3）6 - 磷酸果糖磷酸化生成 1,6 - 二磷酸果糖（果糖 - 1,6 - 二磷酸）。

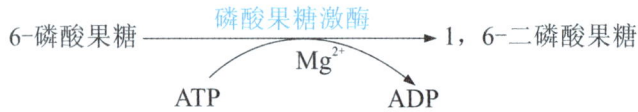

$$6\text{-磷酸果糖} \xrightarrow[\substack{ATP \quad\quad ADP \\ Mg^{2+}}]{\text{磷酸果糖激酶}} 1,6\text{-二磷酸果糖}$$

此反应为不可逆反应，消耗 ATP。磷酸果糖激酶是关键酶。

（4）1,6 - 二磷酸果糖裂解生成 2 分子的磷酸丙糖：含 6 个碳的 1,6 - 二磷酸果糖经醛缩酶催化裂解生成 2 分子的含 3 个碳的磷酸丙糖即 1 分子磷酸二羟丙酮和 1 分子 3 - 磷酸甘油醛。二者为同分异构体，在异构酶的催化下可互相转变。

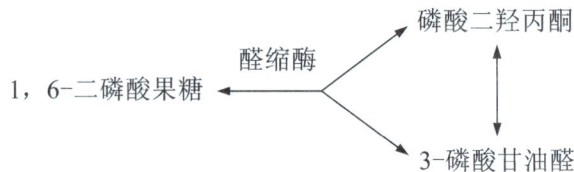

$$1,6\text{-二磷酸果糖} \xleftarrow{\text{醛缩酶}} \begin{array}{c} 磷酸二羟丙酮 \\ \updownarrow \\ 3\text{-磷酸甘油醛} \end{array}$$

（5）3 - 磷酸甘油醛氧化生成 1,3 - 二磷酸甘油酸：在 3 - 磷酸甘油醛脱氢酶的催化下，3 - 磷酸甘油醛脱氢并磷酸化生成含有一个高能磷酸键的 1,3 - 二磷酸甘油酸。本反应脱下的氢交给 NAD^+ 生成 $NADH + H^+$。本反应是糖酵解化学过程中唯一的氧化反应（脱氢反应）。

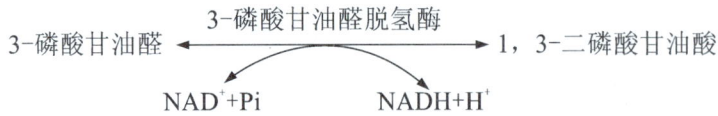

$$3\text{-磷酸甘油醛} \xleftrightarrow[\substack{NAD^++Pi \quad\quad NADH+H^+}]{\text{3-磷酸甘油醛脱氢酶}} 1,3\text{-二磷酸甘油酸}$$

（6）1,3 - 二磷酸甘油酸转变成 3 - 磷酸甘油酸：1,3 - 二磷酸甘油酸的 1 号碳上的高能磷酸键在磷酸甘油酸激酶催化下转移给 ADP 生成 ATP，自身变为 3 - 磷酸甘油酸。这种由底物分子中的高能磷酸键直接转移给 ADP 而生成 ATP 的方式，称为底物水平磷酸化。

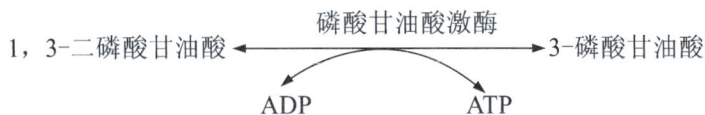

$$1,3\text{-二磷酸甘油酸} \xleftrightarrow[\substack{ADP \quad\quad ATP}]{\text{磷酸甘油酸激酶}} 3\text{-磷酸甘油酸}$$

（7）3 - 磷酸甘油酸转变为 2 - 磷酸甘油酸。

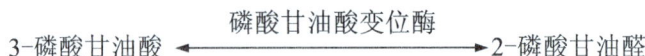

$$3\text{-磷酸甘油酸} \xleftrightarrow{\text{磷酸甘油酸变位酶}} 2\text{-磷酸甘油醛}$$

（8）2-磷酸甘油酸脱水生成磷酸烯醇式丙酮酸：2-磷酸甘油酸经烯醇化酶的催化进行脱水的同时，分子中的能量重新分配，生成含有高能磷酸键的磷酸烯醇式丙酮酸（字母缩写PEP）。

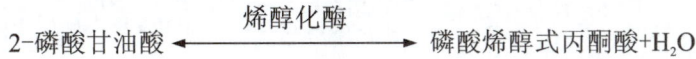

$$\text{2-磷酸甘油酸} \xrightleftharpoons{\text{烯醇化酶}} \text{磷酸烯醇式丙酮酸} + H_2O$$

（9）丙酮酸的生成　在丙酮酸激酶催化下，磷酸烯醇式丙酮酸上的高能磷酸键转移给ADP生成ATP和丙酮酸。这是糖酵解过程中的第二次底物水平磷酸化。此反应不可逆，丙酮酸激酶是关键酶。

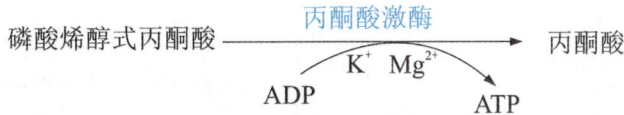

$$\text{磷酸烯醇式丙酮酸} \xrightarrow[\substack{ADP \quad\quad ATP}]{\substack{\text{丙酮酸激酶}\\ K^+ \quad Mg^{2+}}} \text{丙酮酸}$$

2. 丙酮酸还原生成乳酸　机体缺氧时，在乳酸脱氢酶（LDH）催化下，由前述糖酵解途径第5步反应中3-磷酸甘油醛脱氢生成的 $NADH + H^+$ 作为供氢体，将丙酮酸还原生成乳酸。

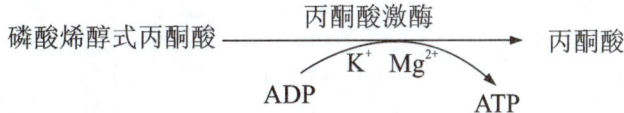

$$\text{磷酸烯醇式丙酮酸} \xrightarrow[\substack{ADP \quad\quad ATP}]{\substack{\text{丙酮酸激酶}\\ K^+ \quad Mg^{2+}}} \text{丙酮酸}$$

在整个糖酵解的10步酶促反应中，生理条件下有三步是不可逆的，催化这三步反应的酶——己糖激酶、磷酸果糖激酶、丙酮酸激酶是整个糖酵解过程的关键酶，调节这三个酶的活性可以影响糖酵解的速度。糖酵解的全部反应过程见图6-2。

（二）糖酵解的生理意义

1分子葡萄糖经糖酵解净生成2分子ATP；若从糖原开始，每分子葡萄糖单位净生成3分子ATP（表6-1）。糖酵解虽然产生的能量不多，但具有重要的生理意义。

表6-1　糖酵解过程中ATP的生成

反应	生成ATP数
葡萄糖——→6-磷酸葡萄糖	-1
6-磷酸果糖——→1,6-二磷酸果糖	-1
2×1,3-二磷酸甘油酸——→2×3-磷酸甘油酸	2
2×磷酸烯醇式丙酮酸——→2×烯醇式丙酮酸	2
净生成	2

1. 为机体迅速提供能量　这对肌肉组织尤为重要。肌肉组织中的ATP含量甚微，仅为5~7 μmol/g 新鲜组织，肌肉收缩几秒钟就可全部耗尽。此时即使不缺氧，葡萄糖进行有氧氧化的过程比糖酵解长得多，不能及时满足生理需要，而通过糖酵解则可迅速获得ATP。

2. 机体在缺氧情况下的供能方式　机体剧烈运动时，肌肉处于相对缺氧状态而进行糖酵解；某些病理情况下，如严重贫血、大量失血、呼吸障碍、循环衰竭等，因供氧不足而糖酵解加强，使机体在缺氧时获得ATP供应。但糖酵解过度，可导致乳酸堆积而发生乳酸中毒。

3. 机体某些组织在有氧情况下获得能量的方式　在人体，成熟红细胞没有线粒体，其生命活动中所需的能量完全依靠糖酵解供应。少数组织如视网膜、肾髓质、皮肤、睾丸等，即使在有氧条件下，也主要依靠糖酵解供能。

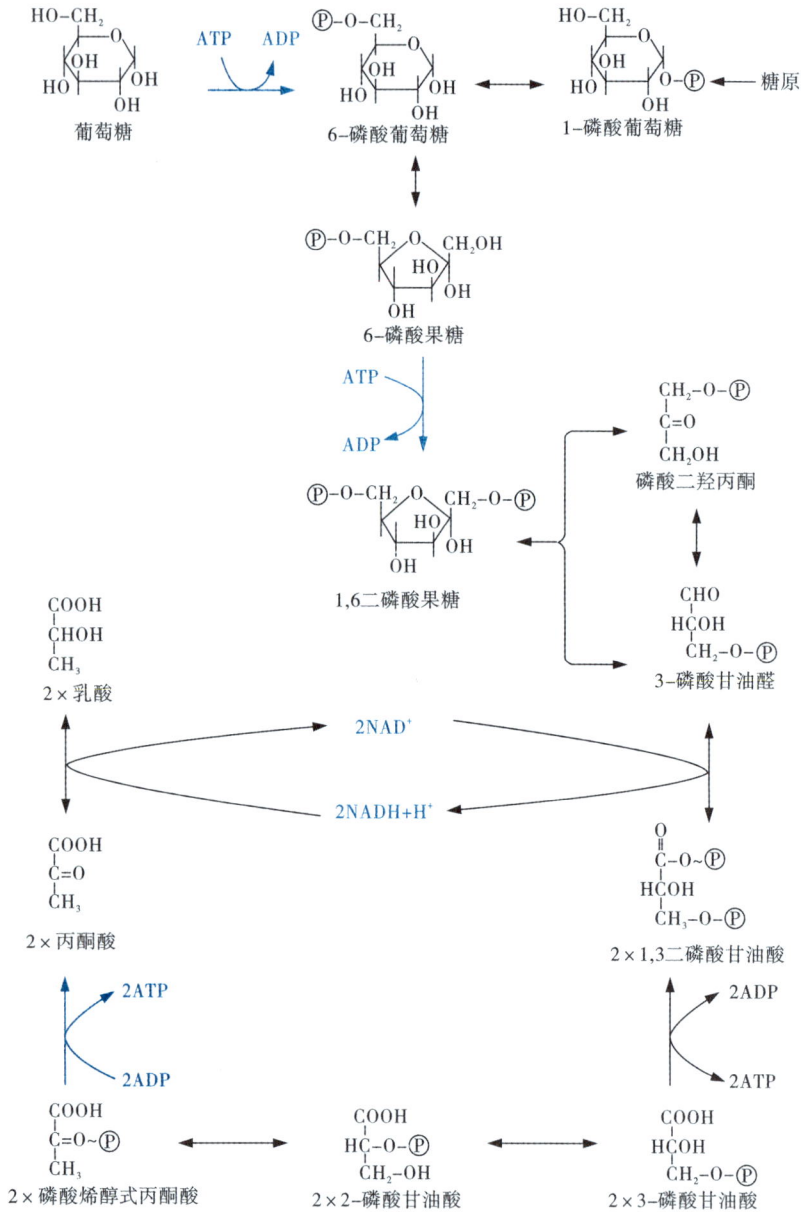

图 6-2 糖酵解的反应过程

知识链接

糖酵解与肿瘤治疗

    肿瘤细胞主要经糖酵解获得能量，即使在氧气供应充足的情况下亦如此。肿瘤细胞对糖酵解有高度的依赖性。肿瘤细胞的恶性程度越高，细胞中糖酵解越旺盛。恶性肿瘤细胞中的高糖酵解有利于恶性肿瘤的生长。因为糖酵解的终产物乳酸转移至细胞外造成微环境酸化，可使肿瘤细胞逃避宿主免疫杀伤并减轻化疗药物损伤，为肿瘤细胞侵袭和转移做好准备。肿瘤细胞中糖酵解活跃是因为细胞中糖酵解酶活性很高。所以研制某些药物抑制糖酵解关键酶的活性从而抑制肿瘤细胞正成为目前鉴定、监测和治疗肿瘤较有前景的新兴技术之一。已有的抑制糖酵解关键酶活性的药物有：3－溴丙酮酸、亚硒酸钠、氯尼达明抑制己糖激酶，壳聚糖、L－半胱氨酸、氟化钠抑制丙酮酸激酶，左旋咪唑抑制6－磷酸果糖激酶。

二、糖的有氧氧化

糖的有氧氧化是指葡萄糖或糖原在有氧条件下，彻底氧化分解生成 CO_2 和 H_2O、释放出大量能量、形成较多 ATP 的过程。也称有氧分解。机体绝大多数组织细胞能进行糖的有氧氧化。有氧氧化是机体获取能量的主要分解方式。

（一）有氧氧化的反应过程

糖的有氧氧化分三个阶段：第一阶段是葡萄糖或糖原在细胞质基质中通过糖酵解途径分解生成丙酮酸；第二阶段是丙酮酸进入线粒体氧化脱羧生成乙酰 CoA；第三阶段是乙酰 CoA 在线粒体中经三羧酸循环彻底氧化生成 CO_2、H_2O 和 ATP。葡萄糖有氧氧化概况见图6－3。

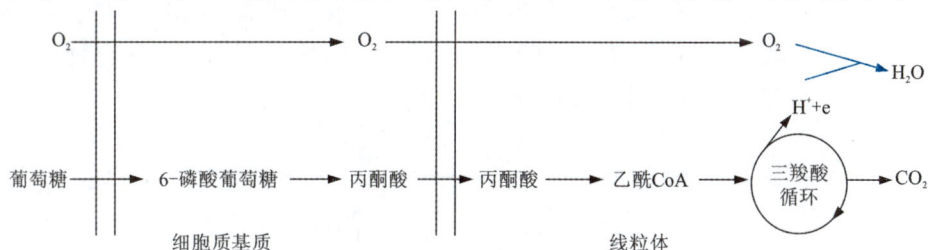

图6－3　葡萄糖有氧氧化概况

1. 丙酮酸的生成　与糖酵解途径相同。反应中生成的 $NADH + H^+$ 不参与丙酮酸还原为乳酸的反应，而是通过一些化学反应（即穿梭）转运进入线粒体经呼吸链氧化生成水并释放出能量、形成 ATP。

2. 乙酰 CoA 的生成　在细胞质基质中生成的丙酮酸进入线粒体，然后在丙酮酸脱氢酶复合体的催化下，进行脱氢（氧化）和脱羧（脱去 CO_2），并与辅酶 A（HSCoA）结合生成乙酰CoA。整个反应是不可逆的。

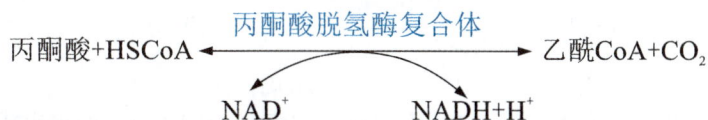

丙酮酸脱氢酶复合体由丙酮酸脱氢酶、二氢硫辛酸乙酰转移酶、二氢硫辛酸脱氢酶3种酶组成；该酶复合体需要多种含 B 族维生素的辅助因子，如 TPP（含维生素 B_1）、HSCoA（含泛酸）、FAD（含维生素 B_2）、NAD^+（含维生素 PP）等。

3. 三羧酸循环　三羧酸循环（tricarboxylic acid cycle，TAC 或 TCA）是指乙酰 CoA 与草酰乙酸缩合生成含有三个羧基的柠檬酸，经过脱氢、脱羧反应又生成草酰乙酸的过程，又称柠檬酸循环。由于最早由 Krebs 提出，也称 Krebs 循环。

（1）柠檬酸的生成：在柠檬酸合酶催化下，乙酰 CoA 与草酰乙酸缩合生成柠檬酸。此反应不可逆。柠檬酸合酶是关键酶。

$$乙酰CoA+草酰乙酸 \xrightarrow{\text{柠檬酸合酶}} 柠檬酸+HSCoA$$

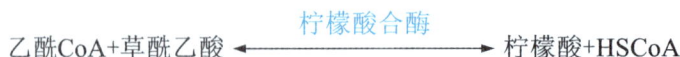

（2）柠檬酸异构生成异柠檬酸：在顺乌头酸酶的催化下，柠檬酸先脱水生成顺乌头酸，再加水异构成异柠檬酸。

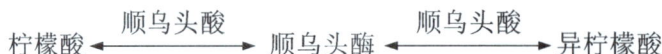

$$柠檬酸 \xleftrightarrow{\text{顺乌头酸酶}} 顺乌头酸 \xleftrightarrow{\text{顺乌头酸酶}} 异柠檬酸$$

（3）异柠檬酸氧化脱羧生成 α-酮戊二酸：在异柠檬酸脱氢酶作用下，异柠檬酸先脱氢再脱羧生成 α-酮戊二酸，NAD^+ 是异柠檬酸脱氢酶的辅酶，它接受脱下的 2H 成为 $NADH+H^+$。此反应不可逆，异柠檬酸脱氢酶是关键酶。

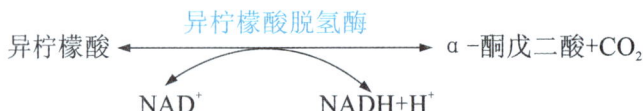

$$异柠檬酸 \xleftrightarrow{\text{异柠檬酸脱氢酶}} α-酮戊二酸+CO_2$$
$$NAD^+ \qquad NADH+H^+$$

（4）α-酮戊二酸氧化脱羧生成琥珀酰 CoA：在 α-酮戊二酸脱氢酶复合体催化下，α-酮戊二酸氧化脱羧生成琥珀酰 CoA，脱下的 2H 由 NAD^+ 接受成为 $NADH+H^+$，氧化产生的能量一部分储存于琥珀酰 CoA 的高能硫酯键中，所以琥珀酰 CoA 为高能化合物。此反应不可逆，α-酮戊二酸脱氢酶复合体是关键酶。

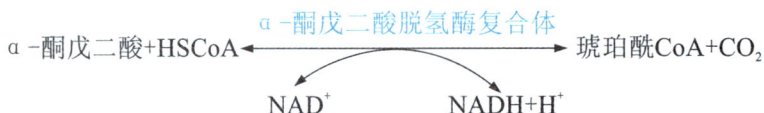

$$α-酮戊二酸+HSCoA \xleftrightarrow{\text{α-酮戊二酸脱氢酶复合体}} 琥珀酰CoA+CO_2$$
$$NAD^+ \qquad NADH+H^+$$

（5）琥珀酰 CoA 转变为琥珀酸：琥珀酰 CoA 在琥珀酸硫激酶（也称琥珀酰 CoA 合成酶）的催化下水解，将分子中高能硫酯键的能量转移给 GDP 形成 GTP，自身转变成琥珀酸。GTP 又将能量转移给 ADP 生成 ATP。这是三羧酸循环中唯一的底物水平磷酸化步骤。

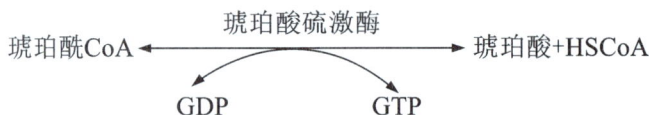

$$琥珀酰CoA \xleftrightarrow{\text{琥珀酸硫激酶}} 琥珀酸+HSCoA$$
$$GDP \qquad GTP$$

（6）琥珀酸脱氢生成延胡索酸：在琥珀酸脱氢酶催化下，琥珀酸脱氢生成延胡索酸。FAD 是琥珀酸脱氢酶的辅基，接受脱下的 2H 生成 $FADH_2$。

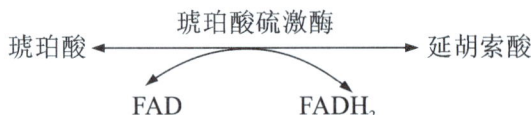

$$琥珀酸 \xleftrightarrow{\text{琥珀酸硫激酶}} 延胡索酸$$
$$FAD \qquad FADH_2$$

（7）延胡索酸水化生成苹果酸：延胡索酸在延胡索酸酶催化下，加水生成苹果酸。

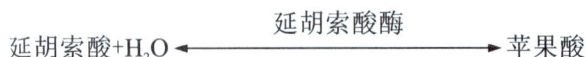

$$延胡索酸+H_2O \xleftrightarrow{\text{延胡索酸酶}} 苹果酸$$

（8）苹果酸脱氢生成草酰乙酸：在苹果酸脱氢酶作用下，苹果酸脱氢生成草酰乙酸。NAD^+ 是苹果酸脱氢酶的辅酶，接受氢成为 $NADH+H^+$。

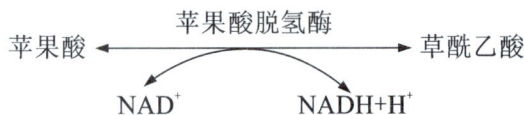

$$苹果酸 \xleftrightarrow{\text{苹果酸脱氢酶}} 草酰乙酸$$
$$NAD^+ \qquad NADH+H^+$$

三羧酸循环是乙酰 CoA 彻底氧化的过程。一分子乙酰 CoA 通过一次三羧酸循环经二次脱羧，生成 2 分子 CO_2，这是机体内 CO_2 的主要来源；四次脱氢，生成 3 分子 $NADH + H^+$、1 分子 $FADH_2$。每分子 $NADH + H^+$ 经呼吸链氧化可产生 2.5 分子 ATP，每分子 $FADH_2$ 经呼吸链氧化可产生 1.5 分子 ATP；一次底物水平磷酸化，生成 1 分子 ATP。故一分子乙酰 CoA 经三羧酸循环彻底氧化生成 10 分子 $ATP(3 \times 2.5 + 1 \times 1.5 + 1 \times 1.5 = 10)$。

三羧酸循环中有三个关键酶——柠檬酸合酶、异柠檬酸脱氢酶、α - 酮戊二酸脱氢酶复合体。上述三个关键酶所催化的反应在生理条件下是不可逆的，所以三羧酸循环是不可逆的。三羧酸循环反应过程图见图 6 - 4。

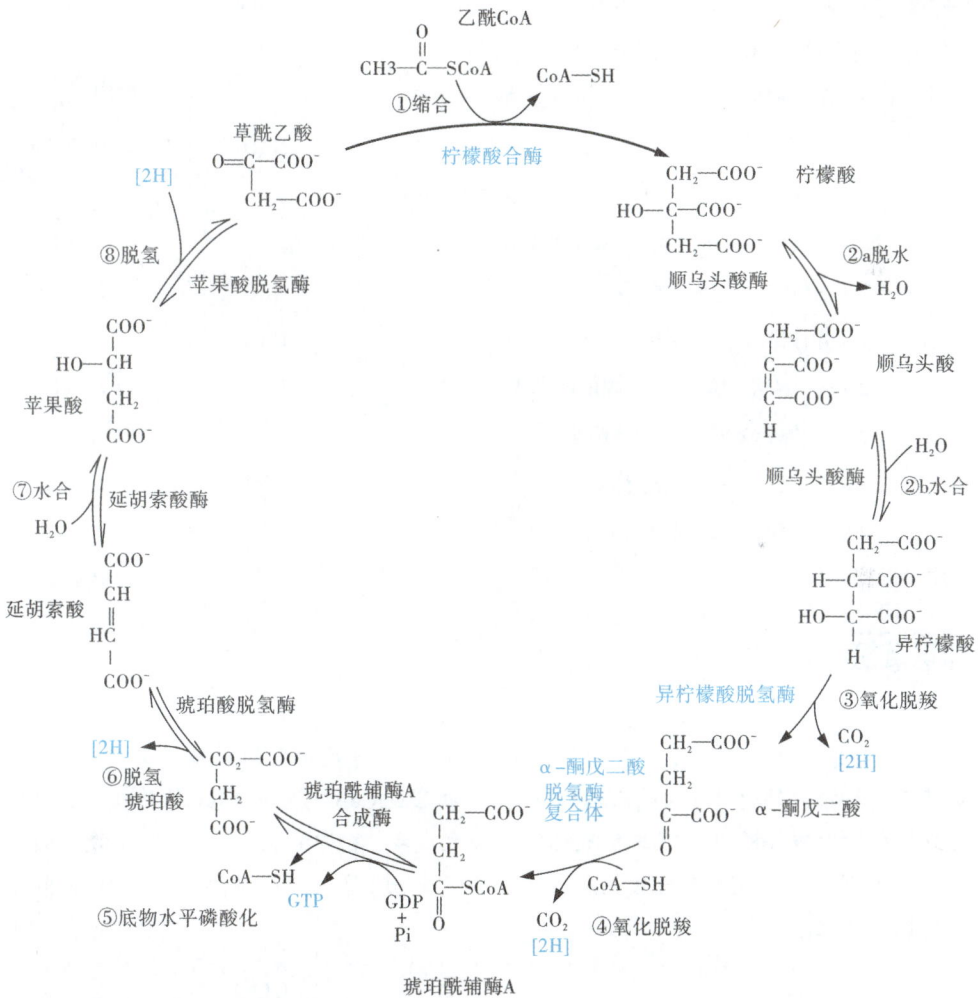

图 6 - 4 三羧酸循环

(二)糖有氧氧化的生理意义

1.有氧氧化是机体供能的主要方式　1 个分子葡萄糖经有氧氧化生成 CO_2 和 H_2O，能净生成 30 或 32 分子 ATP(见表 6 - 2)。

2.三羧酸循环是体内糖、脂肪、蛋白质彻底氧化的共同途径　糖、脂肪、蛋白质经分解代谢后均可生成乙酰 CoA，乙酰 CoA 进入三羧酸循环彻底氧化，最终产物都是 CO_2、H_2O 和

ATP。人体内2/3的有机物通过三羧酸循环被分解。

3.三羧酸循环是糖、脂肪、蛋白质代谢联系的枢纽　如糖代谢的中间产物α-酮戊二酸、丙酮酸及草酰乙酸通过氨基化能生成非必需氨基酸谷氨酸、丙氨酸、天冬氨酸。糖代谢的中间产物乙酰CoA是合成脂肪酸的原料。脂肪代谢的中间产物甘油可异生为糖,脂酸的氧化产物乙酰CoA则可进入三羧酸循环氧化。氨基酸代谢的产物α-酮酸也可异生为糖。

表6-2　有氧氧化过程中生成的ATP

反应阶段	反应	辅酶	生成ATP数
第一阶段	葡萄糖——→6-磷酸葡萄糖		-1
	6-磷酸葡萄糖——→1,6-二磷酸果糖		-1
	2×3-磷酸甘油醛——→2×1,3-二磷酸甘油酸	NAD^+	2×2.5(或2×1.5)
	2×1,3-二磷酸甘油酸——→2×3-磷酸甘油酸		2×1
	2×磷酸烯醇式丙酮酸——→2×丙酮酸		2×1
第二阶段	2×丙酮酸——→2×乙酰CoA	NAD^+	2×2.5
第三阶段	2×异柠檬酸——→2×α-酮戊二酸	NAD^+	2×2.5
	2×α-酮戊二酸——→2×琥珀酰CoA	NAD^+	2×2.5
	2×琥珀酰CoA——→2×琥珀酸		
	2×琥珀酸——→2×延胡索酸	FAD	2×2.5
	2×苹果酸——→2×草酰乙酸	NAD^+	2×2.5
总计			32(或30)

知识链接

2-氟乙酸

2-氟乙酸是一种动物毒素,此毒素被称为"1080";可被用做饵料捕杀老鼠或制造农药。食入该毒素后,它被转化为2-氟乙酰CoA。2-氟乙酰CoA与乙酰CoA结构相似,能参与三羧酸循环,在柠檬酸合酶催化下与草酰乙酸结合生成4-氟柠檬酸。4-氟柠檬酸是顺乌头酸酶的有效抑制剂,从而阻断三羧酸循环,产生毒性作用。2-氟乙酸急性中毒以中枢神经系统和心脏损害为主。

$$FCH_2COO^- \longrightarrow FCH_2COSCoA \longrightarrow HO-\overset{\overset{\displaystyle COO^-}{|}\overset{\displaystyle CHF}{|}}{\underset{\overset{\displaystyle |}{CH_2}}{\underset{|}{C}}}-COO^-$$

氟乙酸　　　　　氟乙酰CoA　　　　4-氟柠檬酸

三、磷酸戊糖途径

此途径由 6 - 磷酸葡萄糖开始。因在代谢过程中有磷酸戊糖的产生，所以称磷酸戊糖途径。主要发生在肝脏、脂肪组织、哺乳期的乳腺、肾上腺皮质、性腺、骨髓和红细胞等代谢旺盛的部位。

(一)反应过程

磷酸戊糖途径在细胞质基质中进行，全过程可分为两个阶段。第一阶段是氧化反应阶段，生成磷酸戊糖；第二阶段是基团转移反应。

1.磷酸戊糖的生成　6 - 磷酸葡萄糖经 2 次脱氢，生成 2 分子 NADPH + H$^+$，一次脱羧反应生成 1 分子 CO_2，自身则转变成 5 - 磷酸核糖。6 - 磷酸葡萄糖酸脱氢酶是此途径的关键酶。

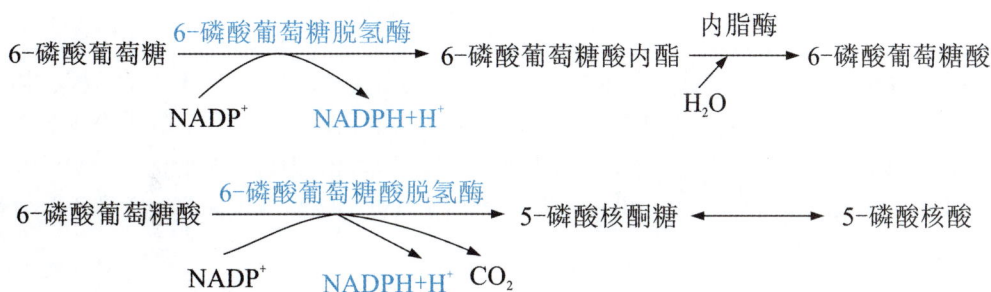

2.基团转移反应　第一阶段生成的 5 - 磷酸核糖是合成核苷酸的原料，部分磷酸核糖通过一系列基团转移反应，转变成 6 - 磷酸果糖和 3 - 磷酸甘油醛。它们可转变为 6 - 磷酸葡萄糖继续进行磷酸戊糖途径，也可以进入糖有氧氧化或糖酵解代谢。总反应过程如图 6 - 5。

(二)生理意义

1.提供 5 - 磷酸核糖　此途径是葡萄糖在体内生成 5 - 磷酸核糖的唯一途径。5 - 磷酸核糖是合成核苷酸的原料，核苷酸是核酸的基本组成单位。所以核酸合成旺盛的组织，如损伤后处于修复和再生的组织该途径非常活跃。

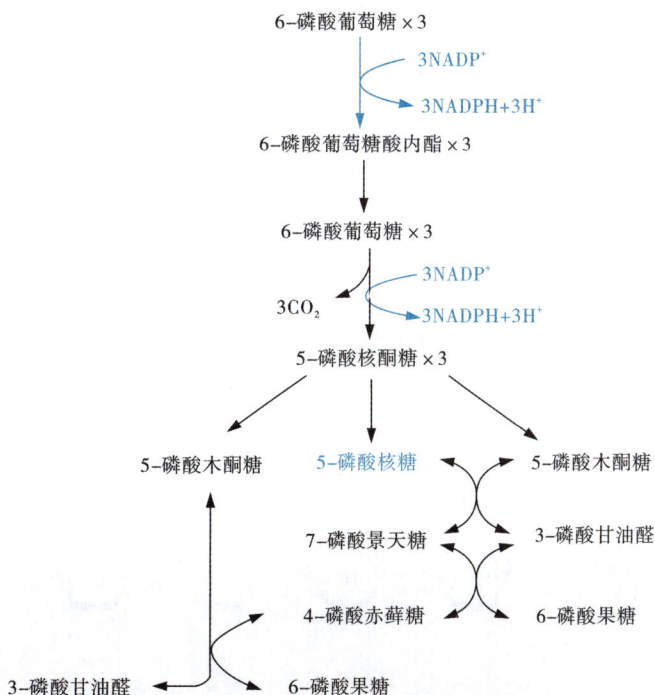

图 6 - 5　磷酸戊糖途径

2.提供 NADPH + H$^+$　　NADPH + H$^+$ 与 NADH + H$^+$ 不同，它携带的氢不是通过呼吸链氧化磷酸化生成 ATP，而是作为供氢体参与代谢反应。

(1)作为供氢体参与脂肪酸、胆固醇和类固醇激素的生物合成。

(2)NADPH + H$^+$ 是谷胱甘肽还原酶的辅酶：对维持还原型谷胱甘肽(GSH)的正常含量有很重要的作用。GSH 是体内重要的抗氧化剂，能保护一些含巯基(- SH)的蛋白质和酶类免受氧化剂的破坏。在红细胞中 GSH 可以保护红细胞膜蛋白的完整性。当还原型谷胱甘肽(GSH)转化为氧化型谷胱甘肽(GSSG)时，则失去抗氧化作用。如 6 - 磷酸葡萄糖脱氢酶缺乏的人，体内生成的 NADPH + H$^+$ 不足，不能使 GSSG 还原成 GSH 型，则红细胞膜易于破裂而发生溶血性贫血。这种患者常在食用蚕豆后发病，故又称蚕豆病。

(3)NADPH + H$^+$ 参与肝脏生物转化反应：与激素、药物、毒物的生物转化作用有关。

第三节　糖原代谢

糖原(图 6 - 6)是以葡萄糖为基本单位聚合而成的带分支的大分子多糖。是糖在体内的储存形式。糖原分子中的葡萄糖主要以 α - 1,4 - 糖苷键相连形成直链，其中分支处以 α - 1,6 - 糖苷键相连(图 6 - 6)。人体内大多数组织都含有糖原，但以肝和肌肉中含量最高。肝糖原约 70 ~ 100g，肌糖原约 250 ~ 400g。肌糖原主要为肌肉收缩提供能量，肝糖原主要维持血糖浓度的相对恒定。

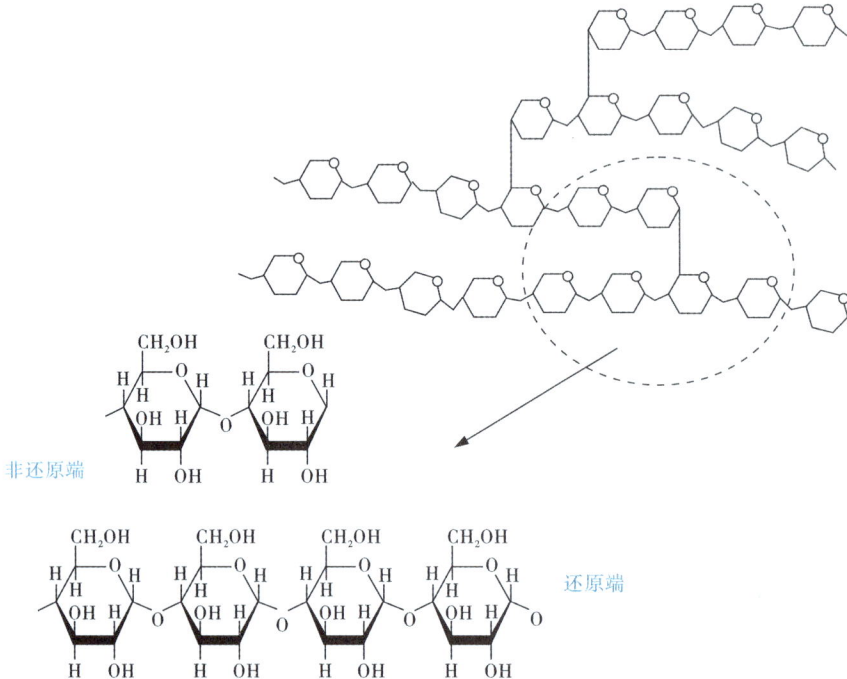

图 6 - 6　糖原的结构

一、糖原的合成

由单糖(主要是葡萄糖，另外还有果糖、半乳糖等)合成糖原的过程称为糖原合成。反应主要在肝细胞及肌细胞中进行,需要消耗 ATP 和 UTP。

(一)糖原合成的反应过程

1. 葡萄糖磷酸化生成 6 - 磷酸葡萄糖

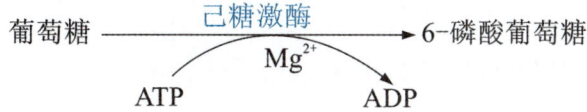

$$葡萄糖 \xrightarrow[\text{ATP} \qquad \text{ADP}]{\underset{Mg^{2+}}{己糖激酶}} 6\text{-磷酸葡萄糖}$$

2. 6 - 磷酸葡萄糖转变为 1 - 磷酸葡萄糖

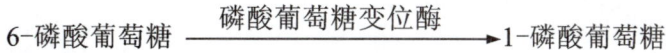

$$6\text{-磷酸葡萄糖} \xrightarrow{\text{磷酸葡萄糖变位酶}} 1\text{-磷酸葡萄糖}$$

3. 1 - 磷酸葡萄糖生成二磷酸尿苷葡萄糖(UDPG) UDPG 可看做"活性葡萄糖",是葡萄糖供体。

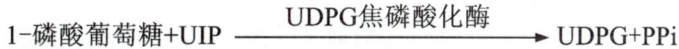

$$1\text{-磷酸葡萄糖}+\text{UIP} \xrightarrow{\text{UDPG焦磷酸化酶}} \text{UDPG}+\text{PPi}$$

4. 合成糖原 游离状态的葡萄糖不能作为 UDPG 中葡萄糖基的受体,因此糖原合成过程中必需有糖原引物存在。糖原引物是细胞内原有的、分子较小的糖原。在糖原合成过程中它是不断变大的。在糖原合酶催化下,UDPG 与糖原引物(葡萄糖受体)反应,将 UDPG 上的葡萄糖基转移到糖原引物上,以 α - 1,4 - 糖苷键相连。

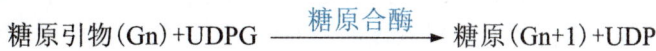

$$糖原引物(Gn)+\text{UDPG} \xrightarrow{\text{糖原合酶}} 糖原(Gn+1)+\text{UDP}$$

上述 4 步反应反复进行,可使糖原的糖链不断延长而形成直链。糖原合酶是糖原合成的关键酶。糖原合成过程是一个耗能的过程,糖链每增加一个葡萄糖基,相当于消耗 2 分子 ATP。

5. 分支的形成 当糖链长度达到 12~18 个葡萄糖基时,分支酶将 6~7 个葡萄糖基组成的一段糖链转移到邻近的糖链上,以 α - 1,6 - 糖苷键相连,从而产生分支。分支酶的作用见图 6 - 7。

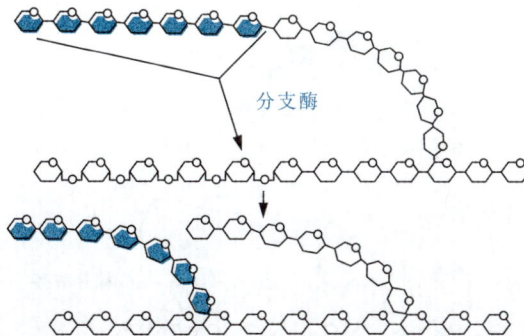

图 6 - 7 分支酶的作用

（二）糖原合成的生理意义

糖原合成是机体储存葡萄糖的形式，即储存能量的一种形式。同时对维持血糖浓度的相对恒定有重要意义，如进食后机体将摄入的糖合成糖原储存起来，以免血糖浓度过度升高。

二、糖原的分解

由糖原分解为葡萄糖的过程，称为糖原的分解。

（一）糖原的分解过程

1.糖原磷酸解为1－磷酸葡萄糖　磷酸化酶是糖原分解的关键酶，催化糖原非还原端的葡萄糖基磷酸化，生成1－磷酸葡萄糖。

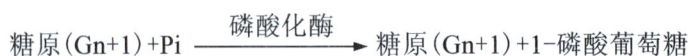

$$糖原（Gn+1）+Pi \xrightarrow{\text{磷酸化酶}} 糖原（Gn+1）+1\text{-磷酸葡萄糖}$$

2.1－磷酸葡萄糖转变为6－磷酸葡萄糖

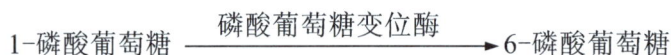

$$1\text{-磷酸葡萄糖} \xrightarrow{\text{磷酸葡萄糖变位酶}} 6\text{-磷酸葡萄糖}$$

3.6－磷酸葡萄糖水解为葡萄糖

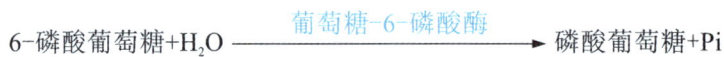

$$6\text{-磷酸葡萄糖}+H_2O \xrightarrow{\text{葡萄糖-6-磷酸酶}} 磷酸葡萄糖+Pi$$

葡萄糖－6－磷酸酶只存在于肝、肾中，肌肉中无此酶。因此只有肝糖原能直接分解为葡萄糖且进入血液补充血糖、维持血糖浓度的相对稳定，而肌糖原分解生成的6－磷酸葡萄糖只能进入糖酵解或有氧氧化为肌肉收缩提供能量。

4.转移和脱支

磷酸化酶只能水解 $\alpha-1,4-$ 糖苷键，当磷酸解进行到离分支处4个葡萄糖基时，由于位阻作用，磷酸化酶不能继续发挥作用，此时需要脱支酶。脱支酶有两个作用：一是转移作用，能将其末端的3个葡萄糖基转移到另一个分支上，以 $\alpha-1,4-$ 糖苷键连接；二是脱支作用，能水解 $\alpha-1,6-$ 糖苷键，把剩下的一个葡萄糖基水解为游离的葡萄糖，从而使糖原脱去分支。脱支酶的作用见图6－8。

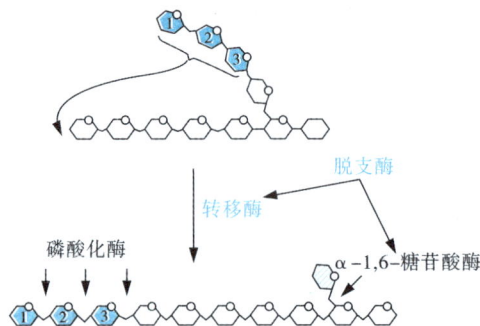

图6－8　脱支酶的作用

（二）糖原分解的生理意义

肝糖原分解能提供葡萄糖，可在不进食期间维持血糖浓度的相对恒定，又可持续满足对脑组织等的能量供应。肌糖原分解为肌肉自身收缩供给能量。

糖原合成与分解过程见图6-9。

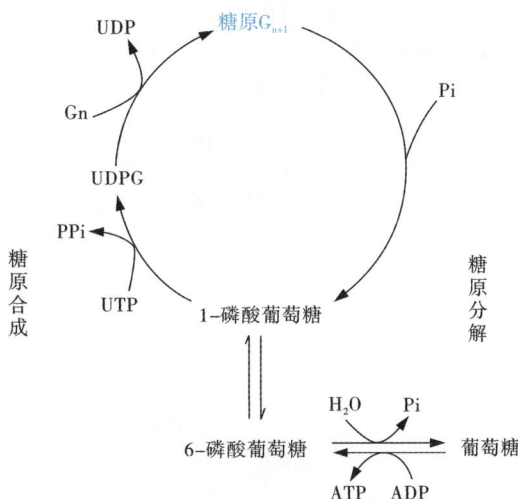

图6-9 糖原的合成与分解

知识链接

糖原累积病

糖原累积病是由于先天性缺乏与糖原代谢有关、特别是糖原分解有关的酶类，引起糖原代谢发生障碍，使组织中正常或异常结构的糖原大量堆积而引起的一类疾病。属于遗传代谢病。由于所缺酶的种类不同、受累器官不同、糖原结构的不同，因而对健康或生命影响程度均不同。例如，葡萄糖-6-磷酸酶缺乏，肝中糖原代谢受阻，引起低血糖、肝肿大，代偿性地造成肝中糖酵解增强导致血中乳酸和丙酮酸的增加，脂肪代谢加强等症状。

第四节 糖异生

由非糖物质转变为葡萄糖或糖原的过程称为糖异生。非糖物质主要有乳酸、丙酮酸、生糖氨基酸、甘油和三羧酸循环的中间物质等。正常情况下肝脏是糖异生的主要器官；肾脏中也可进行糖异生，但糖异生能力只有肝的1/10。长期饥饿时，肾脏糖异生能力大大增强，也成为糖异生的重要器官。

一、糖异生途径

由丙酮酸生成葡萄糖的反应过程称为糖异生途径。糖异生途基本上是糖酵解途径的逆过程，但糖酵解途径中有三步反应是不可逆的(称为"能障")，所以糖异生途径必须通过另外的酶催化，才能绕过"能障"逆行生成葡萄糖或糖原(图6－10)。

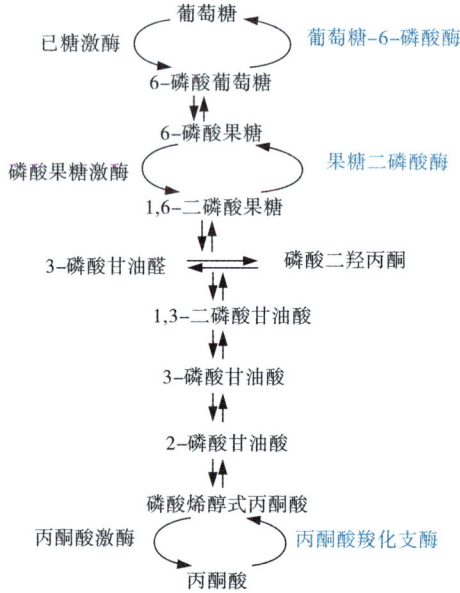

图 6 – 10　糖酵解途径与糖异生途径

(从上往下为糖酵解，从下往上为糖异生途径)

(1)丙酮酸羧化支路

丙酮酸在丙酮酸羧化酶催化下生成草酰乙酸，草酰乙酸在磷酸烯醇式丙酮酸羧激酶催化下，生成磷酸烯醇式丙酮酸。此过程称为丙酮酸羧化支路。

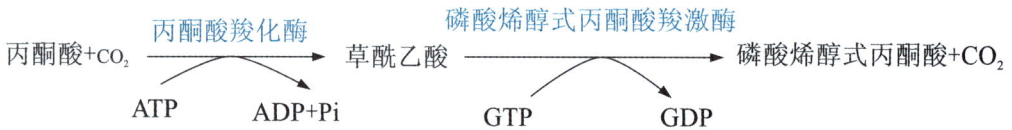

$$
\text{丙酮酸} + CO_2 \xrightarrow[\text{ATP} \quad \text{ADP+Pi}]{\text{丙酮酸羧化酶}} \text{草酰乙酸} \xrightarrow[\text{GTP} \quad \text{GDP}]{\text{磷酸烯醇式丙酮酸羧激酶}} \text{磷酸烯醇式丙酮酸} + CO_2
$$

催化第一步反应的酶是丙酮酸羧化酶，其辅酶是生物素，由 ATP 供能固定 CO_2 至丙酮酸上生成草酰乙酸。由于丙酮酸羧化酶仅存在于线粒体内，故胞液中的丙酮酸必需进入线粒体才能羧化生成草酰乙酸。

催化第二步反应的酶是磷酸烯醇式丙酮酸羧激酶，由 GTP 供能催化草酰乙酸脱羧生成磷酸烯醇式丙酮酸。此酶主要存在于细胞质基质中，故生成的草酰乙酸还需经过一系列反应从线粒体转运至细胞质基质中。克服此"能障"消耗 2 分子 ATP，整个反应不可逆。

(二)1，6 - 二磷酸果糖转变为 6 - 磷酸果糖

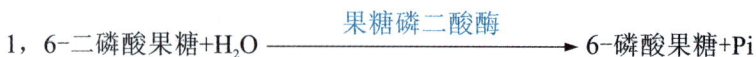

$$
\text{1，6-二磷酸果糖} + H_2O \xrightarrow{\text{果糖磷二酸酶}} \text{6-磷酸果糖} + Pi
$$

(三)6 - 磷酸葡萄糖水解生成葡萄糖

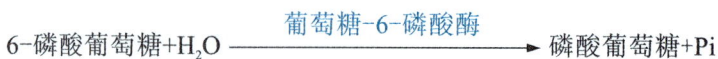

$$
\text{6-磷酸葡萄糖} + H_2O \xrightarrow{\text{葡萄糖-6-磷酸酶}} \text{磷酸葡萄糖} + Pi
$$

上述过程中,丙酮酸羧化酶、磷酸烯醇式丙酮酸羧激酶、果糖二磷酸酶和葡萄糖-6-磷酸酶是糖异生途径的关键酶。

二、糖异生的生理意义

(一)维持空腹和饥饿时血糖浓度的相对恒定

人体储备糖原能力有限,在饥饿时,靠肝糖原分解葡萄糖仅能维持血糖浓度8~12小时,以后主要依赖糖异生维持血糖浓度的恒定,以保证脑组织及红细胞等的能量供应。

(二)有利于乳酸的利用

在剧烈运动时,肌肉糖酵解生成大量乳酸,后者经血液运到肝脏,在肝脏内经糖异生作用合成葡萄糖。肝脏将葡萄糖释放入血,葡萄糖又可被肌肉摄取利用,这样就构成了乳酸循环(图6-11)。乳酸循环将不能直接分解为葡萄糖的肌糖原间接变为血糖,对于回收乳酸分子中的能量,更新肌糖原,防止乳酸酸中毒均有重要作用。

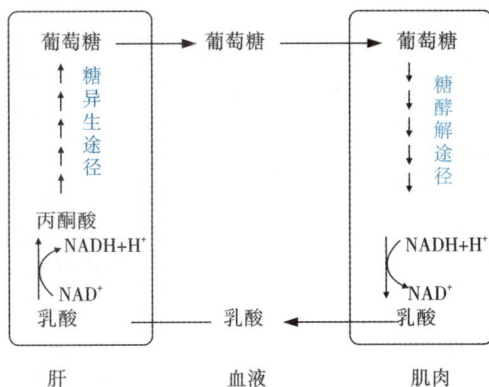

图6-11　乳酸循环

(三)有利于维持酸碱平衡

在长期饥饿的情况下,肾脏的糖异生作用加强,可促进肾小管细胞的泌氨作用,NH_3与原尿中H^+结合成NH_4^+,随尿排出体外,降低原尿中H^+的浓度,加速排H^+保Na^+作用,有利于维持酸碱平衡,对防止酸中毒有重要意义。

第五节　血糖与血糖浓度的调节

血液中的葡萄糖,称为血糖。是体内糖的运输形式。全身各组织细胞均需从血液中获得葡萄糖作为能源物,特别是脑组织、红细胞等,几乎无糖原储存,必须随时由血液供给葡萄糖,若血糖浓度降低,势必影响这些组织的生理功能。正常人空腹血糖浓度为3.89~6.11 mmol/L。一天中血糖浓度稍有变动,餐后稍有升高,但2小时后恢复正常;短时间内不进食血糖仍能维持在正常范围内。血糖浓度的相对稳定对保证组织器官,特别是脑组织的正常生理活动具有重要意义。血糖浓度的相对恒定依赖于体内血糖来源和去路的动态平衡。

一、血糖的来源和去路

(一)血糖的来源

1. 食物中消化吸收的葡萄糖，这是血糖的主要来源。
2. 肝糖原分解产生的葡萄糖，这是空腹时血糖的重要来源。
3. 糖异生，是长时间的空腹或饥饿状态下时血糖的来源。

(二)血糖的去路

1. 氧化分解　葡萄糖在细胞中氧化供能，这是血糖的主要去路。
2. 合成糖原　在肝、肌肉等组织合成糖原储存。
3. 转变成其他糖类及非糖物质，如核糖、脱氧核糖、脂肪、有机酸、非必需氨基酸等。
4. 血糖浓度若高于肾糖阈(8.89~10.00 mmol/L)时，糖可随尿排出(称为尿糖，为非正常去路)。现将血糖的来源与去路总结于图6-12。

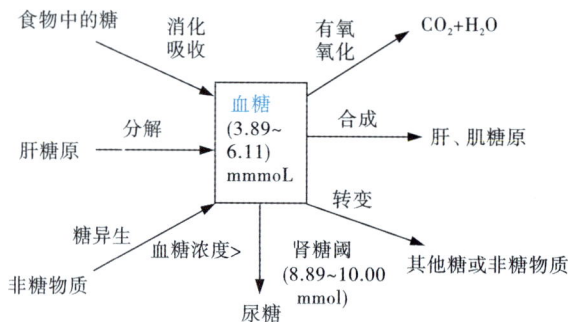

图6-12　血糖的来源与去路

二、血糖浓度的调节

血糖浓度的调节需要体内多种因素的协同作用，主要有：

(一)器官调节

参与血糖浓度调节的器官有肝、肌肉和脂肪，其中肝是最主要的器官。肝主要通过肝糖原合成、分解和糖异生作用来维持血糖浓度的相对恒定。肝脏对血糖浓度的变化极为敏感，进食后血糖浓度升高，肝中糖原的合成加强而糖原分解及糖异生抑制，使血糖仅短时间升高后很快便恢复正常；空腹时肝糖原分解加快；饥饿时肝糖原耗尽，肝脏糖异生加强使非糖物质转变为葡萄糖释放入血，以补充血糖。

(二)激素调节

调节血糖浓度的激素有两大类：降低血糖浓度的激素——胰岛素；升高血糖浓度的激素——胰高血糖素、肾上腺素、糖皮质激素等。两类激素的作用相互对立、互相制约，维持血糖来源与去路的动态平衡。各激素的作用机制见表6-3。

表6-3 激素对血糖水平的调节

激素		生物化学机制
降低血糖的激素	胰岛素	①促进组织细胞摄取葡萄糖 ②促进葡萄糖的氧化分解 ③促进糖原合成,抑制糖原分解 ④抑制糖异生 ⑤促进糖转变成脂肪,抑制脂肪动员
升高血糖的激素	胰高血糖素	①抑制肝糖原合成,促进肝糖原分解 ②抑制糖酵解,促进糖异生 ③激活激素敏感脂肪酶,加速脂肪动员
	糖皮质激素	①抑制组织细胞摄取葡萄糖 ②促进肌肉蛋白质分解,加速糖异生
	肾上腺素	①促进肝糖原和肌糖原分解 ②促进肌糖原酵解. ③促进糖异生

(三)神经调节

交感神经兴奋,肾上腺素分泌增加,血糖升高。迷走神经兴奋,胰岛素分泌增加,血糖降低。

三、血糖浓度异常与常用药物

(一)高血糖

空腹血糖浓度高于6.11 mmol/L 称为高血糖。如果血糖值超过8.89~10.00 mmol/L,超过了肾小管重吸收葡萄糖的能力,尿中就可出现葡萄糖,称为糖尿,这一血糖值称为肾糖阈,即尿中出现糖时血糖的最低浓度。

引起高血糖和糖尿的原因有生理性和病理性两种。

1.生理性高血糖 一次摄入大量的糖或情绪激动使交感神经兴奋,肾上腺素分泌增加,均可引起一过性高血糖甚至糖尿。临床上静脉注射葡萄糖过快,也可使血糖迅速升高并出现糖尿。

2.病理性高血糖 升血糖激素分泌增多或胰岛素分泌减少均可导致高血糖,以致出现糖尿。病理性高血糖及糖尿表现为持续性的高血糖和糖尿,特别是空腹血糖高于正常范围,临床上多见于糖尿病。此外,某些慢性肾炎、肾病综合症等导致肾小管对糖的重吸收能力下降,即肾糖阈下降,也可出现糖尿,称肾性糖尿,但此时血糖及糖耐量均正常。

知识链接

糖耐量与口服葡萄糖糖耐量试验

糖耐量是指人体对摄入的葡萄糖具有很大耐受能力的现象。也就是在一次性食入大量葡萄糖之后,血糖水平不会出现大的波动和持续性升高。

口服葡萄糖糖耐量试验(OGTT)：

是临床上检验人体糖耐量的一种方法，它能够辅助诊断糖代谢紊乱的相关性疾病。方法是：清晨空腹进行，一次服用 75 g 葡萄糖(WHO 推荐)，溶于 250～300 mL 水中，5 分钟内饮完，2 小时后测血糖。其血糖值 <7.8 mmol/L 为正常；≥7.8～<11.1 mmol/L 为糖耐量减低，是正常血糖代谢与糖尿病之间的中间状态；≥11.1 mmol/L 考虑为糖尿病(需另一天再次证实)。

(二)低血糖

空腹血糖浓度低于 3.89 mmol/L 时称为低血糖。脑细胞中含糖原极少，脑组织所需的能量主要来自葡萄糖的氧化。当血糖浓度降低时，就会影响脑功能，出现头晕、倦怠无力、四肢和口周麻木、记忆减退、心悸、手颤、出冷汗等临床症状，严重时会出现昏迷甚至死亡。若发现低血糖患者，应迅速使其口服葡萄糖或其他糖类物质，严重时静脉注射葡萄糖。

出现低血糖的病因有：①胰岛 B 细胞增生或肿瘤，导致胰岛素分泌过多；垂体或肾上腺皮质功能减退导致对抗胰岛素的激素如糖皮质激素等分泌不足。②肝功能严重障碍(如肝癌)。③长期饥饿。④临床治疗时使用胰岛素过量。

(三)糖尿病及常用药物

糖尿病是由于胰岛素绝对或相对不足或胰岛素抵抗所引起的一组糖、脂肪、蛋白质代谢紊乱综合征，以持续性高血糖和糖尿为特征。根据病因可将糖尿病分为 1 型糖尿病、2 型糖尿病、妊娠期糖尿病和其他特殊类型糖尿病。1 型糖尿病主要是患者胰岛 B 细胞破坏，引起胰岛素绝对缺乏所致。2 型糖尿病患者存在胰岛素抵抗和胰岛素分泌缺陷。临床以 2 型糖尿病为多见，约占糖尿病患者的 95%。糖尿病的典型症状为三多一少：多饮、多尿、多食、体重减轻。但很多轻症或 2 型糖尿病患者早期常无明显征状，而是在普查、健康检查或者其他疾病偶然发现，不少患者甚至以各种急性或慢性并发症而就诊。

知识链接

糖尿病的检测及常用治疗药物

糖尿的病检测：1997 年 WHO 提出了新的糖尿病诊断标准：随机(一天中任意时间)血糖 ≥11.1 mmol/L 或者空腹(至少禁食 8 小时)血糖 ≥7.0 mmol/L，或者 OGTT2 小时血糖 ≥11.1 mmol/L。而且上述指标应在另一日重复检测时能被证实。

糖尿病的常用药物：有口服降糖药和胰岛素，它们对不同类型的糖尿病患者有各自的适应症。口服降糖药有磺脲类(如格列本脲、格列吡嗪、格列齐特、格列美脲、格列喹酮等)、双胍类(如苯乙双胍和二甲双胍)、α-葡萄糖苷酶抑制剂(如阿卡波糖)和噻唑烷二酮(亦称格列酮类药物，为胰岛素增敏剂)。

案例分析 6-1

患者，男性，59 岁，已婚。于 4 个月前开始自觉口渴、多饮、多尿，不伴有尿急、尿痛及血尿，并有明显多食，易有饥饿感。当时未重视，也未检查治疗；近 1 个月上述症状明显加重，并出现严重乏力、消瘦(1 个月内体重下降 7 kg)，故前来就诊。

体格检查：体温 36.5℃，脉搏 74 次/分，呼吸 20 次/分，血压 120/80 mmHg。身高170Cm，体重 80 kg，肥胖体型。实验室检查：尿常规：糖(＋)，酮体(－)，蛋白(－)，隐血(－)，空腹血糖 17.0 mmol/L。

问题：初步分析该患者患上了何种疾病？出现口渴、多饮、多尿及体重明显下降的原因是什么？

重点回顾

1.糖的功能：糖是主要能源物及结构物、参与生理活性物组成、还为物质转变提供碳架。

2.糖的分解(氧化)方式：糖的分解方式有无氧分解(无氧氧化、糖酵解)，有氧分解(有氧氧化)、磷酸戊糖途径。有氧分解是主要途径，也是机体获得能量的最主要方式。

3.糖原代谢：肝糖原、肌糖原是重要储能物，糖原的合成与分解在维持血糖浓度的相对稳定、为机体提供能量方面起着非常重要的作用。

4.糖异生：糖异生的器官有肝和肾，主要是肝；糖异生在维持血糖浓度的相对稳定、为机体在饥饿情况下提供能量起着重要的作用。

5.血糖及其调节：血糖是糖的运输形式；机体通过三级调节维持血糖浓度的相对稳定。血糖的三级调节是器官调节、激素调节和神经调节。血糖浓度的相对稳定是糖、脂类和蛋白质代谢相互协调的总结果。

(张乍如)

第七章　脂类代谢

第一节　概述

一、脂类的种类、分布及生理功能

(一)脂类的种类与分布

脂类是脂肪和类脂的总称,是一类较难溶于水而易溶于有机溶剂的化合物。

脂肪又称为甘油三酯(triglyceride,TG)或三酰甘油(triacylglycerol),是一分子甘油和三分子脂肪酸(fatty acid)组成的酯。脂肪主要储存于脂肪组织内,如皮下、腹腔大网膜、肠系膜和一些脏器的外周。一般约占体重的10%~20%,含量常受年龄、营养状况和活动量等的影响而变化,故脂肪称为可变脂。

类脂包括磷脂(phospholipid,PL)、糖脂(glucolipid,GL)、胆固醇(cholesterin,CH)及胆固醇酯(cholesteryl ester,CE)。广泛分布于身体各组织,含量基本稳定,约占体重的5%,又称为固定脂。

(二)脂类的生理功能

1.脂肪的生理功能

(1)储能与供能:脂肪是储存能量和供给能量的重要物质。氧化1克脂肪释放的能量是氧化1克糖或1克蛋白质释放能量的两倍多。脂肪是疏水物质,糖原是亲水胶体,储存1克脂肪所占体积约为1克糖原所占体积的四分之一,故脂肪是优质的储能、供能物质。

(2)维持体温、保护脏器:脂肪组织在体内对器官有支撑和衬垫作用,可缓冲机械冲击。

(3)提供必需脂肪酸:人体所必需、自身不能合成、必须由食物供给的脂肪酸称为必需脂肪酸,如亚油酸、亚麻酸、花生四烯酸等。必需脂肪酸是磷脂的重要组成成分,能降低血脂、防止动脉粥样硬化和血栓形成的作用。必需脂肪酸还是合成前列腺素(prostaglandin,PG)、血栓烷(thrombox-ane,TXA)、白三烯(leukotriene,LT)的原料。必需脂肪酸主要来自于植物油,脂肪动员产生的脂肪酸可含有必需脂肪酸。

(4)促进脂溶性维生素的吸收:脂溶性维生素A、D、E、K只有溶解在脂肪中才能被机体吸收利用,故脂肪参与了脂溶性维生素的吸收利用过程。

2.类脂的生理功能

(1)参与生物膜的构成:类脂和蛋白质是构成细胞膜的基本组成成分。生物膜上的酶活性或膜蛋白的功能均受类脂组成和含量的影响。

(2)合成重要的生理活性物质:胆固醇是机体合成胆汁酸、类固醇激素和维生素D_3的重要前体物。

(3)作为构成血浆脂蛋白的成分,参与脂类的运输等。

二、脂类在体内的消化与吸收

（一）脂类的消化

人的唾液中无消化脂肪的酶，胃液中虽含有少量的脂肪酶，但胃中的酸性环境不适合酶活性的发挥，故脂肪的消化主要在小肠内进行。胆汁中的胆汁酸盐是强乳化剂，在小肠上段能乳化脂类成为细小的脂肪微粒，提高溶解度，使脂肪与胰液中脂肪酶充分接触。胰液中酶包括胰脂肪酶，辅脂酶，胆固醇酯酶和磷脂酶 A_2。胰液中的胰脂肪酶催化脂肪水解为甘油一酯与游离脂肪酸，辅脂酶能加强酶与脂肪的结合而协助反应的进行。胰液和肠液中均含有胆固醇酯酶，在肠道内催化胆固醇酯水解，生成游离胆固醇和脂肪酸。磷脂在磷脂酶 A_2 的作用下水解为溶血磷脂和脂肪酸。这些脂类产物极性明显增强，与胆汁盐乳化成混合微团可被肠黏膜细胞吸收。

（二）脂类的吸收

脂类的吸收主要在十二指肠下段和空肠上段。甘油、短链和中链脂肪酸（≤10C）无需混合微团协助，直接吸收入小肠黏膜细胞后，通过门静脉进入血液。甘油一酯和长链脂肪酸被吸收后先在小肠细胞中重新合成三酰甘油。再与磷脂、胆固醇酯及少量胆固醇、细胞内合成的载脂蛋白构成乳糜微粒，通过淋巴系统最终进入血液，通过血液被其他细胞所利用。食物中的脂类的吸收与糖的吸收不同，脂类大部分不通过肝脏，直接通过淋巴液进入体循环。因此食物中脂类主要被肝外组织利用，肝脏很少利用外源性脂类。

三、脂类代谢概况

脂类进入各组织后，在组织细胞内进行各种代谢。其中脂肪的代谢最为重要。脂肪首先在各种酶的作用下水解成为甘油和脂肪酸，脂肪酸经 β－氧化转变成乙酰 CoA。大部分经 β－氧化产生的乙酰 CoA 在肝外的线粒体中进入三羧酸循环彻底氧化成 CO_2、H_2O 和 ATP；少量的乙酰 CoA 在肝内转变生成酮体，酮体可进入肝外组织加以利用；乙酰 CoA 也可作为胆固醇生成的原料，具体过程见图 7－1。

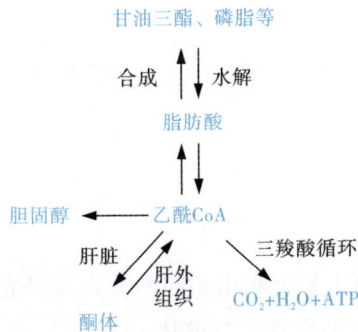

图 7－1　脂类代谢概况

第二节　三酰甘油的代谢

一、三酰甘油的分解代谢

人体利用脂肪供能的第一步是水解脂肪生成甘油和脂肪酸，然后在组织内氧化生成水和CO_2，所放出的化学能别用于完成各种生理功能。

除成熟红细胞外，体内各组织细胞几乎都能氧化三酰甘油及其分解产物。

（一）脂肪动员

储存在脂肪细胞中的脂肪，被脂肪酶逐步水解为游离脂酸和甘油并释放入血液，被其他组织氧化利用的过程称为脂肪动员。

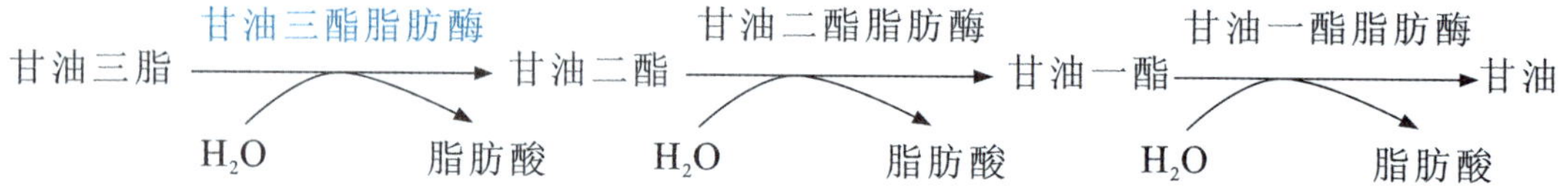

以上三种酶中甘油三酯脂肪酶活性最低，是脂肪动员的限速酶，此酶的活性受激素的影响，故称为激素敏感脂肪酶。在禁食、饥饿或交感神经兴奋时，肾上腺素、去甲肾上腺素、肾上腺皮质激素和胰高血糖素分泌增加，激活此脂肪酶活性，促进脂肪动员。胰岛素降低该酶活性。

（二）甘油的代谢

甘油在甘油激酶的催化下生成α－磷酸甘油，α－磷酸甘油可作为脂肪合成的原料，也可在α－磷酸甘油脱氢酶的催化下转变成磷酸二羟丙酮，磷酸二羟丙酮可进入糖酵解或有氧氧化供能，也可异生成糖。

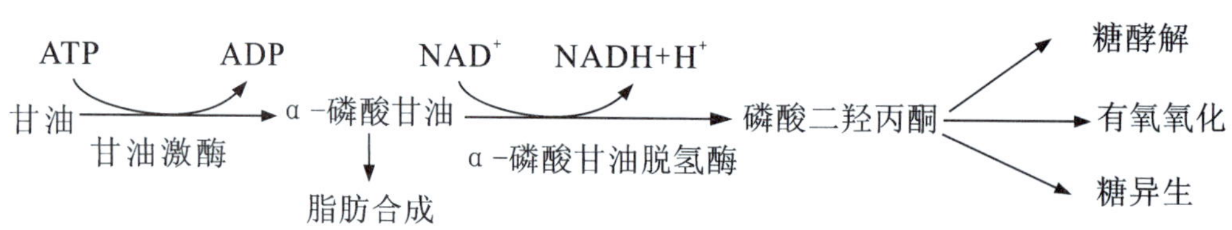

（三）脂肪酸的氧化分解

除成熟红细胞外，体内各组织都能利用脂肪酸。在氧供充足条件下，脂肪酸可分解为乙酰 CoA，乙酰 CoA 经三羧酸循环彻底氧化分解成 CO_2 和 H_2O 并释放出大量能量。脂肪酸的氧化分解可分为四个阶段。

1. 脂肪酸的活化

$$\underset{\text{脂肪酸}}{RCOOH}+HSCoA+ATP \xrightarrow[Mg^{2+}]{\text{脂酰CoA合成酶}} \underset{\text{脂酰CoA}}{RCO\sim SCoA}+AMP+PPi$$

脂肪酸的化学性质比较稳定，在氧化分解前必须活化成脂酰辅酶A（脂酰 CoA）。活化由脂酰辅酶A合成酶催化进行，有 HSCoA 和 Mg 的参与，并需 ATP 供给能量。

2. 脂酰 CoA 进入线粒体　脂酰 CoA 在细胞质基质中生成，而催化脂酰基氧化的酶全部分布在线粒体内，故脂酰 CoA 必须先进入线粒体才能氧化。这一步需要肉毒碱的转运（图 7－2）。肉碱脂酰转移酶Ⅰ是脂酸 β－氧化的限速酶，脂酰 CoA 进入线粒体是脂酸 β－氧化的主要限速步骤，如饥饿、高脂低糖膳食及糖尿病时，体内糖供不足，肉毒碱脂酰转移酶Ⅰ活性增强，脂肪酸氧化增强，机体靠脂肪酸氧化供能。

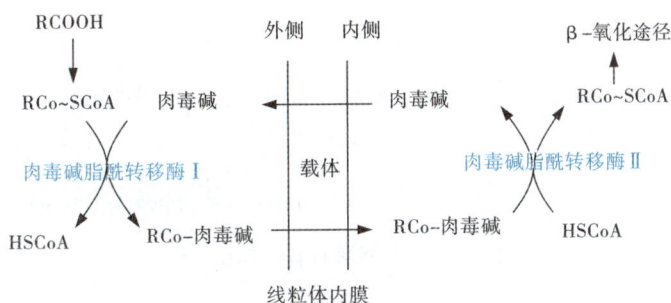

图 7－2　脂酰辅酶A进入线粒体的机制

知识链接

肉毒碱

肉毒碱（carnitine，CN），卡尼汀，又称左旋肉碱，是一种促使脂肪转化为能量的类氨基酸。一般来说，肉毒碱在动物性食品中含量高，在植物性食品中含量低。红色肉类是左旋肉碱的主要来源。

左旋肉碱是脂肪代谢过程中一种必需的辅酶，能促进脂肪酸进入线粒体进行氧化分解。由腹泻、多尿或血液透析引起的肉毒碱过度丢失可引起低糖血症和骨骼肌无力症状。

3. 脂酰酸的 β－氧化　脂酰辅酶A进入线粒体后，依次进行脱氢、加水、再脱氢、硫解四步反应。每经过一次 β－氧化，生成一分子比原来少两个碳原子的脂酰辅酶A和一分子乙酰辅酶A，新生成的脂酰辅酶A又进入 β－氧化过程。偶数碳原子的饱和脂肪酸经过多次 β－氧化后，最终都分解成乙酰辅酶A（图 7－3）。每次 β－氧化生成 1 分子 $FADH_2$ 和 1 分子 $NADH + H^+$，再经呼吸链共生成 4 分子 ATP。

4. 脂肪辅酶A的彻底氧化　在线粒体中的脂酰辅酶A经 β－氧化生成的乙酰辅酶A通过三羧酸循环彻底氧化成 CO_2、H_2O 和 ATP。

脂肪酸 β－氧化是体内脂肪酸分解的主要途径，脂肪酸氧化可以供应机体所需要的大量能量。以软脂酸为例，脂肪酸活化需耗去 2 分子 ATP，1 分子软脂酸含 16 个碳原子，经 7 次 β－氧化生成 7 分子 $NADH + H^+$、7 分子 $FADH_2$、8 分子乙酰辅酶A，故 1 分子软脂酸彻底氧化净生成：$-2 + 7 \times (1.5 + 2.5) + 10 \times 8 = 106$ 分子 ATP。

人体自身合成和摄入的脂肪酸绝大部分为偶数个碳原子的脂肪酸，但在一些植物及海洋

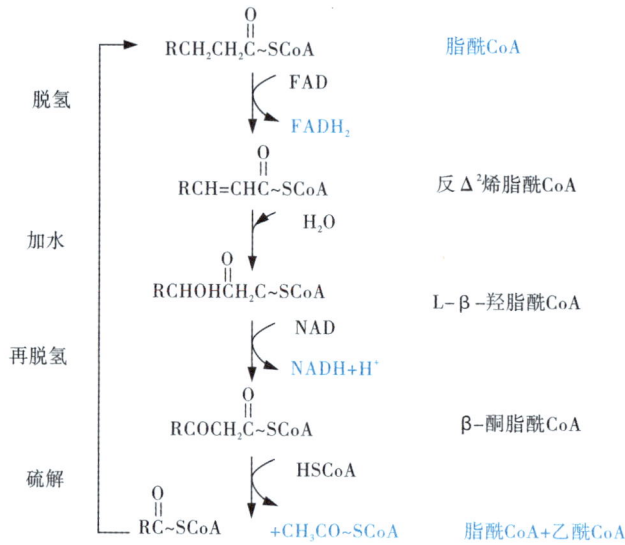

$$
\begin{array}{ll}
\overset{O}{\underset{\parallel}{RCH_2CH_2C{\sim}SCoA}} & 脂酰CoA \\
\quad\searrow FAD \\
\quad\searrow FADH_2 \\
\overset{O}{\underset{\parallel}{RCH{=}CHC{\sim}SCoA}} & 反\,\Delta^2烯脂酰CoA \\
\quad\searrow H_2O \\
\overset{O}{\underset{\parallel}{RCHOHCH_2C{\sim}SCoA}} & L{-}\beta{-}羟脂酰CoA \\
\quad\searrow NAD \\
\quad\searrow NADH{+}H^{\cdot} \\
\overset{O}{\underset{\parallel}{RCOCH_2C{\sim}SCoA}} & \beta{-}酮脂酰CoA \\
\quad\searrow HSCoA \\
\overset{O}{\underset{\parallel}{RC{\sim}SCoA}} {+}CH_3CO{\sim}SCoA & 脂酰CoA{+}乙酰CoA
\end{array}
$$

脱氢　加水　再脱氢　硫解

图 7-3　脂肪酸的 β-氧化过程

生物体内的脂类含一定量的奇数碳原子的脂肪酸。奇数碳原子的脂肪酸经 β-氧化后的产物是乙酰 CoA 和丙酰 CoA。丙酰 CoA 在丙酰 CoA 羧化酶、异构酶、变位酶的作用下生成琥珀酰CoA。琥珀酰 CoA 可进入三羧酸循环。

(四)酮体的生成及利用

脂肪酸在心肌、骨骼肌等肝外组织 β-氧化产生的乙酰辅酶 A 全部进入三羧酸循环彻底氧化 CO_2、H_2O 和 ATP，而在肝脏内生成的乙酰辅酶 A 只有少量直接进入三羧酸循环，大部分在酮体生成酶系的催化下转变成酮体。酮体是脂肪酸在肝内分解氧化时产生的正常中间代谢产物，它包括乙酰乙酸、β-羟丁酸及丙酮三种有机物质。其中 β-羟丁酸含量较多，丙酮含量极微。

酮体在肝中生成，但是肝脏却不能利用酮体，因为肝中缺乏利用酮体的酶系。

1. 酮体的生成

(1)合成部位：肝细胞的线粒体。

(2)合成原料：乙酰 CoA，主要来源于脂肪酸 β-氧化。

(3)合成过程如图 7-4。

2. 酮体的利用　酮体在肝中生成，但肝中缺乏氧化分解酮体的酶系，不能利用酮体，故肝内生酮、肝外用。酮体经血液运输到肝外组织氧化分解。

β-羟丁酸在 β-羟丁酸脱氢酶的作用下转变成乙酰乙酸。心肌、肾脏和脑中有乙酰乙酸硫激酶，催化乙酰乙酸活化成乙酰乙酰 CoA，心肌、骨骼肌和肾脏中有琥珀酰 CoA 转硫酶，此酶也可催化乙酰乙酸活化生成乙酰乙酰 CoA。乙酰乙酰 CoA 在硫解酶作用下，分解成两分子乙酰 CoA，乙酰 CoA 进入三羧酸循环氧化分解(图 7-5)。机体不能氧化丙酮，丙酮可随尿排出。丙酮易挥发，如血中浓度过高时，丙酮还可经肺直接呼出。

总之肝是生成酮体的主要器官，但不能利用酮体，肝外组织不能生成酮体，却可以利用酮体。

脂肪酸

$\downarrow$ β-氧化

$2CH_3CO\sim SCoA$

乙酰乙酰CoA
硫解酶 $\quad\downarrow$ CoASH

$CH_3COCH_2CO\sim SCoA$
乙酰乙酰CoA

HMG-CoA
合成酶 $\quad\downarrow$ ←$CH_3CO\sim SCoA$ ←CoASH

$$\begin{array}{c} CH_3 \\ | \\ HOOC-CH_2-C-CH_2-CO\sim SCoA \\ | \\ CH_3 \end{array}$$

羟基甲基戊二酸单酰CoA
(HMG-CoA)

HMG-CoA裂解酶 $\quad\downarrow$ →$CH_3CO\sim SCoA$

CH_3COCH_2COOH
乙酰乙酸 $\quad\rightarrow CO_2$

β-羟丁酸脱氢酶 $\rightleftharpoons$ →$NADH+H^+$ →NAD^+ $\quad\rightarrow CH_3COCH_3$ 丙酮

$CH_3CHOHCH_2COOH$
β-羟丁酸

酮体

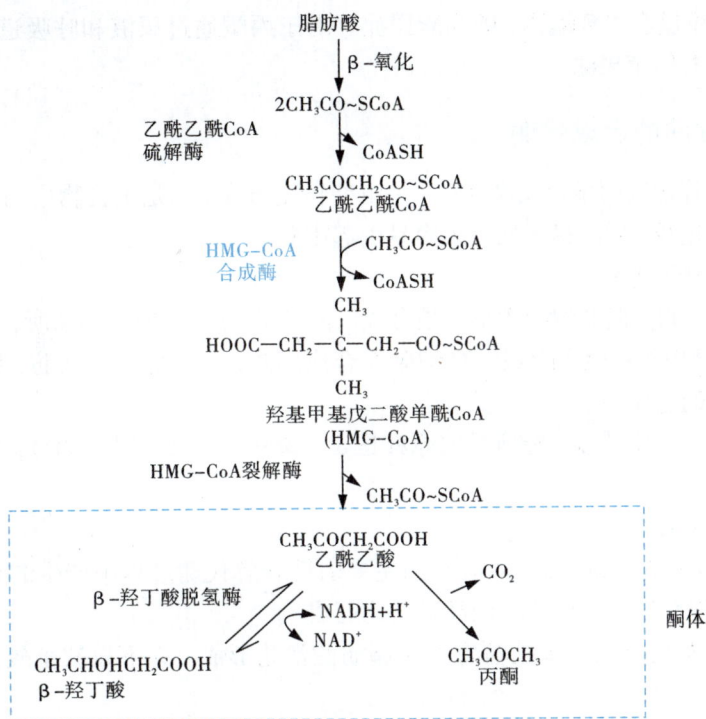

图 7-4　酮体的生成

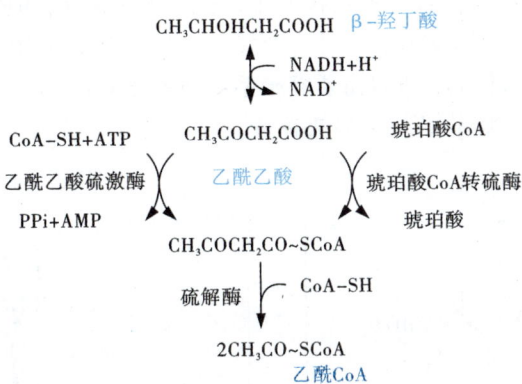

$CH_3CHOHCH_2COOH$ β-羟丁酸

$\uparrow$ →$NADH+H^+$ →NAD^+

$CoA-SH+ATP$ $\quad CH_3COCH_2COOH$ $\quad$ 琥珀酸CoA

乙酰乙酸硫激酶 $\quad$ 乙酰乙酸 $\quad$ 琥珀酸CoA转硫酶

$PPi+AMP$ $\qquad\qquad$ 琥珀酸

$CH_3COCH_2CO\sim SCoA$

硫解酶 $\quad\downarrow$ CoA-SH

$2CH_3CO\sim SCoA$
乙酰CoA

图 7-5　酮体的利用

3. 酮体生成的生理意义　酮体是肝为肝外组织提供的一种能源物质。酮体分子量小、易溶于水、易通过血脑屏障和毛细血管壁，是肌肉、尤其是脑组织的重要能源物。脑组织不能利用脂肪酸，因为脂肪酸不能通过血脑屏障，但能利用酮体。当糖供应不足或糖利用出现障碍时，酮体可以代替葡萄糖成为脑组织和肌肉组织的主要能源物。

在正常情况下，人体血液中酮体含量很少。但在某些情况下，如饥饿、高脂低糖膳食、严重糖尿病等时，脂肪动员加强，脂肪酸转化生成大量酮体，超过肝外组织利用的能力，引起血中酮体升高，称为酮血症。由于酮体中占绝大部分的乙酰乙酸和 β-羟丁酸都是酸性物质，如在体内堆积过多会导致代谢性酸中毒，可致酮症酸中毒。当血中酮体水平超过肾脏重吸收能力时，尿中就会出现酮体，即为酮尿症。由于丙酮通过尿液和呼吸道排出，故患者尿液和呼出的气体有烂苹果味。

二、三酰甘油的合成代谢

人体内三酰甘油有两条合成途径：一是由糖转变而成，二是由食物中的三酰甘油转变而来。前者是主要途径，因此摄入糖过多容易引起肥胖。

(一)合成场所及原料

1.合成场所　肝、脂肪组织、小肠是合成三酰甘油(脂肪)的重要场所，以肝的合成能力最强，乳腺、肾等组织中也可合成。肝细胞能合成脂肪，但不能储存脂肪，脂肪细胞是机体合成及储存脂肪的仓库。

2.合成原料　合成甘油三酯所需的原料是 α - 磷酸甘油及脂酰辅酶 A，主要由葡萄糖分解代谢提供。

(二)合成基本过程

1. α - 磷酸甘油的合成　α - 磷酸甘油主要由糖分解代谢过程中产生的磷酸二羟丙酮还原形成，其次是脂肪动员产生的甘油经磷酸化而成。

2.脂酰辅酶 A 的合成　脂酰辅酶 A 由脂肪酸活化形成。以下以软脂酸为例讲解脂肪酸的合成。

(1)脂肪酸的合成部位：肝、脂肪组织、乳腺、肾等组织的细胞质基质中。

(2)脂肪酸的合成原料：乙酰 CoA、$NADPH + H^+$、ATP、HCO_3^-(CO_2)及 Mn^{2+} 等。

脂肪酸主要由乙酰 CoA 合成，凡是代谢中产生乙酰 CoA 的物质，都是合成脂肪酸的原料。机体多种组织均可合成脂肪酸，肝是主要场所。脂肪酸合成酶系存在于细胞质基质中，但乙酰 CoA 不易透过线粒体膜，所以需要穿梭系统将乙酰 CoA 转运至细胞质基质中，此过程主要通过柠檬酸 - 丙酮酸循环(图 7 - 6)来完成。

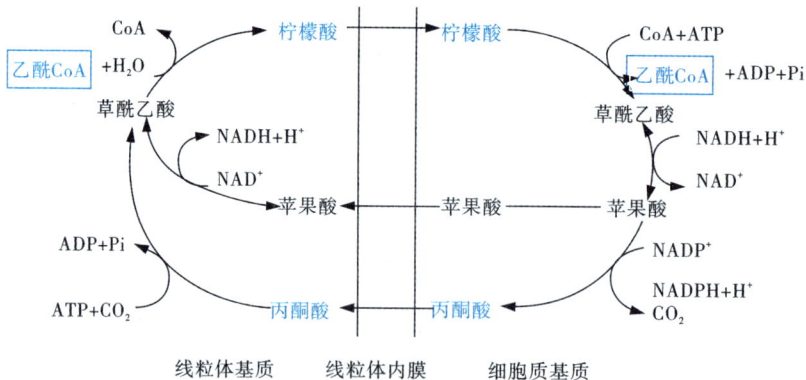

图 7 - 6　柠檬酸 - 丙酮酸循环

脂肪酸的合成还需 ATP、NADPH 等，所需氢全部由 NADPH 提供，NADPH 主要来自磷酸戊糖通路。

(3)脂肪酸的合成过程

1）丙二酸单酰辅酶 A 的生成：乙酰辅酶 A 在乙酰辅酶 A 羧化酶的催化下羧化成丙二酸单酰辅酶 A。

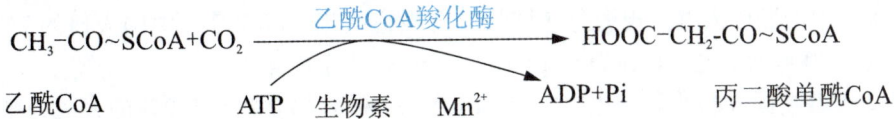

$$CH_3-CO\sim SCoA+CO_2 \xrightarrow[\text{乙酰CoA羧化酶}]{} HOOC-CH_2-CO\sim SCoA$$

乙酰CoA　　　　　ATP　生物素　　Mn^{2+}　　ADP+Pi　　丙二酸单酰CoA

乙酰 CoA 羧化酶是脂肪酸合成的限速酶，存在于胞液中，辅基为生物素。Mn^{2+} 是激活剂，软脂酰 CoA 是其变构抑制剂。

2）软脂酸的合成：软脂酸的合成实际上是一个重复循环的过程，由 1 分子乙酰 CoA 与 7 分子丙二酰 CoA 经缩合、加氢、脱水和再加氢重复进行，每一次循环使碳链延长两个碳，共 7 次重复，最终生成含十六碳的软脂酸。

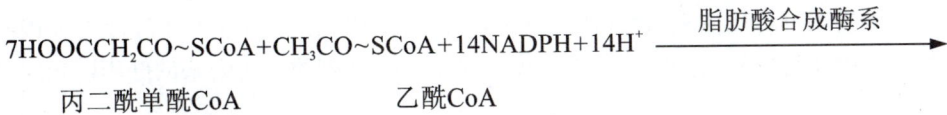

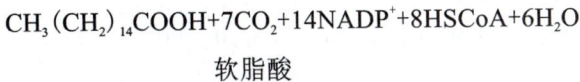

$$7HOOCCH_2CO\sim SCoA+CH_3CO\sim SCoA+14NADPH+14H^+ \xrightarrow{\text{脂肪酸合成酶系}}$$

丙二酰单酰CoA　　　　　　　乙酰CoA

$$CH_3(CH_2)_{14}COOH+7CO_2+14NADP^++8HSCoA+6H_2O$$
软脂酸

他较长碳链或较短碳链的饱和或不饱和脂肪酸的合成都以软脂酸为基础。反应在线粒体中通过 β - 氧化及其逆过程进行。通过脱氢可将饱和脂肪酸变成不饱和脂肪酸，反之转变成饱和脂肪酸。

3. 三酰甘油的合成

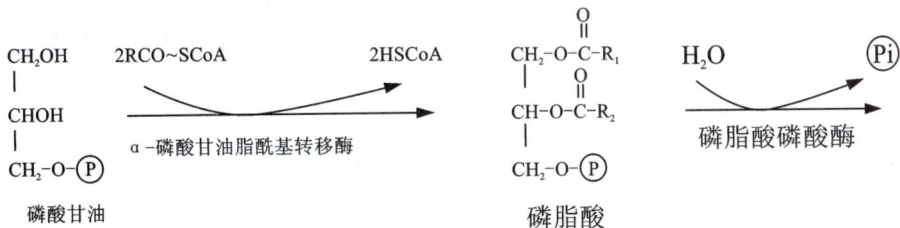

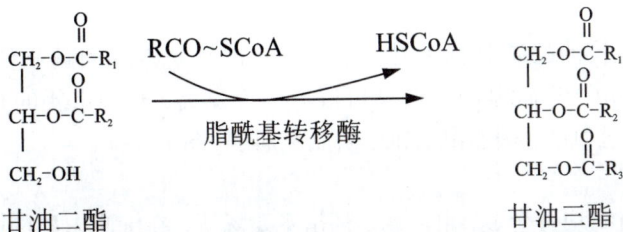

三酰甘油的合成以 α - 磷酸甘油和脂酰辅酶 A 为原料，反应在内质网中进行。三酰甘油中的 3 分子脂肪酸可以相同也可以不同。一般情况下，脂肪组织中合成的三酰甘油在脂肪中储存，肝、小肠等组织中合成的三酰甘油不能就地储存，它们形成血浆脂蛋白后进入血液，

通过血液运送到全身各组织。

三、肥胖与减肥

近年来，中国肥胖人群的规模急速增长。有报道指出，1982年，中国人口的7%被认定为超重；到了2006年，这一比例升至15%；如今，每4个成年人中就有一个超重者。研究人员调查了2万名中国人的饮食变化后发现，15年来，每年都会新增1.2%的人成为肥胖者。

（一）肥胖的定义

肥胖是指由于长期能量摄入过多，超过机体能量的消耗，从而引起脂肪过度积聚导致的营养代谢失衡性疾病。

肥胖不仅影响人体外貌、体型，还对人类健康存在危害。肥胖、高血压、糖尿病、高血脂、冠心病等疾病的发生都与肥胖密切相关。

（二）肥胖的判断

世界卫生组织推荐用体重指数（Body Mass Index，BMI）作为衡量人体胖瘦程度以及是否健康的标准。BMI是分析及比较一个人的体重对于不同高度的人所带来的健康影响时的一个中立而可靠的指标。

$$体重指数（BMI）= 体重（kg）\div 身高^2（m^2）$$

（中国体重指数标准：正常范围：18.5~23.9，超重：24.0~27.9，肥胖：≥28.0。）

（三）科学减肥

体重取决于能量的摄取与消耗两个方面。如果长期摄入的能量大于消耗，体重就会增加。科学减肥应做到以下两点：

1.控制饮食 控制每天总能量的摄入量，不要摄食过多，特别是高脂高糖食物。在饮食的控制上，要循序渐进，在合理搭配的基础上，脂肪、糖、蛋白质的摄入量不要过高。定时吃饭，多喝水，尽量少吃些含有大量脂肪的食物，多吃谷物、豆类、水果和蔬菜。

2.适当锻炼 在平衡饮食的同时，每天做适量的有氧运动，养成良好的生活习惯，这是健康生活的基础。

第三节　类脂代谢

一、甘油磷脂的代谢

磷脂是含有磷酸的脂类，含甘油的磷脂称为甘油磷脂；含神经鞘氨醇的磷脂称为鞘磷脂，主要是甘油磷脂。甘油磷脂由于取代基团不同又可以分为许多类，其中重要的有：磷脂酰胆碱、磷脂酰乙醇胺、磷脂酰丝氨酸、磷脂酰甘油、磷脂酰肌醇（图7-7）。

（一）甘油磷脂的合成代谢

1.合成部位 几乎全身各组织均可合成，肝、肠、肾是主要场所，在细胞内质网中进行。

2.合成原料 合成甘油磷脂的原料为磷脂酸、胆碱、乙醇胺、丝氨酸、肌醇等。还需ATP和CTP提供能量。磷脂酸可由α-磷酸甘油和脂肪酸生成，其甘油第二位碳原子上的脂肪酸多为必需脂肪酸。胆碱和乙醇胺可由食物提供，也可由丝氨酸在体内转变生成。

甘油磷脂

磷脂酰胆碱(卵磷脂)

磷脂酰乙醇胺(脑磷脂)

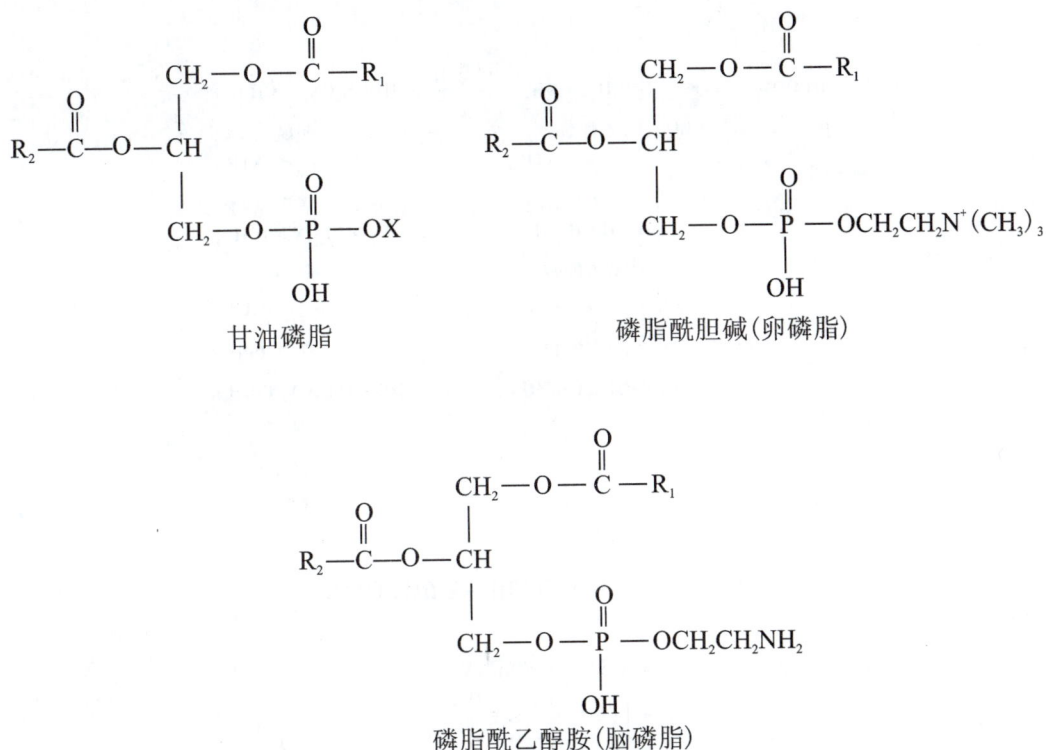

图 7 - 7 甘油磷脂、卵磷脂、脑磷脂的分子结构

3. 合成过程

(1)二脂酰甘油(甘油二脂)的合成：α - 磷酸甘油先与 2 分子脂肪酸在 α - 磷酸甘油脂酰基转移酶的作用下合成磷脂酸,再在磷脂酸磷酸酶的作用下转变成二酰甘油。

(2)甘油磷脂的合成：胆碱和乙醇胺在与二酰甘油反应前必需先被 CTP 活化成 CDP - 胆碱和 CDP - 乙醇胺。过程为：丝氨酸经过脱羧生成乙醇胺,乙醇胺可甲基化成为胆碱,乙醇胺和胆碱在不同的激酶下磷酸化形成磷酸乙醇胺或磷酸胆碱。磷酸乙醇胺与磷酸胆碱然后与三磷酸胞苷作用生成 CDP - 乙醇胺和 CDP - 胆碱。最后 CDP - 乙醇胺和 CDP - 胆碱与二脂酰甘油合成相应的甘油磷脂(图 7 - 8)。

(二)甘油磷脂的分解代谢

体内存在多种水解甘油磷脂的酶。根据磷脂酶作用的特异性不同,分为磷脂酶 A1、A2、B、C 及 D 等。它们的作用位点如图 7 - 9。

磷脂酶 A_1 和 A_2 能使甘油磷脂分子中第 1 位或第 2 位的酯键水解,产物为溶血磷脂及其相应脂肪酸。溶血磷脂是活性较强的表面活性剂,能使红细胞及其他细胞膜破裂,引起溶血或细胞坏死。但溶血磷脂经磷脂酶 B 作用脱去脂肪酸后,转变成甘油磷酸,即失去溶解细胞膜的作用。

磷脂酶 C 特异水解甘油磷脂分子中第 3 位磷酸酯键,磷脂酶 D 催化磷脂分子中磷酸与取代基团间的酯键,最终生成甘油、脂肪酸、磷酸、胆碱或乙醇胺。

二、胆固醇的代谢

胆固醇是体内最丰富的固醇类化合物,是细胞生物膜的构成成分,在维持膜的流动性和

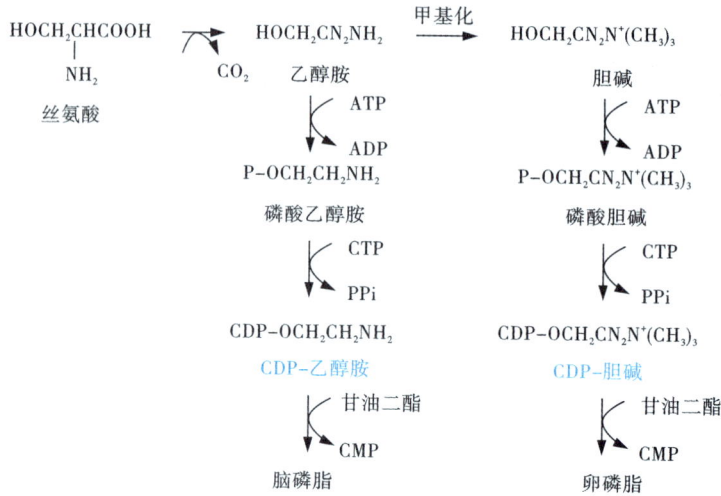

图 7-8　CDP-胆碱和 CDP-乙醇胺的合成

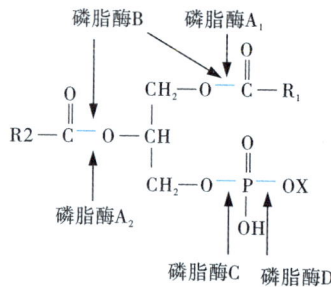

图 7-9　磷脂酶作用位点

正常功能中起重要作用。胆固醇还是类固醇类激素、胆汁酸及维生素 D_3 的前体。胆固醇广泛存在于全身各组织中,占脑组织总重量的 2% 左右,肝、肾、肠等内脏以及皮肤、脂肪组织亦含较多的胆固醇。肝中含量最多,肌肉较少,肾上腺、卵巢等组织亦含有胆固醇。

人体内胆固醇有两个来源:食物供给和自身合成,主要是自身合成。动物内脏、蛋黄、奶油及肉类中胆固醇含量较高。

(一)胆固醇的合成代谢

1. 合成部位　除脑和成熟的红细胞外,几乎全身各组织均可合成胆固醇,肝脏的合成能力最强,其次是小肠,合成主要在细胞质基质及内质网中进行。

2. 合成原料　每合成 1 分子胆固醇需 18 分子乙酰辅酶 A、16 分子 $NADPH + H^+$ 和 36 分子 ATP。三种合成原料都主要来自于糖的分解代谢。

3. 合成过程

胆固醇的合成比较复杂,简单来说,可划分为三个阶段(图 7-10)。

(1)甲羟戊酸(MVA)的合成:2 分子乙酰辅酶 A 在乙酰乙酰辅酶 A 硫解酶催化下缩合成乙酰乙酰辅酶 A,再与 1 分子乙酰辅酶 A 经 HMG-CoA 合成酶催化生成羟甲基戊二酸单酰辅酶 A(HMG-辅酶 A),羟甲基戊二酸单酰辅酶 A 经 HMG-CoA 还原酶作用还原成甲羟戊酸

（MVA）。HMG－CoA 还原酶是胆固醇合成的限速酶。

（2）鲨烯的合成：MVA 由 ATP 供能，在一系列酶催化下，经多步反应生成 30C 的鲨烯。

（3）胆固醇的合成：鲨烯结合在细胞质中胆固醇载体蛋白上，经多步反应，脱去 3 个甲基生成 27C 的胆固醇。

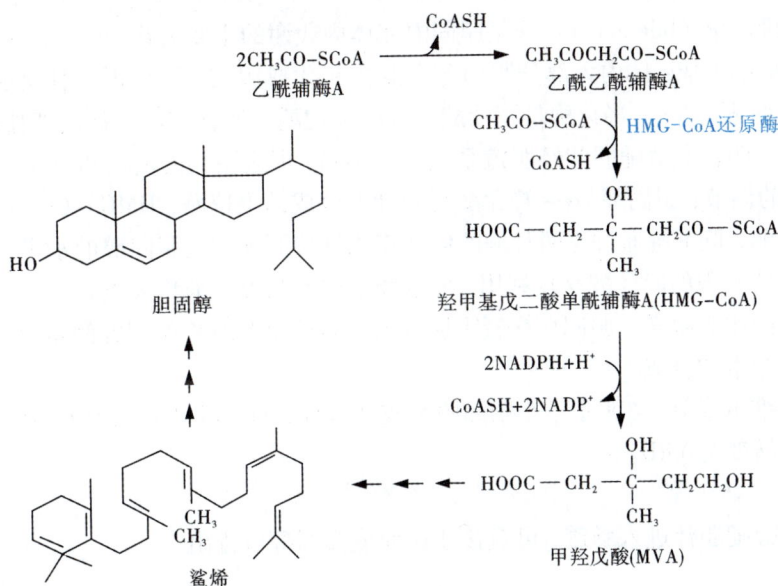

图 7 - 10　胆固醇合成过程

4. 胆固醇合成的调节　胆固醇合成的过程中 HMG－CoA 还原酶为限速酶，因此各种因素通过对该酶的影响可以达到调节胆固醇合成的作用。

（1）食物成分的调节：饥饿和禁食可抑制胆固醇的合成，饭后胆固醇的合成加速。食物胆固醇显著抑制 HMG－CoA 还原酶的活性，从而减少胆固醇的合成。

（2）激素：胰岛素和甲状腺素能诱导 HMG－CoA 还原酶的合成，增加胆固醇的合成。但甲状腺素在肝内促进胆固醇转变成胆汁酸能力更强，故临床上甲状腺功能亢进患者血浆胆固醇含量反而下降。胰高血糖素和糖皮质激素能降低 HMG－CoA 还原酶的活性，抑制胆固醇的合成。

（二）胆固醇的酯化

细胞内与血浆中的胆固醇都可以被酯化成胆固醇酯。

1. 细胞内胆固醇的酯化　细胞内的游离胆固醇可在脂酰胆固醇脂酰转移酶（ACAT）的催化下，接受脂酰辅酶 A 提供的脂酰基形成胆固醇酯。

2. 血浆中胆固醇的酯化　血浆中的流离胆固醇在磷脂酰胆碱－胆固醇脂酰基转移酶（LCAT）的作用下，接受磷脂酰胆碱中的第 2 位碳原子上的脂酰基生成胆固醇酯。LCAT 在肝脏合成，当肝细胞损伤时，肝脏合成能力下降，血浆中 LCAT 活性降低，胆固醇酯化作用减弱，血浆胆固醇酯含量下降。临床上可根据血清胆固醇酯的含量推测肝功能情况。

三、胆固醇的去路

胆固醇在体内不被彻底氧化分解为 CO_2 和 H_2O，而是经氧化和还原转变为其他化合物。其中大部分进一步参与体内代谢，少量排出体外。

(一)转变为生理活性物质

1. 转化为胆汁酸(bile acid) 这是胆固醇在体内代谢的主要去路。

(1)胆汁酸的形成：体内大部分胆固醇在肝内氧化成胆酸，胆酸再与甘氨酸或牛磺酸结合成胆汁酸。胆固醇 7α - 羟化酶是胆汁酸合成的关键酶。胆汁酸以钠盐或钾盐的形式存在，称为胆汁酸盐，胆汁酸盐随胆汁经胆道系统进入小肠，促进脂类的消化和吸收。

(2)含量的调节：胆固醇 7α - 羟化酶是胆汁酸合成的限速酶，HMG - CoA 还原酶是胆固醇合成的关键酶，肝细胞通过这两种酶的协调作用维持肝细胞内胆固醇的水平。胆汁酸通过"肠肝循环"，使有限的胆汁酸反复利用，促进肠道中的脂类的消化吸收。

2. 转化为固醇类激素 胆固醇是肾上腺皮质、卵巢及睾酮等类固醇激素合成的原料，从而促进类固醇激素的合成。

3. 转化为维生素 D 在肝脏、小肠黏膜和皮肤等处，胆固醇被氧化为 7 - 脱氢胆固醇，再经紫外光照射转变为 VitD。

(二)胆固醇的排泄

部分胆固醇随胆汁进入肠道，可直接或还原成粪固醇后排出。

第四节 血脂与血浆脂蛋白

一、血脂

(一)血脂的组成与含量

血浆中的脂类统称为血脂，包括三酰甘油(脂肪)、胆固醇、胆固醇酯、磷脂和游离脂肪酸等。血脂含量虽只占全身脂类总量的一小部分，但都需经进血液运转于全身各组织之间。因此，血脂含量可以反映体内脂类代谢的情况。

由于年龄、性别、饮食、运动等因素对脂类代谢的影响，血脂波动范围较大，如高脂肪膳食后，血脂含量大幅上升，但一般在 3 ~ 6 小时后可逐渐趋于正常。临床上检测血脂时，常在饭后 12 ~ 14 小时进行，可较为可靠地反映血脂水平的真实情况。正常人空腹血脂的组成及正常参考值见表 7 - 1。

表 7 - 1 正常人空腹血脂的组成及正常参考值

组成	正常参考值(mmol/L)
三酰甘油	0.11 ~ 1.69
总胆固醇	2.59 ~ 6.47
胆固醇酯	1.81 ~ 5.17
游离胆固醇	1.03 ~ 1.81
磷脂	48.44 ~ 80.73
游离脂肪酸	0.50 ~ 0.70

(二)血脂的来源和去路

血脂按其来源分为外源性和内源性2种：外源性血脂为食物脂肪经消化吸收后进入血液的血脂；内源性血脂即由肝、脂肪等组织合成或由脂库中动员释放入血的血脂。血脂随血液运至全身各组织被利用。

血脂的去路有脂类的氧化供能、进入脂肪组织储存、磷脂和胆固醇参与构成生物膜以及转变为其他物质等。

正常情况下，血脂的来源与去路保持动态平衡(图7-11)。

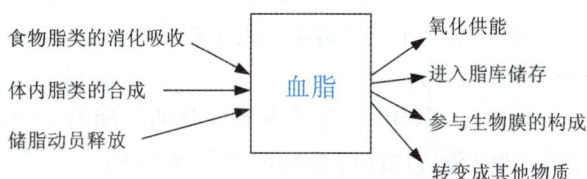

图7-11　血脂的来源与去路

二、血浆脂蛋白

脂类的水溶性差，不能直接溶于血浆而进行转运，需与磷脂和载脂蛋白结合形成血浆脂蛋白复合物才行。游离脂肪酸与清蛋白结合成脂肪酸-清蛋白复合物的形式运输。血浆脂蛋白和脂肪酸-清蛋白复合物是血浆中脂类的两种运输形式。

(一)血浆脂蛋白的分类

根据血浆脂蛋白中各种脂类与蛋白质的不同，血浆脂蛋白分类方法有两种：超速离心法和电泳法。

1.超速离心法　超速离心法是根据各种血浆脂蛋白在进行超速离心时，因沉降速度不同而进行分离的方法。血浆脂蛋白中脂类和蛋白质比重不同，蛋白质含量高者，比重大；相反脂类含量高者，比重小。依密度从低至高可分为乳糜微粒(chylomicron，CM)、极低密度脂蛋白(verylow density lipoprotein，VLDL)、低密度脂蛋白(low density lipoprotein，LDL)和高密度脂蛋白(high density lipoprotein，HDL)四大类。乳糜微粒、极低密度脂蛋白、低密度脂蛋白和高密度脂蛋白分别相当于电泳分离法的CM、前β、β、α-脂蛋白。

2.电泳法　不同血浆脂蛋白表面电荷量多少不同，在电场中迁移速率也不同。依电泳法将血浆脂蛋白分为乳糜微粒、β-脂蛋白、前β-脂蛋白和α-脂蛋白。电泳速度最快的为α-脂蛋白，其次是前β-脂蛋白，CM的蛋白质含量很低，98%是不带电荷的脂类，在电场中几乎不移动，停留在原点。

血浆脂蛋白的组成：脂蛋白中脂类主要有三酰甘油、磷脂、胆固醇及胆固醇酯，蛋白是载脂蛋白，不同血浆脂蛋白所含脂类和载脂蛋白各不相同。CM颗粒最大，蛋白质含量最少，脂类含量最多，密度最小；VLDL中主要是内源性三酰甘油，颗粒比CM小；LDL含胆固醇及胆固醇最多；HDL蛋白质含量最高，脂类含量最多，密度最大。

载脂蛋白(apolipoprotein，Apo)是由肝细胞、小肠黏膜细胞合成的特异性球蛋白。主要分A、B、C、D、E五类。基本功能是运载脂类物质及稳定脂蛋白的结构，此外还具有调节酶活性、识别受体等功能。各类又可细分几个亚类，以罗马数字表示。

（二）血浆脂蛋白的结构

血浆脂蛋白都具有类似的结构，呈球状颗粒。颗粒表面是极性分子或亲水基团，如蛋白质，磷脂，故具有亲水性；甘油三酯、胆固醇酯等疏水分子或基团位于其内部，构成血浆脂蛋白的疏水性内核。亲水性表层和疏水性内核两者间通过磷脂相连。磷脂和胆固醇对维系脂蛋白的构型均具有重要作用。

（三）血浆脂蛋白的功能

1. 乳糜微粒（CM） 主要功能是转运外源性甘油三酯及胆固醇。空腹血中不含 CM。外源性甘油三酯被消化、吸收后，在小肠黏膜细胞内再合成甘油三酯、胆固醇，与载脂蛋白形成 CM，经淋巴入血运送到肝外组织中，在脂蛋白脂肪酶作用下，甘油三酯被水解，产物被肝外组织利用，CM 残粒被肝摄取利用。

2. 极低密度脂蛋白（VLDL） VLDL 是运输内源性甘油三酯的主要形式。肝细胞及小肠黏膜细胞自身合成的甘油三酯与载脂蛋白，胆固醇等形成 VLDL，分泌入血，在肝外组织脂肪酶作用下水解利用，水解过程中 VLDL 不断水解脱脂，组成比例发生改变，最后转变为 LDL。

3. 低密度脂蛋白（LDL） 人血浆中的 LDL 是由 VLDL 转变而来的，它是转运肝合成的内源性胆固醇的主要形式。肝是降解 LDL 的主要器官，肝及其他组织细胞膜表面存在 LDL 受体，可摄取 LDL。除 LDL 受体途径外，血浆中的 LDL 还可被单核吞噬细胞系统清除。

4. 高密度脂蛋白（HDL） 主要作用是逆向转运胆固醇，将胆固醇从肝外组织转运到肝代谢。

血浆脂蛋白的分类及功能见表 7-2：

表 7-2 血浆脂蛋白的分类及功能

分类		CM（乳糜微粒）	VLDL（前 β-脂蛋白）	LDL（β-脂蛋白）	HDL（α-脂蛋白）
性质	密度	<0.95	0.95~1.006	1.006~1.063	1.063~1.210
	颗粒直径(nm)	80~500	25~80	20~25	7.5~10
组成(%)	蛋白质	1~2	5~10	20~25	50
	脂类	98~99	90~95	75~80	50
	三酰甘油	80~95	50~70	10	5
	胆固醇及酯	4~5	15~19	48~50	20~22
	磷脂	5~7	15	20	2
合成部分		小肠黏膜细胞	肝细胞	血浆	肝、肠黏膜
主要生理功能		转运外源性三酰甘油至全身	转运内源性三酰甘油至全身	转运胆固醇从肝到全身各组织	转运胆固醇从肝外到肝内

三、脂类代谢异常

（一）高脂血症

血脂高于正常值上限即为高脂血症，表现为甘油三酯、胆固醇含量升高。由于血浆之内在血中以脂蛋白形式运输，高脂血症也可认为是高脂蛋白血症。

正常人的血脂成分含量波动范围均较大，临床上测定血脂都是在早晨空腹时取血，才能反映患者血脂的实际水平。

高脂蛋白血症分为六种表型，并不表示特定的疾病。高脂蛋白血症又可分为原发性和继发性两大类。

(二) 脂肪肝

脂肪肝是指由于各种原因引起的肝细胞内脂肪堆积过多的病变。引起脂肪肝的原因很多，常见的原因有：①肝内脂肪来源过多，如由于高脂肪饮食、高脂血症以及外周脂肪组织分解增加导致游离脂肪酸输送入肝细胞增多。②合成磷脂的原料不足，原料不足引起肝内 VLDL 合成减少，影响肝内脂肪的运出。③肝功能障碍，肝功能障碍使肝内合成极低密度脂蛋白 VLDL 能力下降，导致甘油三酯转运出肝细胞发生障碍；肝功能障碍还可导致肝细胞消耗游离脂肪酸的氧化磷酸化以及 β - 氧化减少。从而引起肝内脂肪过多。

一般而言，脂肪肝属可逆性疾病，早期诊断并及时治疗常可恢复正常。临床上经常用磷脂及其合成原料、辅助因子治疗脂肪肝。

(三) 动脉粥样硬化

动脉粥样硬化是动脉硬化的血管病中最常见、最重要的一种。其特点是动脉管壁增厚变硬、失去弹性和管腔缩小，由于在动脉内膜上积聚的脂质外观呈黄色粥样，因此称为动脉粥样硬化。主要累及大中型动脉。

动脉粥样硬化多见于 40 岁以上的男性和绝经期后的女性，脑力劳动者较多见。本病常伴有高血压、高胆固醇血症或糖尿病等。

LDL 和 HDL 也与动脉粥样硬化有关，低密度脂蛋白与动脉粥样硬化正相关，高密度脂蛋白与动脉粥样硬化负相关。

重点回顾

1. 脂类是脂肪和类脂的总称。脂肪的主要功能是储能与供能，类脂是细胞膜的组成成分。

2. 脂肪的消化主要在小肠内进行，脂类的吸收主要在十二指肠下段和盲肠。

3. 脂肪的代谢包括分解代谢与合成代谢，脂肪分解产生 1 分子甘油和 3 分子脂肪酸。脂肪酸经 β - 氧化转变成乙酰辅酶 A。乙酰辅酶 A 在肝外经三羧酸循环氧化分解，在肝内主要转变成酮体。

4. 脂肪主要在肝脏和脂肪组织中合成，脂肪合成的原料主要来自于糖代谢。

5. 类脂主要包括磷脂和胆固醇。磷脂参与极低密度脂蛋白的构成。胆固醇在体内可转变成生理活性物质。

6. 血浆脂蛋白是脂类的运输形式。电泳法和超速离心法各将血浆脂蛋白分为四类。

7. 脂代谢异常主要包括脂肪肝、高脂血症和动脉粥样硬化。磷脂合成的原料、脂蛋白的含量与组成等与脂代谢异常有关。

（吴　明）

第八章 氨基酸代谢

蛋白质是细胞组分中含量最丰富功能最多的大分子有机物，是生命的物质基础。机体所需蛋白质几乎均由食物蛋白质补充，用以维持组织生长、更新和修复。蛋白质在体内的生物合成通过翻译过程进行，食物及组织中的蛋白质分解氨基酸后才进一步代谢。本章重点介绍氨基酸代谢，在此之前，先介绍食物蛋白质的营养作用。

第一节 食物蛋白质的营养作用

一、体内蛋白质的生理功能

人体内存在几千种蛋白质，执行着各自重要的功能。蛋白质不仅能维持组织细胞的生长、更新和修复，在物质的运输、催化及调节物质代谢、肌肉收缩、免疫等方面都具有重要的作用。例如，胶原蛋白是动物结缔组织中的主要成分；有些激素也是蛋白质，如生长激素；载脂蛋白运输脂类物质等。

蛋白质作为三大营养素之一，当机体需要时，也可被分解释放能量。1g 蛋白质在体内约产生 16.7 kJ 的能量，成人每日约有 18% 的能量来自蛋白质。但机体主要的供能物质依然是糖和脂肪，氧化供能是蛋白质的次要生理功能。

二、食物蛋白质的需要量

体内大多数蛋白质进行持续的合成及降解，以移除不正常或不需要的蛋白质。健康成人中，体内的蛋白总量维持恒定。因此，提供足够的食物蛋白是维持各种生命活动所必需的。确定人体对蛋白质的需要量，一般可根据氮平衡实验。

(一) 氮平衡

氮平衡是指氮的摄入量与排出量之间的平衡状态。食物中的含氮物质绝大部分是蛋白质，测定食物的含氮量，可以估算出所含蛋白质的量。蛋白质在体内分解代谢所产生的含氮物质，由尿液、粪便及汗液排出。通过了解氮平衡的状态，可以反映蛋白质在体内的代谢状况和人体的生长、营养等情况。氮平衡有以下三种情况：

1. 氮总平衡 摄入的氮量等于排出的氮量称为氮总平衡。这表明机体内蛋白质的合成代谢和分解代谢处于动态平衡。一般营养正常的健康成年人属于这种情况。

2. 氮正平衡 氮的摄入量大于排出量称为氮正平衡。这表明体内蛋白质的合成量大于分解量。生长期的儿童少年，孕妇和恢复期的伤病员等属于这种情况。因此，对于这些人群，应该尽量多给予蛋白质含量丰富的食物。

3. 氮负平衡 氮的排出量大于摄入量称为氮负平衡。这表明体内蛋白质的合成量小于分解量。慢性消耗性疾病如癌症、结核病患者，外科患者，恶性营养不良患者及老年人等常处于氮负平衡状态。

(二)生理需要量

根据氮平衡计算，成人在不进食蛋白质时，每日排出氮量约 3.18 g，相当于每日最低分解约 20 g 蛋白质。由于食物蛋白质与人体蛋白质组成的差异，不可能全部被利用，故成人每日最低需要量为 30 ~ 50 g。为了长期维持氮总平衡及满足营养的需要，还应再适当增加蛋白质供给量才能满足机体需要。我国营养学会推荐蛋白质营养标准为成年人每日约为 80 g。婴幼儿与儿童因生长发育需要，应增至每天 2 ~ 4 g/kg 体重。常见食物蛋白质含量见表 8 − 1。

表 8 − 1　常见食物蛋白质含量(单位：g/100 g)

食物	蛋白质	食物	蛋白质	食物	蛋白质
牛奶(鲜)	3.0	黄豆	35.0	鸡蛋	13.3
牛奶粉	25.6	花生仁	24.8	鸡肉	19.3
大米	7.5	猪肉	13.2	草鱼	16.6
土豆	2.0	牛肉	19.9	明虾	20.6
紫菜(干)	26.7	羊肉	19.0	猪油	—

三、食物蛋白质的营养价值

(一)营养性必需氨基酸与营养性非必需氨基酸

营养性必需氨基酸是指体内需要，但人体本身不能合成或合成的量不足以满足营养需要，必须由食物蛋白质提供的氨基酸。营养性必需氨基酸共有 8 种：赖氨酸、色氨酸、苯丙氨酸、甲硫氨酸、苏氨酸、亮氨酸、异亮氨酸、缬氨酸。营养性非必需氨基酸是指体内需要，而人体本身可以合成，不必只由食物供给的氨基酸。除上述 8 种必需氨基酸以外的其他组成蛋白质的氨基酸均为非必需氨基酸。其中，组氨酸和精氨酸在婴幼儿和儿童时期因其体内合成量常不能满足生长发育的需要，也必须由食物提供，可称为营养性半必需氨基酸。

(二)蛋白质营养价值的决定因素

由于食物蛋白质中所含的各种氨基酸在其含量、比例方面与机体本身的蛋白质存在着差异，因此，吸收摄入细胞内的氨基酸不可能全部用于合成蛋白质，部分氨基酸会在体内分解。这样，不同的食物蛋白质的利用率就存在差别。利用率愈高的蛋白质对人体的营养价值愈高。从食物蛋白质的氨基酸组成来讲，若所含营养性必需氨基酸的种类、数量和比例与人体蛋白质相接近，则易于被机体利用，其营养价值亦高。因此，一般来说，动物蛋白质的营养价值较植物蛋白质高。但可以通过植物性食物的互相搭配，取长补短，来使其接近人体需要，提高其营养价值。

(三)蛋白质的互补作用

将几种食物蛋白质混合食用，可使其所含营养必需氨基酸成分相互补充，提高营养价值，称为蛋白质的互补作用。这是增进膳食中蛋白质的营养价值的一个有效措施。

在实际生活中我们常将多种食物混合食用，不仅可以调整口感，还十分符合营养科学的原则。例如，谷类食物蛋白质内赖氨酸含量不足，甲硫氨酸含量较高，而豆类食物的蛋白质恰好相反，混合食用时可以达到互补作用。

四、食物蛋白质的消化吸收

(一)食物蛋白质的消化

食物蛋白质的消化从胃开始，以小肠为主。食物中的蛋白质在胃酸的作用下变性，胃蛋白酶原被 HCl 或已激活的胃蛋白酶激活后，水解蛋白质生成多肽及少量氨基酸；然后在胰腺胰蛋白酶作用下进一步分解为寡肽和氨基酸；最后，在小肠中内肽酶、外肽酶及寡肽酶作用下，最终分解为氨基酸。

(二)氨基酸的吸收

氨基酸的吸收部位主要在小肠。细胞外液的氨基酸浓度低于细胞内，靠主动运输维持细胞内外的这种氨基酸浓度差异。小肠黏膜上至少有 7 种类型的运输系统，能将氨基酸转运到细胞内。一旦这些运输系统出现异常，就会导致相应氨基酸吸收异常。例如胱氨酸尿症就是一种对胱氨酸及鸟氨酸、精氨酸、赖氨酸再吸收过滤缺陷的遗传病，患者尿中胱氨酸浓度较高，且易沉积形成肾结石，可阻塞尿道。

但婴儿吸收母乳中免疫球蛋白与上述过程不同。新生儿胃中盐酸和各种酶的分泌均较成人少，且酶活性低下。人乳中大量免疫抗体在胃肠道内不受胃酸及消化酶所破坏。且出生后几周，新生儿小肠上皮细胞渗透性高，可以吞饮方式吸收母乳中抗体蛋白。

(三)蛋白质的腐败作用

肠道中少量未消化的蛋白质及小部分未被吸收的消化产物，在肠道细菌的作用下分解转化的作用称为蛋白质的腐败作用。腐败作用的产物大多数对人体有害，如生成氨、胺、苯酚、吲哚、硫化氢等物质；也可生成少量脂肪酸、维生素等可被机体利用的物质。大部分腐败产物会随粪便排出，少量被吸收，进入体内后被运送至肝内经生物转化作用而排出体外。

知识链接

蛋白质的合理食用

在高糖高脂食物不能过量食用的普遍认识下，高蛋白食物成为一些人的追求。蛋白质的生理功能决定着每日摄入适量蛋白质的重要性，长期缺乏可导致人的生长发育迟缓，对疾病抵抗力降低，肌肉松弛，皮肤干燥无弹性，毛发干枯，病后恢复迟缓等表现，严重时还可出现营养不良性水肿，如"大头娃娃"。但长期过量摄入也会增加机体负担，特别是肝、肾负担。体内蛋白质过剩可引起产生过多的氨，且腐败作用增强，可出现中毒症状。因此科学适量地摄入蛋白质才能使身体健康。

第二节　氨基酸的一般代谢

一、氨基酸代谢概况

食物蛋白质经消化吸收、组织蛋白质经降解后以氨基酸形式进入血液循环及全身各组织，再加上代谢中间产物合成的氨基酸，即体内氨基酸的来源。这些游离的氨基酸(包括外源性和内源性)混合在一起,存在于细胞内液、血液和其他体液中,总称为氨基酸代谢库,也称氨基酸代谢池。

　　氨基酸在人体内的代谢去路主要包括两个方面:一方面用以合成机体自身所需的蛋白质、多肽及其他含氮物质;另一方面可通过脱氨作用,转氨作用,联合脱氨或脱羧作用,分解成 α-酮酸、胺类及二氧化碳。分解代谢过程中生成的氨在体内可以尿素形式排出体外。某些氨基酸还可以通过特殊代谢途径转变成其他含氮物质如嘌呤、嘧啶、卟啉、某些激素、色素、生物碱等(图 8-1)。在健康个体中,氨基酸代谢库中的氨基酸含量维持恒定,个体也就维持总氮平衡。

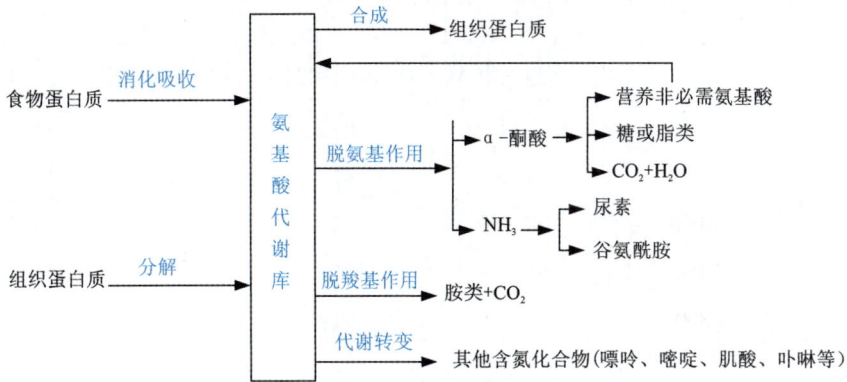

图 8-1　体内氨基酸代谢概况

二、氨基酸的脱氨基作用

　　α-氨基的存在,使氨基酸免于被氧化分解,因此氨基酸的分解代谢一般是先脱去氨基。脱氨基作用形成的碳骨架可以被氧化成 CO_2 和 H_2O,产生 ATP,也可以为糖、脂肪酸的合成提供碳骨架。

(一)转氨基作用

　　很多氨基酸代谢(除赖氨酸和苏氨酸外)的第一步就是在氨基转移酶的催化下转移 α-氨基至 α-酮酸,生成相应的酮酸和相应的氨基酸。转氨基作用既是氨基酸的分解代谢,也是体内某些营养非必需氨基酸合成的重要途径。转氨基作用反应如下:

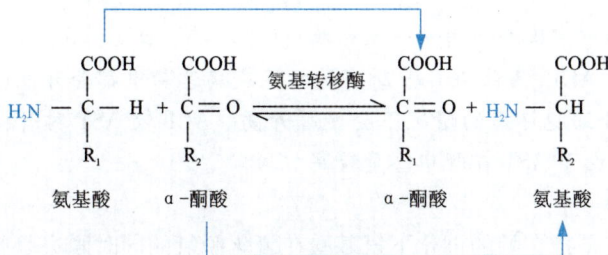

体内主要以 α - 酮戊二酸为氨基受体，其能接受来自多数氨基酸的氨基，转变成谷氨酸。反应如下：

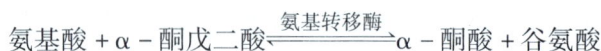

$$氨基酸 + α - 酮戊二酸 \underset{}{\overset{氨基转移酶}{\rightleftharpoons}} α - 酮酸 + 谷氨酸$$

催化转氨基作用的是氨基转移酶，简称转氨酶（transaminases）。转氨酶普遍存在于组织细胞的细胞质基质和线粒体中，尤其以肝，肾，肠，肌肉组织为主。转氨酶的辅酶是磷酸吡哆醛（维生素 B_6 在体内的活性形式）。

转氨酶催化的反应是可逆的，不同的转氨酶催化不同的转氨基反应。体内两种重要的转氨酶是在肝细胞细胞质基质中含量最高的丙氨酸氨基转移酶（alanine aminotransferase，ALT），及在心肌细胞含量较高的天冬氨酸氨基转移酶（aspartate transaminase，AST）（表8-2）。

表8-2　正常成人各组织中 ALT 及 AST 活性（单位：U/g 湿组织）

组织	ALT	AST	组织	ALT	AST
心	7 100	156 000	脾	1 200	14 000
肝	44 000	142 000	肺	700	10 000
肾	19 000	91 000	胰腺	2 000	28 000
骨骼肌	4 800	99 000	血清	16	20

ALT 催化的转氨基反应如下：

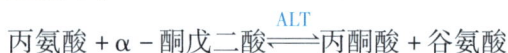

$$丙氨酸 + α - 酮戊二酸 \overset{ALT}{\rightleftharpoons} 丙酮酸 + 谷氨酸$$

AST 催化的转氨基反应较特殊，是将谷氨酸的氨基转移至草酰乙酸生成天冬氨酸。反应如下：

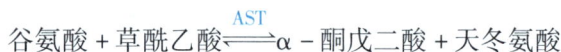

$$谷氨酸 + 草酰乙酸 \overset{AST}{\rightleftharpoons} α - 酮戊二酸 + 天冬氨酸$$

转氨酶属于非血浆特异酶类的细胞内酶，血清中的含量很低。当血清中转氨酶活性明显升高时，反映相应组织细胞存在损伤。例如，急性肝炎患者血清 ALT 活性显著升高；心肌梗死患者血清中 AST 明显上升等。临床上可以此作为疾病诊断和预后的指标之一。

知识链接

ALT、AST 与肝脏疾病

临床肝功能检测中常检测血清中一系列物质（包括酶、血清蛋白、胆红素等）含量来评价肝损伤的程度。血清 ALT、AST 在几乎所有的肝脏疾病患者中都会升高，特别是严重病毒性感染等会造成大量肝细胞坏死的情况下会显著升高。ALT 较 AST 对肝病更具有特异性，但 AST 更为敏感，这是由于 AST 在肝中含量较高。

（二）氧化脱氨作用

氧化脱氨基作用是指在酶的催化下氨基酸在氧化脱氢的同时脱去氨基的过程。氧化脱氨基作用主要在肝和肾中进行，会生成游离氨（NH_3）。

许多氨基酸经转氨基作用后生成谷氨酸。谷氨酸是唯一可进行快速氧化脱氨基作用的氨基酸。催化谷氨酸氧化脱氨反应的酶是谷氨酸脱氢酶，以 NAD^+ 和 $NADP^+$ 作为辅酶。谷氨酸脱氢酶催化的氧化脱氨基作用反应如下：

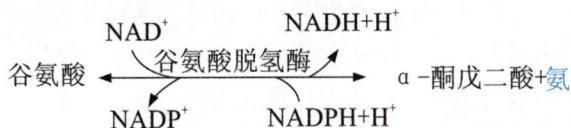

$$谷氨酸 \underset{NADP^+ \quad NADPH+H^+}{\overset{NAD^+ \quad NADH+H^+}{\underset{谷氨酸脱氢酶}{\rightleftarrows}}} \alpha-酮戊二酸+氨$$

L－谷氨酸脱氢酶的催化反应是可逆的，反应进行的方向取决于反应中各物质相对浓度。例如高蛋白饮食后，肝中谷氨酸浓度升高时，反应向分解方向进行。但由于只有谷氨酸脱氢酶活力最高，其余氨基酸氧化酶的活力都低，因此单靠转氨基作用不能最终脱掉氨基，单靠氧化脱氨基作用也不能满足机体脱氨基的需要。

(三) 联合脱氨基作用

联合脱氨基作用是体内主要的脱氨基途径，即转氨基作用与氧化脱氨基作用相偶联的脱氨方式(图 8-2)。

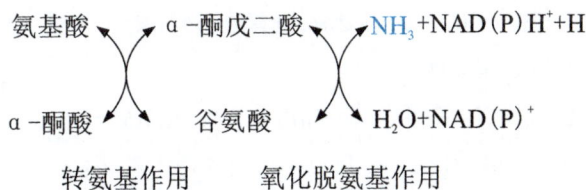

图 8-2 联合脱氨基作用

联合脱氨基作用主要在肝、肾等组织中进行。联合脱氨基作用的全过程都是可逆的，这一过程既是氨基酸脱氨基的主要方式，也是体内合成营养非必需氨基酸的主要途径。

(四) 嘌呤核苷酸循环

骨骼肌和心肌中谷氨酸脱氢酶的活性较弱，难以进行上述脱氨基方式。肌肉组织中存在着另一种脱氨基反应，即通过嘌呤核苷酸循环脱去氨基。在此过程中，氨基酸首先通过连续的转氨基作用将氨基转移给草酰乙酸，生成天冬氨酸；天冬氨酸与次黄嘌呤核苷酸(IMP)反应生成腺苷酸代琥珀酸，后者经过裂解，释放出延胡索酸并生成腺嘌呤核苷酸(AMP)。AMP在腺苷酸脱氨酶(此酶在肌组织中活性较强)催化下脱去氨基，最终完成氨基酸的脱氨基作用。IMP 可以再参加循环(图 8-3)。嘌呤核苷酸循环也可看成是另一种形式的联合脱氨基作用。

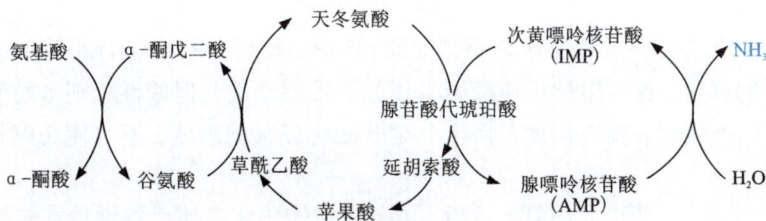

图 8-3 嘌呤核苷酸循环

三、α-酮酸的代谢

氨基酸脱氨基作用产生的 α-酮酸可进一步代谢，主要有以下三条代谢去路：

1. 生成营养非必需氨基酸　　α-酮酸经氨基化可生成相应的营养非必需氨基酸。

2. 氧化供能　　α-酮酸可通过三羧酸循环彻底氧化分解，生成 ATP、H_2O 和 CO_2。因此，氨基酸也可给机体供能。

3. 转变成糖和脂类化合物　　实验证明 α-酮酸在体内可转变成糖和脂类化合物。根据氨基酸脱氨基产生的 α-酮酸转变为糖还是脂类化合物（例如酮体等），将氨基酸分为生糖氨基酸，生酮氨基酸和生糖兼生酮氨基酸（表 8-3）。

表 8-3　氨基酸生糖及生酮性质的分类

类　别	氨基酸
生糖氨基酸	丙氨酸、精氨酸、天冬酰胺、天冬氨酸、半胱氨酸、谷氨酸、谷氨酰胺、甘氨酸、组氨酸、甲硫氨酸、脯氨酸、丝氨酸、缬氨酸
生酮氨基酸	亮氨酸、赖氨酸
生糖兼生酮氨基酸	苏氨酸、异亮氨酸、苯丙氨酸、酪氨酸、色氨酸

第三节　氨的代谢

氨是一种神经毒物，脑组织对氨的作用尤为敏感。体内代谢产生的氨及消化道吸收的氨进入血液，形成血氨。

一、体内氨的来源

1. 氨基酸脱氨基作用产生的氨是体内氨的主要来源，胺类的分解也可以产生氨。

2. 肠道吸收的氨有两个来源，即肠内氨基酸在肠道细菌作用下产生的氨和肠道尿素经肠道细菌尿素酶水解产生的氨。

在碱性环境中，NH_4^+ 偏向于转变成 NH_3，NH_3 比 NH_4^+ 易于穿过细胞膜而被吸收。因此，临床上对高血氨患者采用弱酸性透析液作结肠透析，就是为了减少氨的吸收。

3. 肾小管上皮细胞分泌的氨主要来自谷氨酰胺。谷氨酰胺在谷氨酰胺酶的催化下水解成谷氨酸和氨。氨可分泌到肾小管腔中与 H^+ 结合成 NH_4^+，以铵盐的形式随尿排出，也可被重吸收入血。

肾小管中氨的去路主要取决于肾小管液的 pH 值。酸性时有利于肾小管细胞中的氨扩散入尿，减少氨的吸收，这对维持机体酸碱平衡起着重要作用。但碱性尿则可妨碍肾小管细胞中氨的分泌，而被吸收入血。因此，临床上对肝硬化腹水的患者，不宜使用碱性利尿药，以免血氨升高。

由于氨具有毒性，所以体内氨生成后，应迅速被转化才能使血氨维持在较低水平。正常生理情况下，血氨的浓度一般不超过 $60\mu mol/L$。氨的代谢去路主要是在肝中合成尿素或运输到肾以铵盐形式排出。

二、体内氨的去路

(一)氨的转运

氨是毒性物质,在体内主要以无毒的谷氨酰胺和丙氨酸两种形式运输到肝或肾。

1.谷氨酰胺的转运　脑、肌肉等组织中产生的氨可在谷氨酰胺合成酶的催化下与谷氨酸结合,生成谷氨酰胺。谷氨酰胺无毒,易透过细胞膜,是氨的主要运输形式。谷氨酰胺经血液进入肝或肾后可经谷氨酰胺酶分解,生成谷氨酸和氨。

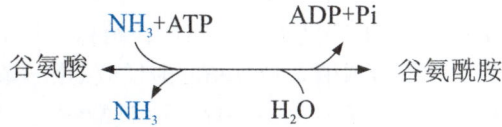

$$谷氨酸 \quad \underset{NH_3 \quad H_2O}{\overset{NH_3+ATP \quad ADP+Pi}{\rightleftharpoons}} \quad 谷氨酰胺$$

2.丙氨酸转运(丙氨酸-葡萄糖循环)　肌肉中的氨还可经丙氨酸-葡萄糖循环(图8-4),将氨以无毒的丙氨酸形式运送到肝中代谢。同时,通过此循环,肝通过糖异生作用又为肌肉提供了生成丙酮酸的葡萄糖。

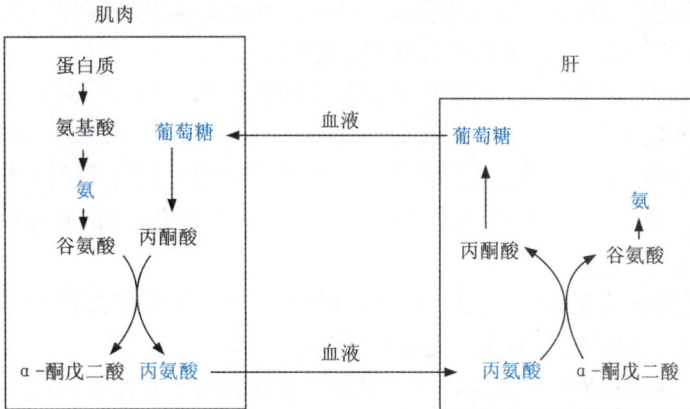

图8-4　丙氨酸-葡萄糖循环

(二)氨的去路

1.肝中尿素的生成　氨在肝中合成尿素是氨的主要去路。正常成人尿素占排氮总量的80%~90%。肝是尿素合成的主要器官。肾及脑等其他组织虽然也能合成尿素,但合成量甚微。可见肝在氨解毒中的重要作用。

肝中生成尿素的过程称为尿素循环,又称鸟氨酸循环,过程如图8-5:

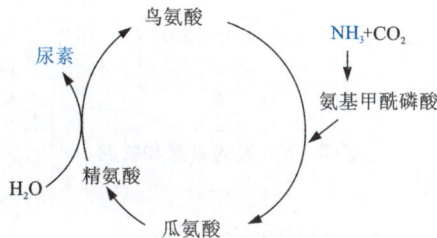

图8-5　尿素的合成

尿素合成的详细步骤如下：

（1）生成氨甲酰磷酸：在 Mg^{2+}、ATP 及 N–乙酰谷氨酸存在条件下，NH_3 与 CO_2 可在氨甲酰磷酸合成酶 I(carbamoyl phosphate synthetase I, CPS–I) 作用下生成氨甲酰磷酸。

CPS–I 是尿素循环的限速酶，催化不可逆反应，存在肝细胞线粒体中，只有在激活剂 N–乙酰谷氨酸存在时才能被激活。

（2）合成瓜氨酸：鸟氨酸在鸟氨酸氨基甲酰转移酶的催化下，接受氨甲酰磷酸提供的氨甲酰基，生成瓜氨酸。此反应也是不可逆反应。

（3）合成精氨酸：瓜氨酸生成后就离开线粒体，进入细胞质基质。在精氨酸代琥珀酸合成酶的催化下，与天冬氨酸生成精氨酸代琥珀酸，然后在精氨琥珀酸裂解酶的催化下生成精氨酸和延胡索酸。精氨酸代琥珀酸合成酶是合成精氨酸反应的限速酶。

瓜氨酸 + 天冬氨酸→精氨酸代琥珀酸 → 精氨酸 + 延胡索酸

此反应生成的延胡索酸可以经三羧酸循环的中间步骤转变成草酰乙酸，草酰乙酸与谷氨酸反应又可再生为天冬氨酸。而谷氨酸可经多种氨基酸转氨基作用生成。

（4）尿素的生成：在细胞质基质中，精氨酸由精氨酸酶催化，水解生成尿素和鸟氨酸。生成的鸟氨酸可再进入线粒体，参与瓜氨酸的形成，如此形成循环过程。代谢终产物尿素是无毒且水溶性很强的物质，可由血液运输至肾，随尿排出。

尿素的生成是一个耗能过程，尿素循环总反应如下：

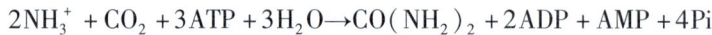

$$2NH_3^+ + CO_2 + 3ATP + 3H_2O \rightarrow CO(NH_2)_2 + 2ADP + AMP + 4Pi$$

尿素的合成受膳食蛋白和限速酶的调节。高蛋白膳食时，蛋白质分解增多，尿素合成速率加快，反之减慢；而 CPS–I 及精氨酸代琥珀酸合成酶是尿素循环的限速酶，其活性高低可调节尿素合成速率。

2.以铵盐形式随尿结合排出　运输到肾的谷氨酰胺在谷氨酰胺酶催化下分解，生成的氨大部分分泌于尿中，与 H^+ 结合形成 NH_4^+，随尿排出。

3.合成非必需氨基酸及其他含氮物质　氨还可经联合脱氨基作用的逆反应合成相应的营养非必需氨基酸，及参与嘌呤、嘧啶等其他含氮物质的合成。

三、高血氨症

正常情况下，血氨的来源与去路保持动态平衡（图 8–6），使血氨维持在较低水平。

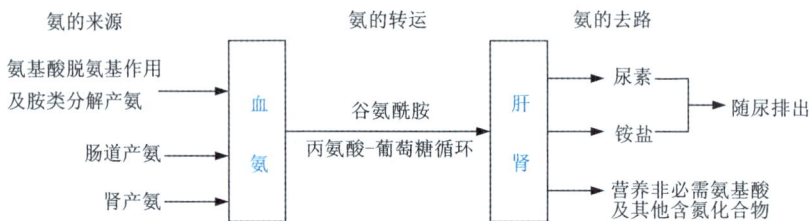

图 8–6　氨的来源和去路

氨在肝中合成尿素是维持这种平衡的关键。当肝功能严重受损时，尿素合成发生障碍，血氨浓度增高，称为高血氨症(hyperammonemia)。患者可出现呕吐、厌食、间歇性共济失调、嗜睡甚至昏迷。

一般认为，由于大量的氨进入脑组织，可与脑中的 α - 酮戊二酸结合，生成谷氨酸，使脑细胞中的 α - 酮戊二酸减少，三羧酸循环减弱，导致脑组织中 ATP 生成减少，引起大脑功能障碍，严重时可产生昏迷。另一方面，氨还可进一步与谷氨酸结合生成谷氨酰胺，可能由于谷氨酸、谷氨酰胺增多，渗透压增大引起脑水肿导致。

知识链接

肝性脑病

肝性脑病(hepatic encep，HE)又叫肝昏迷，是严重肝病引起的、以代谢紊乱为基础的中枢神经系统功能失调的综合病症，其主要临床表现是意识障碍、行为失常和昏迷。有急性与慢性之分。肝性脑病的发病机制至今未明，氨代谢紊乱所致的氨中毒、肝脏不能分解蛋氨酸的中间产物硫醇等导致血和尿中硫醇等明显增加、蛋白质在肠道中腐败作用下产生的假性神经递质增多等均是目前认为导致肝性脑病的原因。

第四节　个别氨基酸的代谢

体内氨基酸除有共同代谢途径外，因各氨基酸的侧链不同，有些氨基酸还有特殊的代谢途径，并具有重要的生理意义。

一、氨基酸的脱羧基作用

有些氨基酸可进行脱羧作用，生成相应的胺和 CO_2。氨基酸脱羧反应广泛存在于动、植物和微生物中。催化氨基酸脱羧反应的酶是氨基酸脱羧酶，此酶专一性很强，每一种氨基酸都有一种脱羧酶，辅酶都是磷酸吡哆醛。

氨基酸脱羧基作用的有些产物具有重要生理功能。体内广泛存在着胺氧化酶，能将其氧化成为相应的醛类，再进一步氧化成羧酸，从而避免胺类在体内蓄积。胺氧化酶属于黄素蛋白酶，在肝中活性最强。

下面列举几种氨基酸脱羧基产生的重要胺类物质。

(一)谷氨酸脱羧生成 γ - 氨基丁酸

谷氨酸可在谷氨酸脱羧酶催化下脱羧基生成 γ - 氨基丁酸(GABA)。谷氨酸脱羧酶在脑、肾组织中活性很高，所以脑中 GABA 的含量较多。

GABA 是抑制性神经递质，对中枢神经有抑制作用。临床上可用维生素 B_6 治疗妊娠性呕吐和小儿惊厥，就是为了促进 GABA 的生成，从而使过度兴奋的神经受到抑制。

(二)组氨酸脱羧生成组胺

组氨酸通过组氨酸脱羧酶催化生成组胺。组胺在体内分布广泛，乳腺、肺、肝、肌肉及胃黏膜中组胺含量较高，主要存在于肥大细胞中。

组胺是一种强烈的血管舒张剂，且能增加毛细血管的通透性，引起血压下降，严重时会产生休克。组胺对血管以外的平滑肌有兴奋作用，可引起支气管哮喘。组胺还可促进胃蛋白酶原及胃酸的分泌。创伤、炎症、烧伤等病变部位可有组胺的释放。

(三)色氨酸生成5-羟色胺

色氨酸首先通过色氨酸羟化酶的作用生成5-羟色氨酸,再经脱羧酶作用生成5-羟色胺(5-HT)。5-HT广泛分布于体内各组织,除神经组织外,还存在于胃肠、血小板及乳腺细胞中。

脑内的5-HT可作为神经递质,与睡眠、镇痛、调节体温等生理功能有关;在外周组织,5-HT有收缩血管的作用,但对骨骼肌血管主要是扩张作用。

(四)鸟氨酸生成多胺

多胺是含有多个氨基的化合物。某些氨基酸的脱羧基作用可以产生多胺类物质。例如,鸟氨酸脱羧基生成腐胺,然后再转变成精脒和精胺。

精脒与精胺是调节细胞生长的重要物质。凡生长旺盛的组织,如胚胎、再生肝、癌瘤组织或生长激素作用的细胞等,作为多胺合成限速酶的鸟氨酸脱羧酶活性均较强,多胺的合成量也较高。临床上可利用测定癌瘤患者血、尿中多胺含量作为观察病情变化的生化指标之一。

(五)半胱氨酸生成牛磺酸

体内半胱氨酸代谢可生成牛磺酸。半胱氨酸首先氧化成磺酸丙氨酸,再脱去羧基生成牛磺酸。

牛磺酸对人体特别是婴幼儿具有十分重要的生理意义。牛磺酸的缺少会影响婴幼儿视力、心、脑的正常发育,并能一定程度增强免疫功能。体内合成牛磺酸数量有限,海鱼、贝类,牛肉等含量较为丰富。初乳中含有较高浓度的牛磺酸,但牛奶中几乎不含牛磺酸,因此婴儿配方奶中都人工添加牛磺酸。

知识链接

人乳与牛乳成分比较

人乳已鉴定的成分超过200多种。人乳中蛋白质含量虽比牛乳少,但以乳清蛋白为主,酪蛋白较少,适合婴儿消化吸收;牛磺酸含量是牛乳的10~30倍,初乳(产后5天以内的乳汁为初乳)中更丰富;人乳中脂肪含量与牛乳相当,但人乳富含脂肪酶及肉毒碱,有利于脂肪的消化吸收,且胆固醇含量是牛乳的3倍,有利于婴儿中枢神经系统髓鞘磷脂化;除维生素D和维生素K外,营养良好的乳母可提供一岁以内婴儿所需的各种维生素,且含量也高于牛乳;矿物质方面,人乳矿物质总量为牛乳的1/3,可减轻婴儿尚未成熟的肾负荷,且钙磷比例适宜(2:1),钙、磷、铁、锌的吸收率远高于牛乳。人乳与牛乳或配方奶最重要的区别在于其具有提高婴儿免疫力的作用。人乳中含有所有类型球蛋白,以及能抑制病原菌生长的乳铁蛋白,还有溶菌酶和大量免疫活性细胞,尤其初乳中这些物质含量最高。人乳中还含有低聚糖,是人乳特有,可促进乳酸杆菌生长。

二、氨基酸分解代谢产生一碳单位

某些氨基酸在代谢过程中能生成含有一个碳原子的基团,称为一碳单位。例如甲基($-CH_3$)、亚甲基($-CH_2-$)、次甲基($-CH=$)、甲酰基($-CHO$)及亚氨甲基($-CH=NH$)等,可分别来自甘氨酸、组氨酸、丝氨酸、色氨酸、蛋氨酸等氨基酸的分解代谢。

（一）一碳单位的载体

一碳单位不能游离存在，常与四氢叶酸（FH_4）结合而转运或参与生物代谢。FH_4 是一碳单位代谢的载体，由叶酸还原生成。一碳单位共价连接于 FH_4 分子的 N^5、N^{10} 位或 N^5 和 N^{10} 位上。

（二）一碳单位的功能

1. 是合成嘌呤和嘧啶的原料　一碳单位在核酸生物合成中有重要作用。例如 $N^{10}-CHO-FH_4$ 和 N^5，$N^{10}-CH=FH_4$ 分别为嘌呤碱的合成提供 C_2、C_8 原子，$N^5-N^{10}-CH=FH_4$ 直接提供甲基用于 dTMP 的生成等。因此，一碳单位代谢障碍或 FH_4 不足时，可引起巨幼细胞贫血等疾病；磺胺类药物通过抑制细菌合成叶酸来抑制细菌生长。

2. 参与体内甲基化反应　$N^5-CH_3-FH_4$ 可参与甲硫氨酸循环，是体内甲基化反应的间接供体，可参与多种含甲基物质的合成，例如肾上腺素、胆碱、胆酸等。

三、含硫氨基酸的代谢

体内的含硫氨基酸包括甲硫氨酸、半胱氨酸和胱氨酸。这三种氨基酸的代谢是相互联系的，甲硫氨酸可以转变为半胱氨酸和胱氨酸，半胱氨酸和胱氨酸也可以互变，但后二者不能变为甲硫氨酸，所以甲硫氨酸是营养必需氨基酸。

（一）甲硫氨酸的代谢

1. 甲硫氨酸与转甲基作用　甲硫氨酸分子中含有 S – 甲基，可通过转甲基作用参与生成多种含甲基的重要生理活性物质，例如肾上腺素、肌酸、肉毒碱等。

甲硫氨酸在转甲基之前，要先在甲硫氨酸腺苷转移酶催化下与 ATP 作用生成 S – 腺苷甲硫氨酸（S – adenosyl methionine，SAM）。SAM 中的甲基称为活性甲基，SAM 称为活性甲硫氨酸。

SAM 是体内最主要的甲基供体。SAM 可在不同甲基转移酶的催化下，将甲基转移给各种甲基受体而形成许多甲基化合物。据统计，体内约有 50 多种物质需要 SAM 提供甲基，生成甲基化合物。甲基化作用是重要的代谢反应，具有广泛的生理意义（包括 DNA 与 RNA 的甲基化）。

2. 甲硫氨酸循环　SAM 转出甲基后形成 S – 腺苷同型半胱氨酸，脱去腺苷可生成同型半胱氨酸。同型半胱氨酸可以接受 $N^5-CH_3-FH_4$ 提供的甲基再生成甲硫氨酸，形成一个循环过程，称为甲硫氨酸循环（图 8 – 7）。此循环的生理意义在于甲硫氨酸分子中甲基可间接通过 $N^5-CH_3-FH_4$ 由其他非必需氨基酸提供，以防甲硫氨酸的大量消耗。

催化 $N^5-CH_3-FH_4$ 与同型半胱氨酸生成甲硫氨酸的酶是 $N^5-CH_3-FH_4$ 转甲基酶，该酶以维生素 B_{12} 为辅酶。因此，维生素 B_{12} 缺乏可引起甲硫氨酸循环受阻，影响甲硫氨酸合成及四氢叶酸再生，使核酸合成障碍，细胞分裂受阻。临床上可以见到维生素 B_{12} 缺乏引起的巨幼细胞贫血。

（二）半胱氨酸和胱氨酸代谢

半胱氨酸含巯基（– SH），胱氨酸含有二硫键（– S – S –），两者可通过氧化还原而互变。蛋白质分子中两个半胱氨酸残基间所形成的二硫键对维持蛋白质分子构象起重要作用。半胱氨酸的巯基与许多酶的活性密切相关，故这些酶有巯基酶之称。

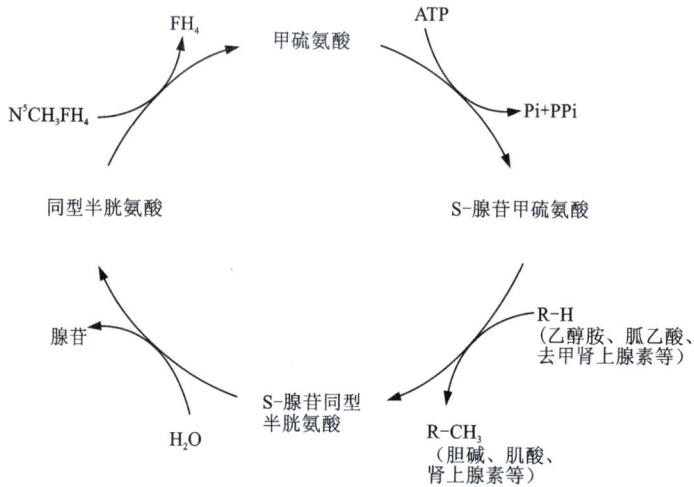

图 8-7 甲硫氨酸循环

含硫氨基酸经分解代谢可生成硫酸根。例如半胱氨酸氧化分解生成 3′ - 磷酸腺苷 - 5′ - 磷酸硫酸(PAPS),即活化硫酸根。PAPS 化学性质活泼,可提供硫酸根使某些物质形成硫酸酯。这在肝脏的生物转化中有重要作用。例如类固醇激素可与 PAPS 结合成硫酸酯而被灭活。

四、芳香族氨基酸的代谢

芳香族氨基酸包括苯丙氨酸,酪氨酸和色氨酸。苯丙氨酸除用于合成蛋白质外,还可氧化生成酪氨酸。

(一)苯丙氨酸代谢

1.苯丙氨酸代谢途径 正常情况下,苯丙氨酸的主要代谢是在苯丙氨酸羟化酶催化下生成酪氨酸,然后可进一步代谢。苯丙氨酸羟化酶主要存在于肝等组织中,辅酶是四氢生物喋呤,催化的反应不可逆,因而酪氨酸不能变为苯丙氨酸。反应如下:

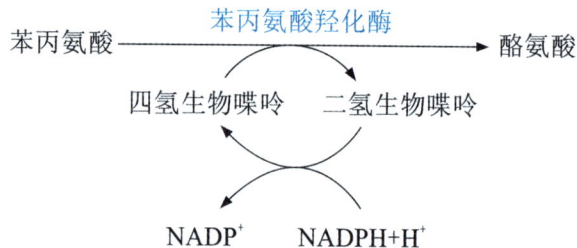

苯丙氨酸除转变为酪氨酸外,少量还可经转氨基作用生成苯丙酮酸。

2.苯丙酮酸尿症 先天性苯丙氨酸羟化酶缺陷患者,苯丙氨酸不能转变为酪氨酸,血液、脑脊液中苯丙氨酸浓度升高,并经转氨基作用生成大量苯丙酮酸。苯丙酮酸及其代谢产物苯乙酸、苯乳酸等随尿排出,因此而得名为苯丙酮酸尿症(phenylketonuria,PKU)。

高浓度的苯丙氨酸及代谢产物苯丙酮酸等在脑组织中大量蓄积,导致脑细胞受损,会引起患儿智力低下;由于无法正常合成酪氨酸,导致黑色素生成障碍,患儿皮肤、毛发颜色浅淡；且由于尿中苯丙酮酸及其代谢产物大量随尿排出，患儿尿液有鼠尿臭味。

　　PKU 是常染色体隐性遗传疾病，避免近亲结婚可起到一定预防作用。PKU 也是少数可治性遗传性代谢病之一，对 PKU 患儿的治疗可通过新生儿筛查早期发现，适当控制膳食中苯丙氨酸的含量，以避免神经系统的不可逆性损伤。

知识链接

PKU 患者的饮食

　　PKU 治疗主要是在婴儿期采用低苯丙氨酸特殊奶粉，待血苯丙氨酸浓度降至理想浓度时，可逐渐少量添加天然饮食。到幼儿期添加辅食时可以淀粉类、蔬菜、水果等低蛋白食物为主。低苯丙氨酸饮食治疗至少持续到青春期后，终生治疗对患者更有益。在低苯丙氨酸饮食治疗的同时，联合补充酪氨酸可以使毛发颜色恢复正常。除此之外，还应密切观察患儿的生长发育营养状况。

(二)酪氨酸代谢

　　酪氨酸生成后进一步代谢，可合成某些神经递质、激素、黑色素等。

　　1. 生成儿茶酚胺　　酪氨酸经酪氨酸羟化酶催化生成 3，4 - 二羟苯丙氨（多巴）。多巴经多巴脱羧酶催化生成多巴胺。多巴胺在多巴胺 β - 氧化酶催化转变生成去甲肾上腺素，去甲肾上腺素由 SAM 提供甲基转化生成肾上腺素。多巴胺、去甲肾上腺素、肾上腺素统称为儿茶酚胺。

　　酪氨酸羟化酶是儿茶酚胺合成的限速酶，此酶也是以四氢生物喋呤为辅酶，其活性受终产物的反馈调节。

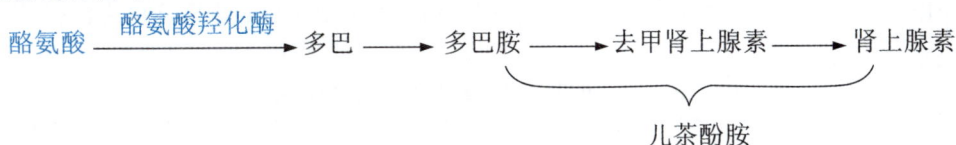

$$酪氨酸 \xrightarrow{\text{酪氨酸羟化酶}} 多巴 \longrightarrow 多巴胺 \longrightarrow 去甲肾上腺素 \longrightarrow 肾上腺素$$

儿茶酚胺

　　帕金森病（Parkinson' disease）是由于脑生成多巴胺的功能退化所致的一种严重的神经系统疾病。帕金森病患者多巴胺生成减少，临床用 L - 多巴治疗，就是为了促使组织中生成较多多巴胺。

　　2. 合成黑色素　　在黑色素细胞中，酪氨酸在酪氨酸酶催化下羟化生成多巴，多巴经氧化、脱羧等反应生成吲哚醌。黑色素即是吲哚醌的聚合物。白化病患者因遗传缺陷而导致酪氨酸酶缺乏，黑色素合成障碍，皮肤、毛发白化。

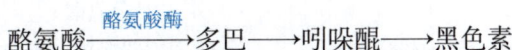

$$酪氨酸 \xrightarrow{\text{酪氨酸酶}} 多巴 \longrightarrow 吲哚醌 \longrightarrow 黑色素$$

知识链接

白化病

　　白化病是一种常染色体隐性遗传性疾病。患者因缺少黑色素，皮肤、眉毛、头发及其他体毛都呈白色或白里带黄；由于视网膜色素缺失，虹膜、瞳孔呈现淡粉色，患者视力亦受到影响；且因为缺少黑色素对皮肤的保护，阳光下暴晒会增大白化病患者患上皮肤癌的几率。根据流行病学调查结果统计，白化病的发病率约为人群的千分之二。动物中发病率也很高。

3. 氧化分解 酪氨酸的另一代谢途径是经转氨基作用生成对羟基苯丙酮酸，进一步氧化为尿黑酸，尿黑酸在尿黑酸氧化酶催化下分解生成乙酰乙酸和延胡索酸，分别参与糖、脂肪代谢。

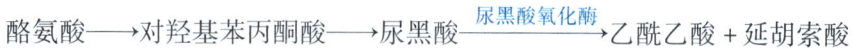

$$酪氨酸 \longrightarrow 对羟基苯丙酮酸 \longrightarrow 尿黑酸 \xrightarrow{\text{尿黑酸氧化酶}} 乙酰乙酸 + 延胡索酸$$

当缺乏尿黑酸氧化酶时，尿黑酸分解受阻，大量尿黑酸排入尿中，经空气氧化为相应的醌类物质，后者可聚合为黑色化合物。这种先天性代谢缺陷病称为尿黑酸症。尿黑酸病发病率不高，患者尿中由于含有高浓度的尿黑酸，放置后会氧化成黑色，关节处沉积可引起关节炎。

(三) 色氨酸分解代谢

色氨酸除生成 5 - 羟色胺、一碳单位外，还可分解生成丙酮酸和乙酰乙酰辅酶 A。部分色氨酸还可转变成烟酸，但合成量少，仍需由食物补充。

综上可见，各种氨基酸除了作为合成蛋白质的原料外，还可以转变成其他多种含氮的生理活性物质。除上述介绍外，由氨基酸衍生出的重要含氮化合物还有很多，例如卟啉化合物是由甘氨酸参与合成的，卟啉及其衍生化合物广泛存在于生物体内发挥各自的生理功能，如血红素是含铁卟啉化合物，维生素 B_{12} 是含钴的卟啉化合物等；肌酸由甘氨酸、精氨酸、SAM 合成，肌酸在肌酸激酶催化下生成的磷酸肌酸是能量储存的重要化合物，肌酸通过非酶促反应生成的肌酐可用于肾功能检测；由谷氨酸、半胱氨酸及甘氨酸合成的谷胱甘肽 (GSH) 还原型能保护酶分子上的巯基等。表 8 - 4 总结了部分由氨基酸衍生出的重要含氮化合物。

表 8 - 4 由氨基酸衍生的重要含氮化合物

含氮化合物	生理作用	氨基酸
嘌呤碱	含氮碱基，核酸成分	天冬氨酸、谷氨酰胺、甘氨酸
嘧啶碱	含氮碱基，核酸成分	天冬氨酸
5 - 羟色胺	血管收缩剂、神经递质	色氨酸
组胺	血管舒张剂	组氨酸
γ - 氨基丁酸	神经递质	谷氨酸
精胺、精脒	细胞增殖促进剂	甲硫氨酸、鸟氨酸
烟酸	辅酶	色氨酸
儿茶酚胺类	神经递质、激素	苯丙氨酸、酪氨酸
甲状腺素	激素	酪氨酸
黑色素	皮肤色素	苯丙氨酸、酪氨酸
卟啉化合物	血红素、细胞色素	甘氨酸
肌酸、磷酸肌酸	能量储存	甘氨酸、精氨酸、甲硫氨酸

重点回顾

1. 蛋白质是机体的营养物之一，食物的营养价值表现在所含营养必需氨基酸的种类和数量。食物中蛋白在胃肠道被消化吸收分解为氨基酸进行代谢，部分可在肠道细菌作用下被分解，即腐败作用。

2. 氨基酸的一般代谢是几乎所有氨基酸分解代谢的共同途径。体内的氨基酸主要通过联合脱氨基作用脱去氨基。催化转氨基作用的转氨酶可用于临床检验。氨基酸脱氨基作用后产生的 α - 酮酸、氨可进一步代谢。正常情况下，体内的氨主要在肝脏合成无毒的尿素，随尿液排出体外。α - 酮酸可生成营养非必需氨基酸，转变成糖、脂类物质或氧化供能。

3. 体内部分氨基酸可进行脱羧基作用，生成相应的胺类；部分氨基酸代谢可生成一碳单位；含硫蛋氨酸及芳香族氨基酸的代谢均可生成体内重要的生理活性物质。

4. 氨基酸代谢异常可引起相应疾病，如苯丙酮酸尿症由苯丙氨酸代谢异常所致，白化病由酪氨酸代谢异常所致等。

（彭姝彬）

第九章　核苷酸代谢

核苷酸既可以作为核酸的基本结构单位，在生物体内还有其他的重要生理功能，如它可作为酶的别构效应剂来参与及调节代谢；可作为辅酶的成分（如 NAD、FAD 等）；还可作为能量的载体分子（如 ATP、UTP、CTP）；可作为甲基供体；可参与信息传递等。

人体内的核苷酸主要由机体细胞自身合成，无需从食物中供给，不属于营养必需物质。

食物中的核酸多与蛋白质结合为核蛋白，在胃中受胃酸的作用，或在小肠中受蛋白酶作用，分解为核酸和蛋白质。核酸在胰核酸酶的作用下降解为核苷酸，核苷酸再在胰、肠核苷酸酶的作用下分解为核苷和磷酸，核苷在核苷酶的作用下分为戊糖和碱基（图 9 - 1）。

核苷酸的代谢包括合成代谢与分解代谢。

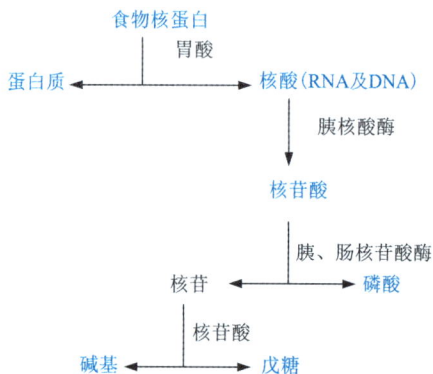

图 9 - 1　核酸的消化吸收

第一节　核苷酸的合成代谢

核苷酸的合成有两种途径：从头合成途径和补救合成途径。由氨基酸、二氧化碳、一碳单位和磷酸核糖等简单物质为原料，经过一系列酶促反应合成核苷酸的过程称为从头合成途径，是体内的主要合成途径。利用体内游离碱基或核苷，经过比较简单的反应生成核苷酸的过程，称为补救合成途径，在部分组织如脑、骨髓中只能通过此途径合成核苷酸。

一、嘌呤核苷酸的合成

（一）嘌呤核苷酸的从头合成途径

1. 合成部位　肝脏、小黏粘膜和胸腺等组织的细胞质。

2. 合成原料　天冬氨酸、一碳单位、二氧化碳、甘氨酸、谷氨酰胺以及磷酸核糖。嘌呤环各元素从头合成的来源见图 9 - 2。

3. 合成过程　核苷酸的从头合成过程比较复杂，为了讲解的方便，可分为两个阶段。

（1）IMP 的合成：5 - 磷酸核糖首先与 ATP 反应生成 5 - 磷酸核糖焦磷酸（PRPP），再以 PRPP 为基础，逐步与谷氨酰胺、甘氨酸、一碳单位、二氧化碳、天冬氨酸反应生成 IMP。详细过程见图 9 - 3。

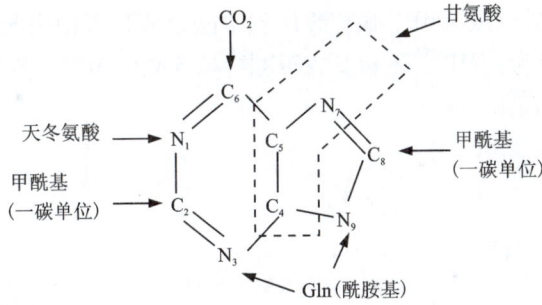

图 9 - 2　嘌呤环的元素来源

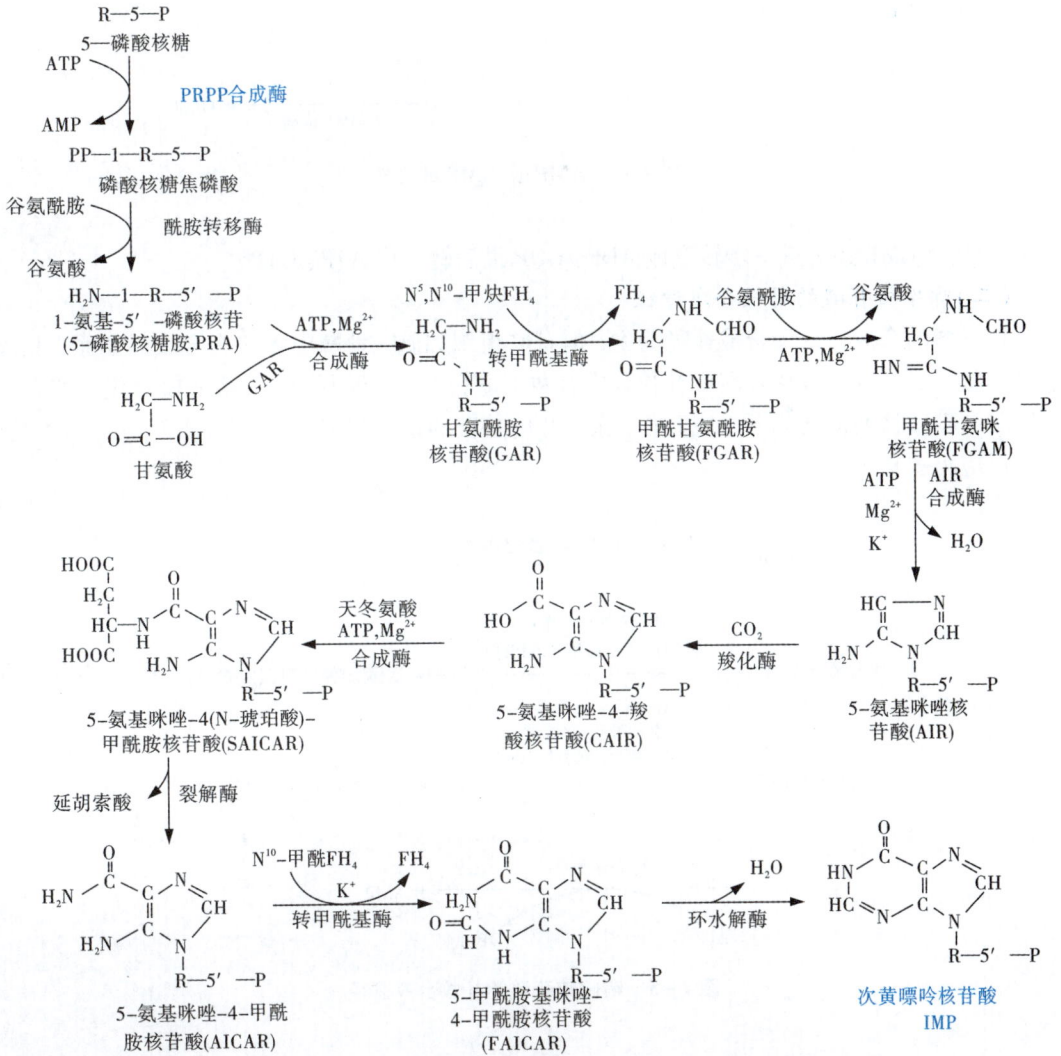

图 9 - 3　IMP 的生成

（2）AMP、GMP 的合成：IMP 是 AMP、GMP 的前体。AMP 的生成为：IMP 首先转变成腺苷酸代琥珀酸，再由它转变成 AMP，腺苷酸代琥珀酸合成过程中由天冬氨酸提供氨基，GTP 提供能量。GMP 的生成为：IMP 首先转变成黄嘌呤核苷酸（XMP），再由它转变成 GMP。过程见图 9-4。

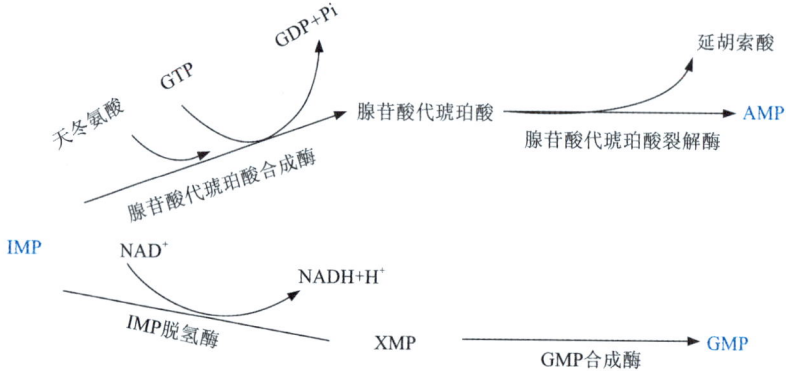

图 9-4 AMP 及 GMP 的合成

AMP 及 GMP 还可进一步转变成 ADP、GDP 最后转变成 ATP、GTP。

（二）嘌呤核苷酸的补救合成途径

核苷酸的合成以从头合成途径为主，但有些组织如脑、骨髓中无从头合成的酶系，只能通过补救合成途径合成核苷酸。补救合成有两条途径，一是碱基与 5-磷酸核糖焦磷酸在嘌呤磷酸核糖转移酶的催化下生成，另一条是嘌呤核苷的重新利用。

反应见图 9-5。

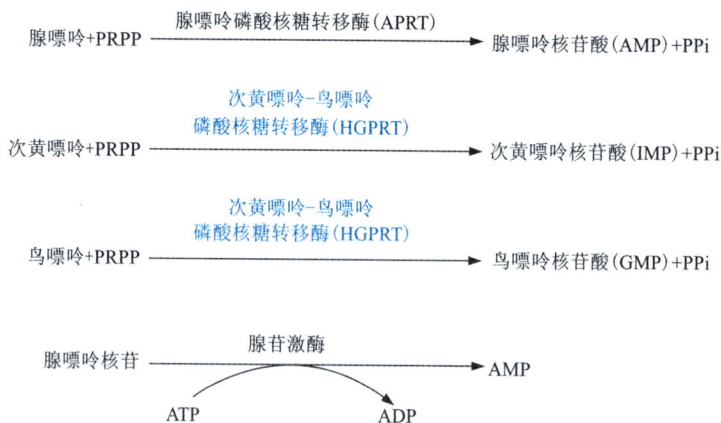

图 9-5 嘌呤核苷酸的补救合成途径

其中腺嘌呤磷酸核糖转移酶活性低，次黄嘌呤-鸟嘌呤磷酸核糖转移酶（HGPRT）活性较高。先天性缺乏（HGPRT）可引起自毁容貌症。

知识链接

自毁容貌症

自毁容貌症是 X 连锁隐性遗传的先天性嘌呤代谢缺陷病。患者由于次黄嘌呤-鸟嘌呤磷酸核糖转移酶(HGPRT)缺失，使得次黄嘌呤和鸟嘌呤不能转换为 IMP 和 GMP，而是降解为尿酸，是 Lesch – Nyhan 症候群的遗传性高尿酸症的成因。Lesch – Nyhan 症候群的高尿酸症经常造成尿酸结石(尿路结石)和关节及软组织中的尿酸结晶沉积(痛风性关节炎)，此外患者脑发育不全、智力低下，还有运动功能障碍(图 9 – 6)。

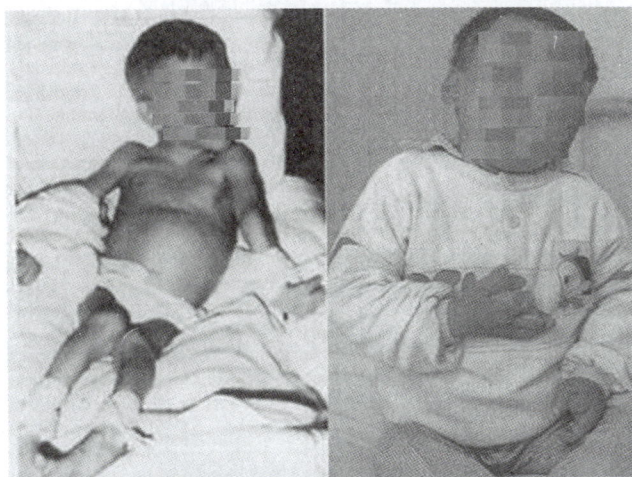

图 9 – 6　自毁容貌症个体

补救合成的生理意义：补救合成节省从头合成时的能量和一些氨基酸的消耗。体内某些组织器官，如脑、骨髓等只能进行补救合成。

二、嘧啶核苷酸的合成

(一)嘧啶核苷酸的从头合成途径

1. 合成部位　肝细胞的细胞质。

2. 合成原料　原料有：谷氨酰胺、CO_2、天冬氨酸、5 – 磷酸核糖。胸腺嘧啶核苷酸的合成还需一碳单位(图 9 – 7)。

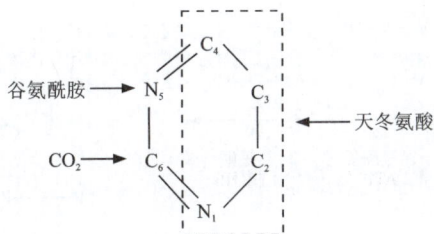

图 9 – 7　嘧啶环的元素来源

3. 合成过程　与嘌呤核苷酸的合成是以 PRPP 为基础，逐步接受各原料提供的原子来形成嘌呤环不同，嘧啶核苷酸合成时首先合成的是嘧啶环，然后与 5 - 磷酸核糖连接。合成过程可分为两个阶段。

（1）UMP 的生成主要合成过程：谷氨酰胺、CO_2、天冬氨酸在一系列酶的作用下先形成第一个嘧啶核苷酸是乳清酸核苷酸（OMP），进而形成尿嘧啶核苷酸（UMP）（图 9 - 8）。嘧啶核苷酸合成的调节酶主要是氨基甲酰磷酸合成酶 II。

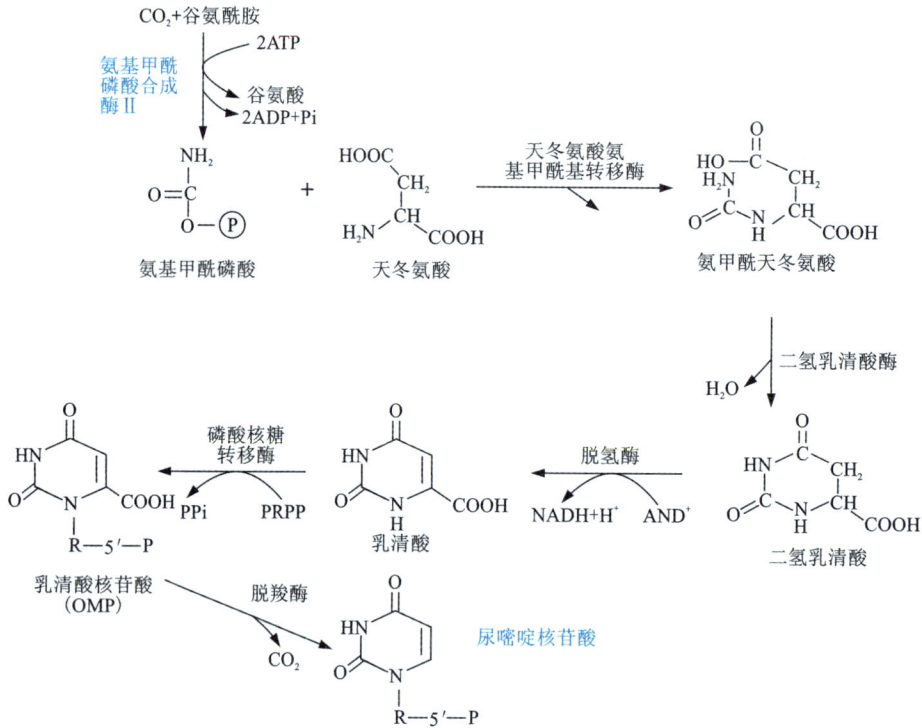

图 9 - 8　UMP 的生成

（2）CTP 的合成：UMP 在尿苷激酶的作用下可转化成 UDP 和 UTP。UTP 可氨化形成CTP，反应有谷氨酰胺提供氨基，ATP 提供能量，CTP 酶催化。详细过程见图 9 - 9。

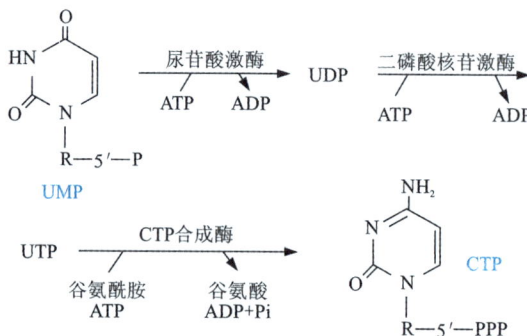

图 9 - 9　CTP 的合成

（二）嘧啶核苷酸的补救合成途径

嘧啶核苷酸的补救合成与嘌呤核苷酸相同，也有两种合成途径：一是由碱基与 5 – 磷酸核糖焦磷酸在嘧啶磷酸核糖转移酶的催化下生成，另一条是嘧啶核苷的重新利用。

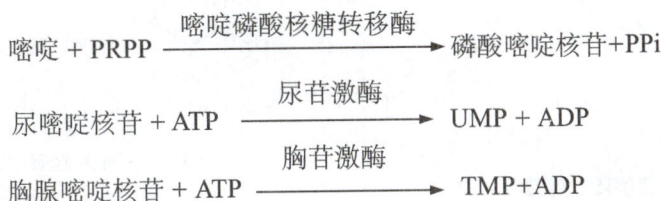

$$\text{嘧啶 + PRPP} \xrightarrow{\text{嘧啶磷酸核糖转移酶}} \text{磷酸嘧啶核苷+PPi}$$

$$\text{尿嘧啶核苷 + ATP} \xrightarrow{\text{尿苷激酶}} \text{UMP + ADP}$$

$$\text{胸腺嘧啶核苷 + ATP} \xrightarrow{\text{胸苷激酶}} \text{TMP+ADP}$$

三、脱氧核糖核苷酸的合成

脱氧核糖核苷酸是通过相应二磷酸核苷（NDP）还原而来，即以 H 取代 NDP 中戊糖 C_2 上的羟基生成（N 代表 A、G、U、C 等碱基）。脱氧二磷酸核苷酸进一步磷酸化可转变成脱氧三磷酸核苷酸。

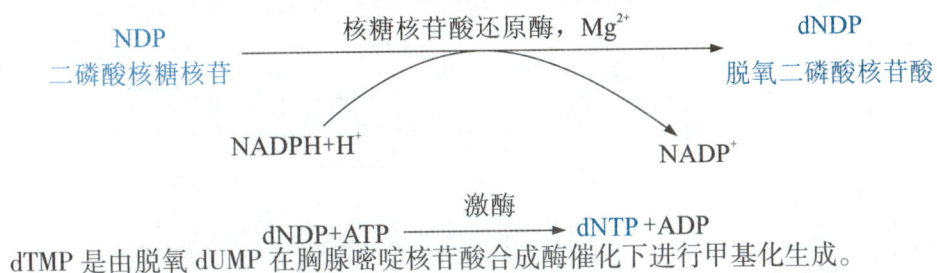

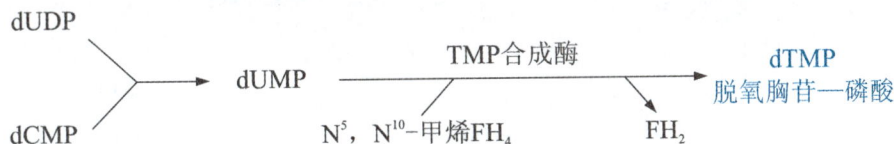

$$\text{NDP（二磷酸核糖核苷）} \xrightarrow[\text{NADPH+H}^+ \quad \text{NADP}^+]{\text{核糖核苷酸还原酶，Mg}^{2+}} \text{dNDP（脱氧二磷酸核苷酸）}$$

$$\text{dNDP+ATP} \xrightarrow{\text{激酶}} \text{dNTP +ADP}$$

dTMP 是由脱氧 dUMP 在胸腺嘧啶核苷酸合成酶催化下进行甲基化生成。

$$\begin{array}{c} \text{dUDP} \\ \text{dCMP} \end{array} \longrightarrow \text{dUMP} \xrightarrow[\text{N}^5, \text{N}^{10}\text{–甲烯FH}_4 \quad \text{FH}_2]{\text{TMP合成酶}} \text{dTMP（脱氧胸苷一磷酸）}$$

四、核苷酸抗代谢物

某些在结构上与核苷酸合成代谢的中间产物类似，可竞争性抑制核苷酸生物合成合成的物质，称为核苷酸抗代谢物。核苷酸抗代谢物主要是一些嘌呤、嘧啶、核苷、氨基酸或叶酸等的类似物。

（一）嘌呤和嘧啶类似物

1. 嘌呤类似物　　嘌呤类似物主要有：6 – 巯基嘌呤（6 – MP）、6 – 巯基鸟嘌呤、8 – 氮杂鸟嘌呤等。6 – MP 最常用，它的结构与次黄嘌呤的结构相似（图 9 – 10），可以抑制 IMP 向 AMP 及 GMP 的转变；此外，6 – MP 还可通过抑制次黄嘌呤 – 鸟嘌呤磷酸核糖转移酶的活性来抑制 AMP 和 GMP 的合成。

2. 嘧啶类似物　　嘧啶类似物主要是 5 – 氟尿嘧啶（5 – FU），是临床上常用的抗肿瘤药物，它的结构与胸腺嘧啶相似（图 9 – 11），在体内经转化生成氟尿嘧啶核苷三磷酸（FUTP）。

FUTP 以 FUMP 的形式参入 RNA 分子破坏其结构。

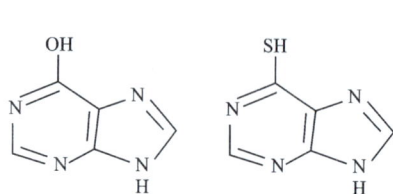

次黄嘌呤　　　　　　鸟嘌呤

图 9 - 10　次黄嘌呤、鸟嘌呤的结构

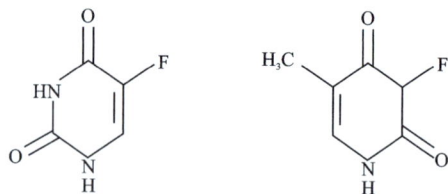

5-氟尿嘧啶(5-FU)　　　　胸腺嘧啶(T)

图 9 - 11　5 - 氟尿嘧啶、胸腺嘧啶的结构

(二)　氨基酸类似物

氨基酸类似物有氮杂丝氨酸和 6 - 重氮 - 5 - 氧去甲亮氨酸,其结构与谷氨酰胺相似。可抑制谷氨酰胺参与核苷酸的合成。

(三)　叶酸类似物

叶酸类似物有氨基蝶呤和甲氨蝶呤(MTX), MTX 在临床上常用于白血病的治疗。甲氨蝶呤结构与叶酸相似(图 9 - 12),可抑制一碳单位参与反应来抑制核苷酸的合成。

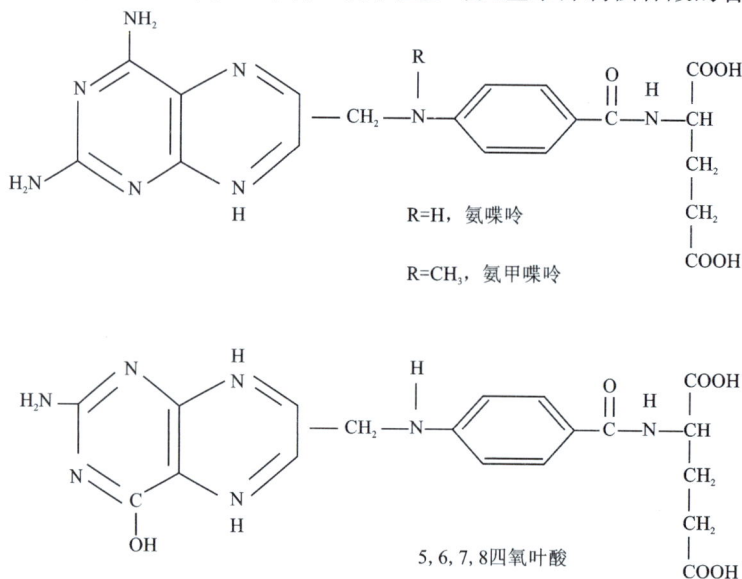

R=H,氨喋呤

R=CH₃,氨甲喋呤

5, 6, 7, 8 四氧叶酸

图 9 - 12　氨蝶呤和甲氨蝶呤、叶酸的结构

第二节　核苷酸的分解代谢

体内核苷酸在一系列酶的作用下,降解生成相应的碱基、磷酸、戊糖。磷酸与戊糖可转变为 5 - 磷酸核糖。碱基可参加补救合成途径,亦可进一步分解。

一、嘌呤的分解代谢

体内嘌呤核苷酸的分解代谢主要在肝脏、小肠及肾脏中进行。嘌呤分解的最终产物为尿酸（图9－13）。

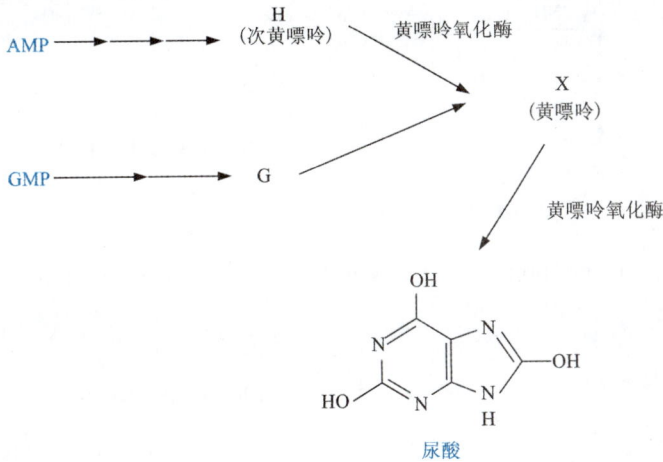

图9－13　嘌呤核苷酸的分解代谢

正常生理情况下，嘌呤的合成与分解处于相对平衡状态，所以尿酸的生成与排泄也较恒定。正常人血清中尿酸含量约 0.12～0.36 mmol/L。尿酸的水溶性较差，当体内核酸大量分解或食入高嘌呤食物时，血中尿酸水平升高，尿酸盐结晶在关节、软组织、软骨及肾等处沉积，而导致关节炎、尿路结石及肾疾患，称为痛风症（图9－14）。

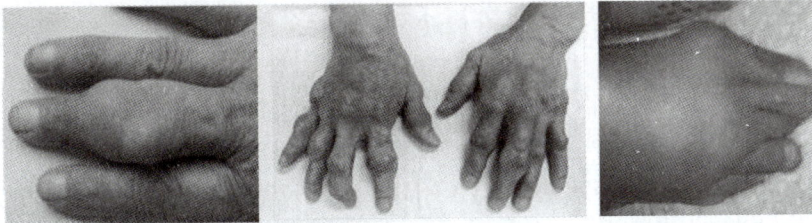

图9－14　痛风症

临床上急性时常用抗发炎药治疗，如秋水仙碱；慢性常用别嘌呤醇治疗痛风症。别嘌呤醇与次黄嘌呤结构类似，可竞争性抑制黄嘌呤氧化酶的活性，从而抑制尿酸的生成。

二、嘧啶的分解代谢

嘧啶的分解代谢主要在肝脏中进行。分解代谢过程中有脱氨基、氧化、还原及脱羧基等反应。胞嘧啶脱氨基转变为尿嘧啶，尿嘧啶还原为二氢尿嘧啶，二氢尿嘧啶酶催化嘧啶环水解，生成 β－丙氨酸、CO_2 和 NH_3。胸腺嘧啶经多步反应转变成 β－脲基异丁酸，β－脲基异丁酸进一步转变成 β－氨基异丁酸、CO_2 和 NH_3。CO_2 和 NH_3 可在肝中形成尿素，β－丙氨酸和 β－氨基异丁酸在体内继续分解代谢（图9－15）。β－氨基异丁酸也可随尿排出体外。食入含 DNA 丰富的食物、经放射线治疗或化学治疗的患者，以及白血病患者，尿中 β－氨基异丁酸排出量增多。

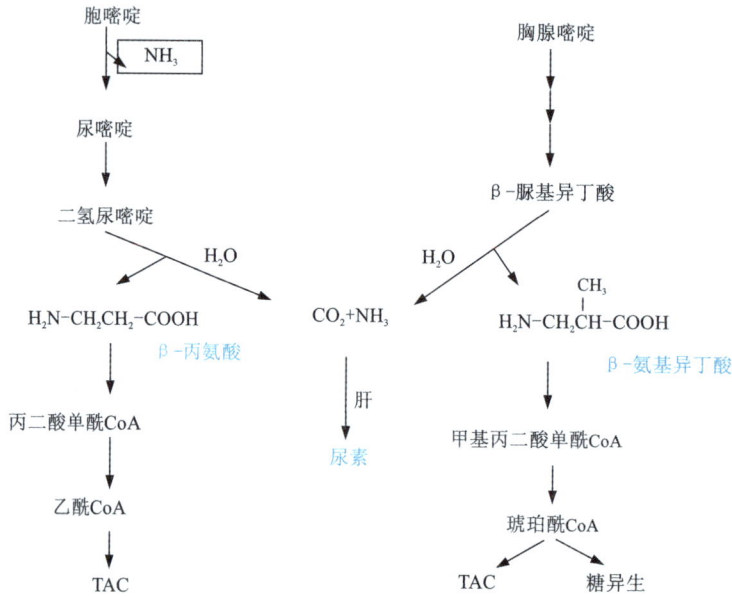

图 9-15　嘧啶的分解代谢

重点回顾

1.核苷酸即可以作为核酸的基本结构单位,由磷酸、戊糖和碱基构成。

2.核苷酸的合成有两种途径:从头合成途径和补救合成途径。从头合成途径是体内的主要合成途径,主要在肝中进行;脑、骨髓中只能通过补救合成途径合成核苷酸。

3.嘌呤碱分解代谢的终产物为尿酸,尿酸过多可引起痛风症,临床上常用别嘌呤醇治疗痛风症。嘧啶碱分解代谢的终产物有 β-丙氨酸、NH_3、CO_2、β-氨基异丁酸。

4.嘌呤类似物主要有:6-巯基嘌呤(6-MP)、6-巯基鸟嘌呤、8-氮杂鸟嘌呤等,6-MP 最常用;嘧啶类似物主要是 5-氟尿嘧啶(5-FU),5-FU 是临床上常用的抗肿瘤药物;氨基酸类似物有氮杂丝氨酸和 6-重氮-5-氧去甲亮氨酸。叶酸类似物有氨基蝶呤和甲氨蝶呤(MTX),MTX 在临床上常用于白血病的治疗。

（吴　明）

第十章　遗传信息的传递

核酸是遗传物质的主要载体，大多数生物的遗传信息储存在 DNA 的核酸序列中。DNA 或 RNA 分子上具有遗传效应的分子片段，称为基因。各种生物在进行繁衍生息的过程中，都能够稳定、完整的将自身基因遗传信息传递下去；同时也可以在基因复制的过程中发生变异促进物种的进化。亲代通过 DNA 复制把遗传信息传递给子代，在子代的个体发育中再通过转录将遗传信息传递到 RNA，最后翻译成特定的蛋白质。经过长期的研究发现，某些 RNA 病毒中 RNA 也具有自我复制能力，并且还可将遗传信息经逆转录传给 DNA。生物体中这

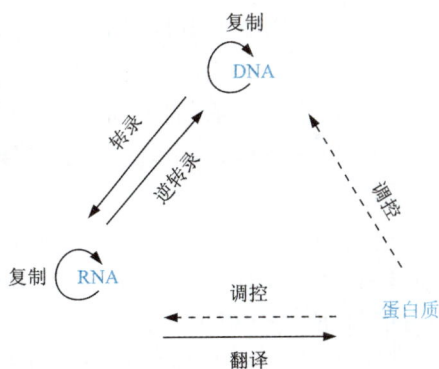

图 10 - 1　遗传的中心法

种遗传信息的传递规律，就称为中心法则(图 10 - 1)，包括 DNA 的复制、RNA 复制、RNA 的转录、RNA 逆转录、蛋白质的翻译等过程。

第一节　DNA 的生物合成

DNA 的生物合成方式主要是 DNA 的复制。某些 RNA 病毒中也可以通过逆转录的方式合成 DNA，一些因素造成的 DNA 损伤也可以通过 DNA 的修复机制得以合成，以保证 DNA 结构和功能的完整稳定。

一、DNA 的复制

以亲代 DNA 作为模板合成相同子代 DNA 的过程，称为 DNA 复制。DNA 稳定的自我复制能使 DNA 的量成倍增加，这是细胞分裂的物质基础。

(一) DNA 复制的方式

细胞内 DNA 复制是以半保留复制的方式进行的。DNA 复制时，首先是亲代的双螺旋结构解开，成为两条单链，然后再分别以单链作为模板按照碱基互补原则合成新的子代 DNA。在新合成的子代 DNA 分子中，一条链是亲代 DNA 保留下来的，另一条链是新合成的。这种 DNA 的复制方式称为半保留复制(图 10 - 2)。

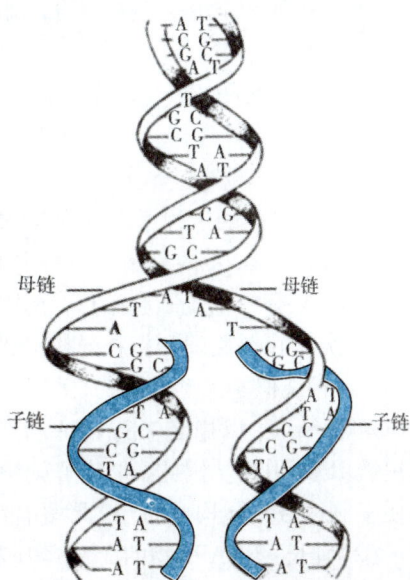

图 10 - 2　DNA 的半保留复制

（二）DNA 的复制过程

1. DNA 复制的条件　DNA 的复制是一个复杂过程，需要复制的模板、原料、引物、多种酶类及蛋白因子参与。在此过程中，还需要 ATP 和 GTP 提供能量。

（1）模板：亲代 DNA 的两条链都可以作为 DNA 复制的模板。

（2）原料：dNTP，包括 dATP、dTTP、dCTP、dGTP。复制开始后，dTNP 在 DNA 聚合酶的作用下，水解 dNTP 上的两个高能磷酸键，生成 dNMP。

（3）酶类：DNA 复制过程中，需要大量具有酶活性的特殊蛋白质参与。

①解旋酶：在所有细胞中，复制只可以发生于一条单链 DNA 模板，因此必然存在解开双链 DNA 的机制。解旋酶能够将 DNA 两条链间的氢键解开，使 DNA 局部形成两条单链。

②拓扑异构酶：既能水解又能连接磷酸二酯键，使 DNA 超螺旋结构松弛，解除来源于解旋酶诱导的解链所产生的扭结现象。

③单链结合蛋白：与解链后的模板单链结合，维持其结构稳定，阻止未成熟的单链 DNA 重新螺旋。同时也能保护 DNA 单链免受核酸酶水解。

④DNA 引物酶：以模板 DNA 链为模板，催化启动 RNA 引物的合成。

⑤DNA 聚合酶：从 3′-羟基末端起始，依照碱基互补配对原则，沿 5′→3′方向延伸子代 DNA 链。原核生物中 DNA 聚合酶有 3 种，分别为 DNA 聚合酶 Ⅰ、Ⅱ、Ⅲ；真核生物中 DNA 聚合酶有 α、β、γ、δ 和 ε5 种。DNA 聚合酶 Ⅰ 的作用是切除引物及填平缺口；DNA 聚合酶 Ⅱ 主要是在 DNA 的校正和修复方面起作用；DNA 聚合酶 Ⅲ 是延长子链 DNA 的主要酶。

⑥DNA 连接酶：催化两条子代 DNA 片段间磷酸二酯键的形成并连接，生成一条完整的 DNA 长链（图 10-3）。

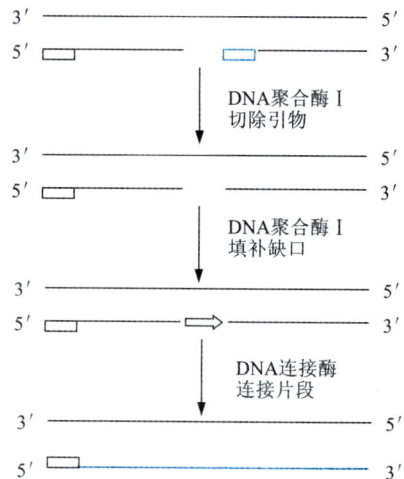

图 10-3　DNA 聚合酶 Ⅰ 和连接酶的作用

2. DNA 复制的过程　DNA 复制过程分为起始、延长和终止三个阶段（图 10-4）。

（1）起始：DNA 的复制是在特定的起始部位开始的，称为复制起始点。一般来说，原核生物 DNA 只有一个复制起始点，真核生物 DNA 有多个起始点。在复制起始点上，双螺旋结构 DNA 分子在解旋酶和拓扑异构酶的共同作用下，先解开一段双链，成为局部的两条单链 DNA，这种类似于叉子的结构，称为复制叉。解链至一定长度后，单链 DNA 结合蛋白与模板 DNA 单链结合，以稳定单链 DNA 分子结构。接着，引物酶结合在模板 DNA 单链上，催化合成短链 RNA 引物。因此，形成解旋酶、拓扑异构酶、单链 DNA 结合蛋白等蛋白因子以及蛋白质复制区域共同构成的"Y"形复合结构，称为引发体。

（2）延长：RNA 引物的 3′-羟基末端是合成新 DNA 分子的起点，DNA 聚合酶 Ⅲ 将 dNTP 水解成 dNMP 并催化生成 3′，5′-磷酸二酯键，分别以亲代 DNA 分子的 2 条单链作为模板，同时合成 2 条 DNA 新链。

由于 DNA 分子中的两条单链是反向平行的，而 DNA 聚合酶 Ⅲ 的催化合成方向是 5′→3′。

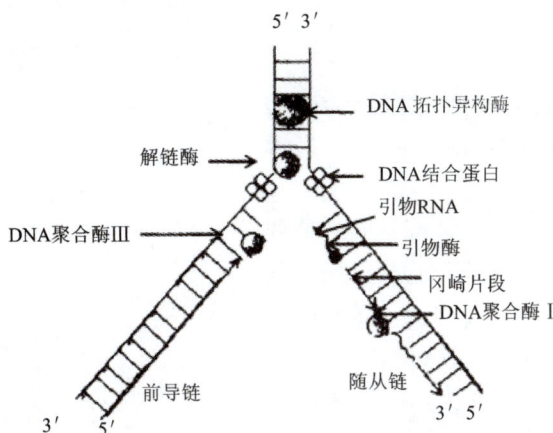

图 10 - 4　DNA 的复制过程

因此，DNA 的 2 条链的复制过程不完全相同。DNA 的复制具有半不连续性：以 $3'→5'$ 方向的母链为模板时，子链 DNA 是沿 $5'→3'$ 方向连续复制的，与双链 DNA 解链的方向一致，称为前导链；以 $5'→3'$ 方向的母链作为模板时，子链 DNA 的复制方向与双链 DNA 解链的方向相反，首先形成一些不连续的 DNA 片段，称为冈崎片段。多个冈崎片段连接成一条完整的链，称为随从链。在这一阶段 DNA 聚合酶Ⅲ起主要作用。

（3）终止：DNA 聚合酶Ⅰ将前导链和冈崎片段的 RNA 引物切除，并催化填补空缺，多个冈崎片段在 DNA 连接酶的作用下连接起来形成连续的子链——随从链。

知识链接

DNA 体外扩增——PCR 技术

　　PCR 技术(聚合酶链式反应)是一种用于放大扩增特定的 DNA 片段的分子生物学技术。无论是化石中的古生物、历史人物的残骸，还是几十年前凶杀案中凶手所遗留的毛发、皮肤或血液，只要能分离出一丁点的 DNA，就能用 PCR 加以放大，进行比对。目前广泛用于医学分子检验、法医学、考古学等方面。

　　PCR 技术的基本原理类似于 DNA 的天然复制过程，其特异性依赖于与靶序列两端互补的寡核苷酸引物。PCR 由变性——退火——延伸三个基本反应步骤构成：①变性使模板 DNA 双链成为单链，以便它与引物结合，为下轮反应作准备；②退火(复性)：模板 DNA 经加热变性成单链后，温度降至 55℃ 左右，引物与模板 DNA 单链的互补序列配对结合；③延伸：DNA 模板 - 引物结合物在 72℃、DNA 聚合酶(如 TaqDNA 聚合酶)的作用下，以 dNTP 为反应原料，靶序列为模板，按碱基互补配对与半保留复制原理，合成一条新的与模板 DNA 链互补链。重复循环变性——退火——延伸三过程获得更多的互补链，而且这种新链又可成为下次循环的模板。每完成一个循环需 2～4 分钟，2～3 小时就能将待扩目的基因扩增放大几百万倍。

二、逆转录

以 RNA 为模板合成 DNA 的过程称为逆转录或反转录。这一反应主要发生在 RNA 病毒中，如 HIV 病毒等。

催化逆转录的酶称为逆转录酶，是一种依赖于 RNA 的 DNA 聚合酶。首先，逆转录酶以病毒 RNA 为模板，dTNP 为原料，合成一条与模板 RNA 碱基互补的 DNA 单链（cDNA），形成 RNA – DNA 的杂交分子。随后，逆转录酶又将 RNA 链水解，再以 cDNA 为模板合成第二条 DNA 链，最终合成一条双链结构的 DNA 分子。最后将新合成的 DNA 分子整合到宿主细胞染色体中进行表达（图 10 – 5）。

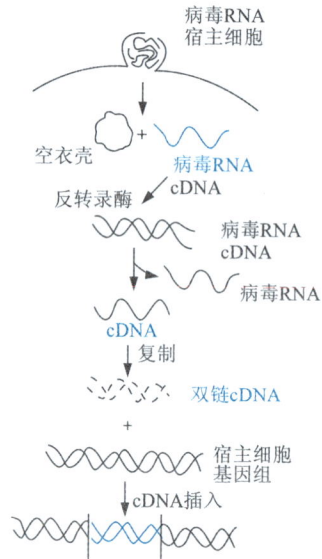

图 10 – 5　逆转录的过程示意图

知识链接

HIV 与艾滋病

人类免疫缺陷病毒（Human Immunodeficiency Virus，HIV）是一种感染人类免疫系统细胞的慢病毒（Lentivirus），属于 RNA 病毒。HIV 的遗传物质 RNA 就是通过逆转录生成携带 HIV 遗传信息的 DNA，继而整合到人体免疫细胞而引起人类免疫功能缺陷。在潜伏感染阶段，HIV 遗传物质整合入宿主细胞基因组中，因 HIV 不会被免疫系统所识别，机体难以对其控制。因此，携带 HIV 病毒的患者会导致其免疫系统失去抵抗力，各种疾病及癌症得以在人体内生存，并最终导致艾滋病，甚至死亡。

三、DNA 的修复合成

DNA 分子结构和功能的稳定是生物体稳定繁殖的基本前提。在环境中某些理化因素、生物学因素（如紫外线、电离辐射、化学诱变剂等）的影响下，会引起 DNA 遗传物质结构发生改变，进而导致遗传信息的异常，称为 DNA 损伤或突变。突变是生物进化和分化的分子基础，可导致基因型的改变，也可通过 DNA 复制遗传给后代，使后代表现出异常的遗传特征。

（一）DNA 损伤的类型

1. 点突变　点突变是指 DNA 分子中个别的脱氧核苷酸残基的改变，包括碱基对置换和移码。

2. 缺失突变　是指一个脱氧核苷酸残基或一段核苷酸链从 DNA 分子上消失。

3. 插入突变　是指原来没有的一个脱氧核苷酸残基或一段核苷酸链插入到 DNA 分子中。

4. 嘧啶二聚体的形成　紫外线可引起 DNA 链上相邻的两个嘧啶碱基发生共价结合生成嘧啶二聚体，而改变 DNA 分子的结构。

知识链接

个体医学与个性化治疗

长期以来，人们已经习惯了针对同一种疾病按照相同的剂量服用样的药物。但科学的发展已经使人们认识到，由于个体遗传基因差异性的存在，针对疾病的治疗方法及其效果也因人而异。如引发艾滋病的 HIV 病毒在感染人的免疫淋巴细胞时，需要淋巴细胞表面的趋化因子受体 2 和 5（CCR2，CCR5）的参与。在 HIV 病毒阳性的感染者中，凡是携带一种 CCR2 变异（64 位的缬氨酸残基突变为异亮氨酸残基）的个体，其发展到艾滋病的过程要比其他感染者晚 2~4 年。

因此，了解此类个体差异的机制，个性化的疾病预防和治疗，对于临床合理用药和新药开发均具有重要的意义。这一研究是建立在基因检测的基础上的。只有当人们了解自身的基因情况，才能有针对性地改善外部环境和合理选用药物，加强药物使用的安全性和有效性，延长生存时间，提高生活质量。

（二）DNA 损伤的修复

1. 光修复　可见光可激活光复活酶，使 DNA 分子中的嘧啶二聚体解开，恢复 DNA 稳定结构。

2. 切除修复　是细胞内最重要的修复机制，需要核酸内切酶、DNA 聚合酶 I 和 DNA 连接酶等参与。主要经过三个步骤：①核酸内切酶识别突变序列并切除该 DNA 单链片段，形成一个缺口。②在 DNA 聚合酶 I 的作用下，以其中未损伤单链 DNA 为模板，沿 5'→3' 方向合成延长 DNA 链，填补空隙。③连接酶的作用下，连接缺口，恢复 DNA 分子的稳定结构。

3. 重组修复　当 DNA 损伤范围较大，亲代 DNA 来不及修复就进行复制，在子链上出现缺口，采用重组修复。首先，通过重组作用将亲代 DNA 分子中完整母链与缺口部分进行交换，填补缺口，形成完整的子代 DNA。然后，在 DNA 聚合酶和连接酶的共同作用下，修复母链中的缺口。

DNA 修复过程在生物体内普遍存在，是正常的生理过程。若修复机制障碍，DNA 损伤不能及时修复，会导致衰老和某些疾病（如肿瘤、癌症、着色性干皮病等）的发生。

知识链接

DNA 损伤修复与着色性干皮病

着色性干皮病的主要是由于皮肤部位细胞缺乏核酸内切酶，而使日光损伤的 DNA 不能正常修复。其临床症状对阳光非常敏感，初起在暴露部如面、唇、结膜、颈部及小腿等处出现雀斑和皮肤发干，类似日光性皮炎，开始皮肤发红，以后出现持久性网状毛细血管扩张，严重者可导致皮肤癌、多发性黑色素瘤等（图 10-6）。多见于皮肤色素较深的人种，一般为常染色体隐性遗传。临床上一般采用外涂避光软膏，如 25% 二氧化钛霜等，内服维生素 A 及烟酰胺或硫酸锌治疗。

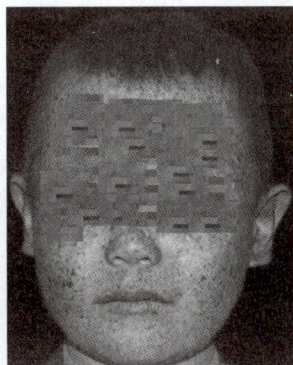

图 10-6　着色性干皮病

第二节　RNA 的生物合成

RNA 的生物合成包括 RNA 复制和转录两种方式。一些 RNA 病毒以 RNA 为模板合成 RNA 的过程，称为 RNA 的复制。以 DNA 为模板指导 RNA 合成的过程，称为转录。DNA 遗传信息通过转录传给 RNA，是中心法则的重要环节。

一、RNA 的转录

(一)RNA 转录的条件

以 DNA 分子一条链的片段作为模板，4 种 NTP 为原料，在 RNA 聚合酶的作用下，催化合成 RNA 链。转录结束后还需要蛋白质因子 ρ 参与终止反应。RNA 转录不需要引物。

(二)转录的过程

转录可分为起始、延伸、终止三个阶段(图 10 - 7)。

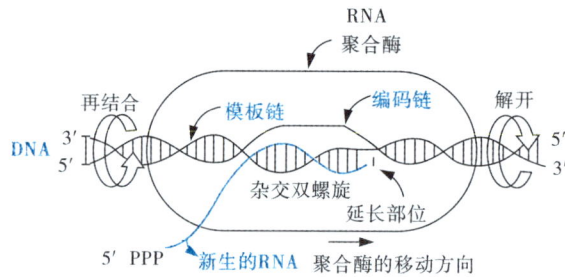

图 10 - 7　RNA 的转录延长

1. 起始　RNA 聚合酶在 σ 亚基的帮助下首先识别 DNA 模板上的一段特殊碱基序列，称为启动子，并与之结合形成酶—启动子复合物，形成转录泡，使 DNA 双链解开约 17 个碱基对。随后，在 RNA 聚合酶的催化作用下，根据模板 DNA 序列合成二核苷酸。

2. 延伸　RNA 链的延长完全由核心酶催化。二核苷酸形成后，σ 亚基脱离 DNA 模板和 RNA 聚合酶全酶。核心酶沿 DNA 模板的 3′→5′方向不断移动，按碱基互补配对原则，沿 5′→3′方向合成 RNA 链。新合成的 RNA 链与模板 DNA 链以氢键连接形成 RNA - DNA 杂交双螺旋。由于杂化分子间氢键不牢固，极易断裂，因此新合成的 RNA 与模板 DNA 链分离，DNA 分子重新螺旋。

3. 终止　RNA 集合酶识别 DNA 链的终止信号时，转录停止，RNA 释放。终止信号有两种：一种是依赖于蛋白质因子 ρ 的终止信号，另一种是非依赖蛋白质因子 ρ 的终止信号。

表 10 - 1 总结了 DNA 复制和转录的区别。

表 10 - 1　复制和转录的区别

	复制	转录
模板	两条 DNA 单链均可复制	模板链的 DNA 片段
原料	4 种 dNTP	4 种 NTP
主要参与酶	DNA 聚合酶	RNA 聚合酶
产物	子代 DNA	RNA
碱基配对	A - T，C - G	A - T，G - C，C - U

二、RNA 转录后加工

真核生物和原核生物转录生成的 RNA 多为初级 RNA，必须经过一系列的转录后加工才能成为成熟的 mRNA，参与遗传信息的传递。

1. mRNA 的加工 真核生物 mRNA 的前体是核内不均一 RNA（hnRNA），其转录后的加工包括首尾修饰和对 hnRNA 的剪接。

酶的催化作用下，在 hnRNA 5′-末端连接上一个 7-甲基鸟苷三磷酸（m^7Gppp）结构，用以保护 mRNA 结构的稳定性，促进核糖体与 mRNA 结合。同时，限制性外切酶切去 hnRNA 3′-末端一些多余的核苷酸，然后再逐个加上腺苷酸形成多聚腺苷酸（polyA）尾部。

真核生物结构基因由外显子和内含子间隔排列而成。mRNA 加工过程中，内含子偏码的核苷酸序列会在首先限制性内切酶作用下被剪切，然后通过连接酶将各部分外显子连接起来，形成成熟 mRNA。

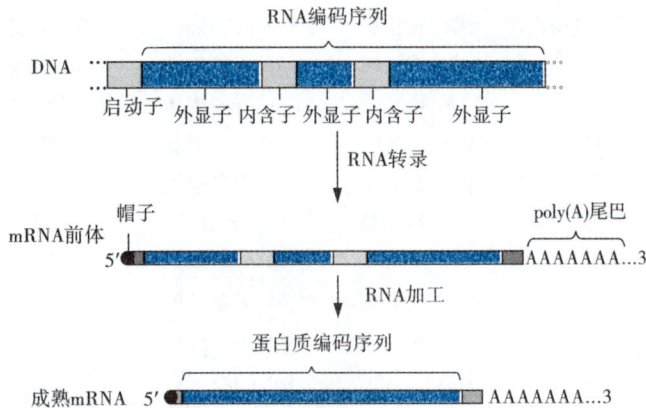

图 10-8 mRNA 的加工过程示意图

2. tRNA 的加工 tRNA 的加工包括剪切和剪接，3′-末端添加 CCA-OH 以及碱基修饰等，使不具有活性的 tRNA 前体转化为成熟的 tRNA。

3. rRNA 的加工 真核生物的 rRNA 的加工主要包括剪接和甲基化修饰。

第三节 蛋白质的生物合成

以 20 种氨基酸为原料，mRNA 为模板指导合成蛋白质的过程，称为蛋白质的生物合成，又称翻译。遗传信息通过转录从 DNA 传给 mRNA，再通过翻译由 mRNA 传给蛋白质。蛋白质是基因表达的最终产物。

一、蛋白质的生物合成

（一）蛋白质生物合成的条件

1. 原料 组成人体蛋白质的 20 种氨基酸。

2. 三种 RNA 原核生物和真核生物中都存在三类主要的 RNA：mRNA、tRNA 以及 rRNA，它们都在蛋白质的生物合成中扮演不同的角色。

（1）mRNA：mRNA 是蛋白质生物合成的模板，其核苷酸序列是由一系列编码蛋白质氨基酸序列的密码子组成。在 mRNA 分子中，沿 5′→3′方向，从 AUG 开始，每三个相邻核苷酸构成的三联体，称为密码子。

构成 RNA 的 4 种核苷酸任意排列组合可形成 64 种三联体密码（表 10 - 2）。其中，61 种组合代表了 20 种氨基酸；5′端的 AUG 是蛋白质合成的起始信号，称为起始密码；UAA、UGA 和 UAG 不编码氨基酸，是蛋白质合成的终止信号，称为终止密码。

表 10 - 2　64 种遗传密码表

第一个核苷酸 (5'端)	第二个核苷酸				第三个核苷酸 (3'端)
	U	C	A	G	
U	UUU 苯丙氨酸	UCU 丝氨酸	UAU 酪氨酸	UGU 半胱氨酸	U
	UUC 苯丙氨酸	UCC 丝氨酸	UAC 酪氨酸	UGC 半胱氨酸	C
	UUA 亮氨酸	UCA 丝氨酸	UAA 终止密码	UGA 终止密码	A
	UUG 亮氨酸	UCG 丝氨酸	UAG 终止密码	UGG 色氨酸	G
C	CUU 亮氨酸	CCU 脯氨酸	CAU 组氨酸	CGU 精氨酸	U
	CUC 亮氨酸	CCC 脯氨酸	CAC 组氨酸	CGC 精氨酸	C
	CUA 亮氨酸	CCA 脯氨酸	CAA 谷氨酰胺	CGA 精氨酸	A
	CUG 亮氨酸	CCG 脯氨酸	CAG 谷氨酰胺	CGG 精氨酸	G
A	AUU 异亮氨酸	ACU 苏氨酸	AAU 天冬酰胺	AGU 丝氨酸	U
	AUC 异亮氨酸	ACC 苏氨酸	AAC 天冬酰胺	AGC 丝氨酸	C
	AUA 异亮氨酸	ACA 苏氨酸	AAA 赖氨酸	AGA 精氨酸	A
	AUG 甲硫氨酸	ACG 苏氨酸	AAG 赖氨酸	AGG 精氨酸	G
G	GUU 缬氨酸	GCU 丙氨酸	GAU 天冬氨酸	GGU 甘氨酸	U
	GUC 缬氨酸	GCC 丙氨酸	GAC 天冬氨酸	GGC 甘氨酸	C
	GUA 缬氨酸	GCA 丙氨酸	GAA 谷氨酸	GGA 甘氨酸	A
	GUG 缬氨酸	GCG 丙氨酸	GAG 谷氨酸	GGG 甘氨酸	G

（2）tRNA：tRNA 是转运氨基酸的工具，其顶端的反密码子能够识别 mRNA 上的密码子。tRNA 携带转运与识别密码子相对应的氨基酸，使其对号入座，按 mRNA 的密码编排合成多肽链。

（3）rRNA：rRNA 与多种蛋白质结合成为核糖体，是蛋白质生物合成的场所。核糖体由大、小亚基两部分组成。大小亚基之间有空隙，是 mRNA 的结合位点，核糖体能沿 mRNA5′→3′方向移动。真核生物大亚基上有两个位点：A 位点和 P 位点，A 位点是结合氨基酰 - tRNA 的部位，P 位点是结合肽酰 - tRNA 的部位。原核生物核糖体上还有一个 E 位点，是卸载 tRNA 的排出位（图 10 - 9）。

图 10 - 10 总结了三种 RNA 在蛋白质合成过程中的作用。

3. 多种酶类　蛋白质的生物合成是一个复杂的酶促反应过程，需要多种酶的参与。

（1）氨基酰 - tRNA 合酶：存在于细胞液中，催化氨基酸活化，促进氨基酸与 tRNA 结合形成氨基酰 - tRNA。

（2）转肽酶：存在于核糖体的大亚基上，催化 P 位点上的肽酰 - tRNA 的肽酰基转移至 A 位点氨基酰 - tRNA 的氨基上，使酰基与氨基结合形成肽键。

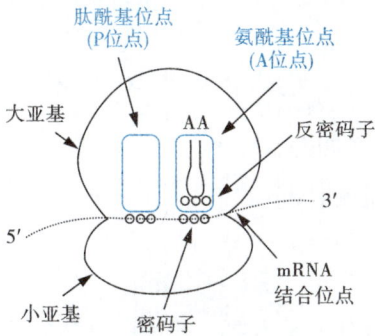

图 10-9　真核生物核糖体结构图示意图

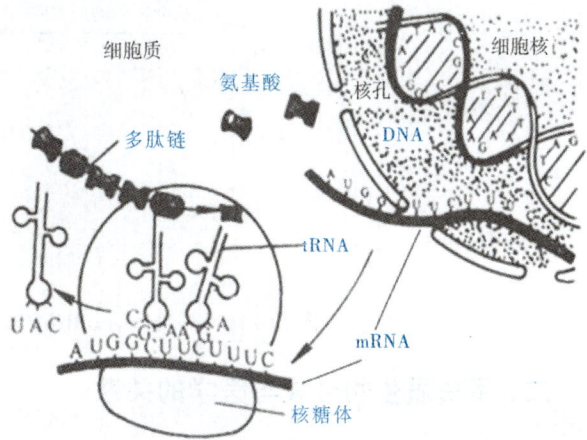

图 10-10　三种 RNA 在蛋白质合成过程中的作用

（3）转位酶：催化核糖体沿 mRNA5′→3′方向移动一个密码子的距离，使下一个密码子定位于 A 位点。

蛋白质的合成还要多种蛋白质因子（如起始因子 IF、延长因子 EF、释放因子 RF 等）以及钾、镁等无机离子参与，并且需要 ATP 和 GTP 提供能量。

（二）蛋白质合成的过程

蛋白质的合成包括起始、延长和终止三个阶段。

1.起始　在 Mg^{2+}、起始因子、GTP 的参与下，核糖体的大小亚基、mRNA 及蛋氨酰 - tRNA 结合在一起，形成起始复合体。此时，蛋氨酰 - tRNA 结合于 P 位点，A 位点空着。

2.延长　肽链的延长是指起始复合体形成后，随着核糖体沿着 mRNA5′→3′方向移动，多肽链从 N 端向 C 端延长的过程。在这个过程中，重复进行进位、成肽、出位三个步骤，直至肽链合成终止，称为核糖体循环。

（1）进位：氨基酸在氨基酰 - tRNA 合成酶的作用下被激活，形成氨基酰 - tRNA，结合于 A 位点。

（2）成肽：在转肽酶的作用下，P 位点上的蛋氨酰 - tRNA 转移到 A 位点，与 A 位上的氨基酰 - tRNA 中氨基酸的氨基形成肽键进行连接，形成肽酰 - tRNA。P 位上留下的 tRNA 可直接脱落。

（3）转位：也称移位，在转位酶的作用下，核糖体沿 mRNA5′→3′方向移动一个密码子的距离，使肽酰 - tRNA 从 A 位点移至 P 位点。空出来的 A 位点有利于新的氨基酰 - tRNA 进入。

至此，一次核糖体循环完成。每进行一次核糖体循环，就增加一个氨基酸残基（图 10-11）。

3.终止　核糖体识别 mRNA 上终止密码时，终止因子进入 A 位点与核糖体结合，使 P 位上的肽酰 - tRNA 水解释放多肽链。mRNA、tRNA 相继从核糖体上脱离。蛋白质多肽链合成终止。

（三）翻译后的加工修饰

翻译合成的多肽链必须经过加工修饰后才能形成具有活性的蛋白质，包括水解剪裁、共价修饰以及亚基的聚合和辅基连接等过程。

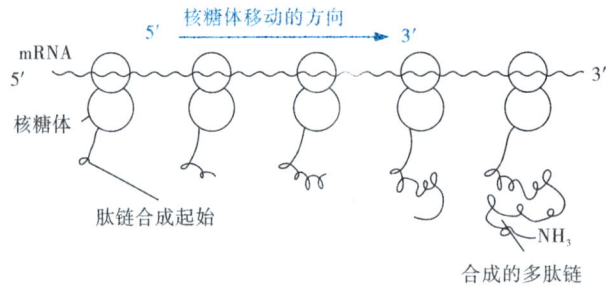

图 10-11　核糖体沿 mRNA 链合成多肽链示意图

二、蛋白质生物合成与医学的关系

蛋白质是生命活动的承担者，蛋白质的正常合成对生物体非常重要。若蛋白质合成发生障碍，生命活动也会受到影响，引起各种疾病的发生。可见，蛋白质的合成与医学关系密切。

(一)分子病

分子病是指由 DNA 分子基因突变而引起的蛋白质功能异常引起的疾病。现阶段常见的分子病有血红蛋白病，例如镰刀形红细胞贫血症、地中海贫血症等。地中海贫血症患者细胞中珠蛋白基因缺陷，使血红蛋白中的珠蛋白肽链有一种或几种氨基酸合成减少或不能合成。蛋白质结构发生改变，血红蛋白的功能出现异常。以致红细胞体积较小，极易破裂，出现溶血现象。

(二)干扰蛋白质合成的药物

现阶段很多临床用药通过干扰病原微生物蛋白质合成，而阻止病原体的生长、繁殖，发挥其抗菌消炎作用，如抗生素、干扰素等。

1.抗生素　　是一类由某些细菌、真菌等微生物产生的药物，可用来阻断细菌或肿瘤细胞蛋白质合成，达到抗菌、抗肿瘤的目的。抗生素能抑制蛋白质合成的任何一个环节，达到抑菌效果。对宿主无毒性的抗生素，可用来预防和治疗人和动物的感染性疾病。临床上常用的一些抗生素药物的作用位点及作用机制如表 10-3 所示。

表 10-3　一些抗生素药物的作用位点及作用机制

抗生素作用位点	作用原理	应用
四环素、土霉素抗菌药	原核核糖体小亚基	抑制氨基酰-tRNA 与小亚基结合
链霉素、新霉素抗菌药	原核核糖体小亚基	改变构象引起读码错误，抑制翻译起始
氯霉素、林可霉素、红霉素抗菌药	原核核糖体大亚基	抑制转肽酶、阻断肽链延长
嘌呤霉素抗肿瘤药	原核、真核核糖体	使肽酰基转移到它的氨基上后脱落
大观霉素抗菌药	原核核糖体小亚基	阻止转位

2.干扰素(IFN)　　是宿主细胞被病毒感染后分泌的一类具有抗病毒作用的蛋白质。它能阻断病毒蛋白质的合成，而抑制病毒繁殖。其作用机制是能活化一种酶，此酶使蛋白质起始因子失活，从而阻断蛋白质合成。另外，干扰素还能活化一种核酸内切酶，降解 mRNA 阻止

蛋白质的合成。如 IFN－γ 是由特异性抗原刺激人体 T 淋巴细胞产生的，能激活效应细胞，提高自然杀伤细胞、巨噬细胞和肿瘤浸润淋巴细胞的活性，刺激抗体的合成和细胞因子的产生，而达到抑制肿瘤的作用。

3. 毒素　某些毒素也能干扰蛋白质的合成。白喉毒素能特异性的抑制哺乳类蛋白质的合成。植物毒素如蓖麻毒蛋白，使真核生物核糖体 RNA 失活，抑制蛋白质的合成。

第四节　遗传信息传递与医学的关系

现代生物进化理论认为，基因突变是生物进化的源泉。基因突变可发生在遗传信息传递的任何环节，主要是 DNA 复制。基因突变虽然经常使生物体产生有害的变化，然而有益的基因突变却是生物多样性的基本原因。随着现代技术的发展，采用人为方法使生物体发生有益突变已经成为一种趋势。现阶段发展比较成熟的基因工程技术，几乎在所有领域都有着广泛应用，特别是在医药卫生、农牧业和食品工业、环境保护等方面。

所谓基因工程技术又称重组 DNA 技术，以分子生物学和微生物学的现代方法为手段，外源基因通过体外重组后导入受体细胞内，使这个基因能在受体细胞内复制、转录、翻译表达，以改变生物原有的遗传特性、获得新品种、生产新产品。

一、基因工程的基本过程

1. 获取目的基因　目的基因就是人们需要的特定基因，如植物的抗病（抗病毒、抗细菌）基因、人的胰岛素基因等。目前获得目的基因的方法有以下几种方式：

（1）直接合成法：包括化学合成法和 cDNA 文库法。化学合成法是在已知某目的基因的核苷酸序列，或已知蛋白质的氨基酸序列推测出对应基因的核苷酸序列条件下，可直接通过 DNA 合成仪得到该目的基因。cDNA 文库法，是以目的基因转录成的 mRNA 为模版，反转录成互补的单链 DNA，然后在酶的作用下合成双链 DNA，从而获得所需要的基因。

（2）鸟枪法：利用限制性内切酶将分离出来的染色体 DNA 切割成许多片段，将这些片段分别与载体连接成重组分子，导入受体细胞中扩增。从中找出含有目的基因的细胞，再用一定方法将目的基因分离出来。

限制性内切酶是识别 DNA 的特异序列，并在识别位点或其周围切割双链 DNA 的一类内切酶。表 10－4 列举了基因工程中常用限制性内切酶的识别序列。

表 10－4　常用限制性内切酶识别的序列

限制酶	BamH Ⅰ	Hind Ⅲ	EcoR Ⅰ	Sma Ⅰ
识别序列及 切割位点	↓ GGATCC CCTAGG ↑	↓ AAGCTT TTCGAA ↑	↓ GAATTC CTTAAG ↑	↓ CCCGGG GGGCCC ↑

直接合成和鸟枪法获得的目的基因，都可以通过 DNA 体外扩增——PCR 技术大量复制。

2. 选择基因载体　基因载体又称克隆载体，是把基因导入细胞的工具，他的作用是运载目的基因进入宿主细胞,使之能得到复制和进行表达。常见的基因载体有质粒 DNA、噬菌体 DNA、病毒 DNA。质粒和噬菌体常用于以原核生物为宿主的克隆载体,病毒常用于以真核生物为宿主的克隆载体。

3.构成重组 DNA　目的基因与载体结合形成重组 DNA 分子。在此之前,首先要对目的基因和载体分别进行剪接,使它们具有相同的黏性末端,这一过程主要是在限制性内切酶的作用下完成的(图 10 – 12)。采用相同的内切酶进行切割,使目的基因和载体产生相同的粘性末端。在 DNA 连接酶的作用下,能使二者连接起来,构成 DNA 重组分子(图 10 – 13)。

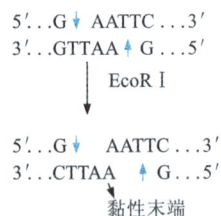

```
5'...G ↓ AATTC...3'
3'...GTTAA ↑ G...5'
        EcoR I

5'...G ↓ AATTC...3'
3'...CTTAA ↑ G...5'
        黏性末端
```

图 10 – 12　黏性末端的形成

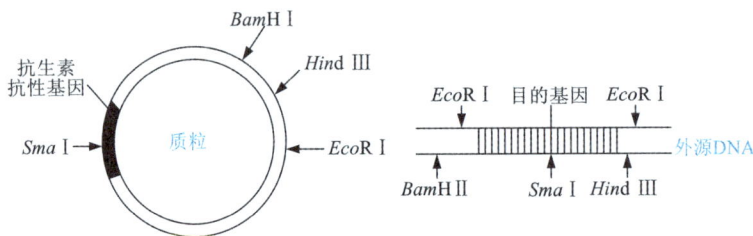

图 10 – 13　DNA 重组分子的构建

4.重组体导入受体细胞　将形成的 DNA 重组体通过物理或化学的方法导入受体细胞中,进行复制和表达,这一过程称为转化。

5.筛选和鉴定　利用载体 DNA 的遗传标记或目的基因的某些特性,筛选出含有目的基因的受体细胞。例如,大肠埃希菌的某种质粒具有青霉素抗性基因,当这种质粒与外源 DNA 组合在一起形成重组质粒,并被转入受体细胞后,就可以根据受体细胞是否具有青霉素抗性来判断受体细胞是否获得了目的基因。

6.目的基因的表达　目的基因在受体细胞中随 DNA 重组体自我复制而扩增,并在受体细胞内表达,产生具有活性的蛋白质。

图 10 – 14 展示了基因工程的基本流程。

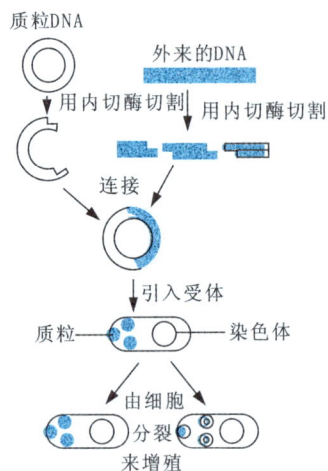

图 10 – 14　基因工程的过程

二、基因工程技术与医学应用

(一)疾病的分子分析

1.产前诊断　在妊娠期通过有创性诊断方法(绒毛取材术、羊膜腔穿刺术和经皮脐血管穿刺)获取胎儿来源细胞,进行染色体核型检测,从而可早期发现根治遗传病。通过对遗传病家族成员的基因分析,可发现隐性遗传疾病携带者,对患者婚姻和生育作出科学的指导,有利于社会人口素质的提高。

2. 基因治疗　是指将外源正常基因导入靶细胞，以纠正或补偿因基因缺陷和异常引起的疾病，以达到治疗目的。如耐药基因治疗，是在肿瘤治疗时，为提高机体耐受化疗药物的能力，把产生抗药物毒性的基因导入人体细胞，以使机体耐受更大剂量的化疗。1991 年，我国科学家进行了世界上首例血友病 B 的基因治疗临床试验，是人类基因治疗成功的例证之一。

知识链接

肿瘤抑制的基因治疗

恶性肿瘤的本质是一种基因病，肿瘤的发生、发展与复发均与基因的改变密切相关。因此基因治疗针对的是肿瘤发生的根源——在基因水平上对肿瘤进行根治。研究最多的是野生型 P53 基因疗法。将重组的人 P53 腺病毒，通过注射导入人体所需的 P53 抑癌基因，以抑制肿瘤发展，甚至缩小肿瘤。如北京市海淀医院基因治疗中心用重组人 P53 注射液（又名今又生，是一种广谱抗癌基因药），用于治疗鼻咽癌、喉癌、肺癌、乳腺癌、结直肠癌、胃癌等各类实体性肿瘤。

（二）基因工程药物的研究和应用

基因工程的发展，最初目标就是供应蛋白质，用于人类及其他动物疾病的治疗和诊断，以及疾病的预防，这些在临床上具有很高的价值。所谓基因工程药物就是指利用基因工程技术合成的蛋白质或多肽类药物。主要包括重组蛋白多肽药物、反义核酸药物、DNA 药物和基因工程抗体等。

我国基因工程制药业从无到有，不断发展壮大。从 1989 年批准第一个基因工程药物——重组人干扰素 α-1b 上市以来，截至 2001 年底，一共批准了 21 种基因工程药物和疫苗，现已接近 60 种（表 10-5）。

表 10-5　几种我国已上市的基因工程药物

药名	适应证
干扰素 α 类（α-1b、α-2a、α-2b）	①各种病毒性疾患（是国内外公认的治疗肝炎药物，如与抗病毒药物合用可提高疗效）；②多种癌症；③艾滋病
干扰素 γ 类	类风湿关节炎
白细胞介素 2α	①增强机体免疫力；②提高癌症化疗疗效；③对癌症转移和复发有一定的预防作用
粒细胞-巨噬细胞集落刺激因子	①放、化疗引起的骨髓抑制；②再生障碍性贫血；③艾滋病的化学治疗引起的贫血
表皮生长因子	①角膜损伤及角膜移植；②严重烧伤；③十二指肠溃疡
链激酶	溶血栓
乙肝疫苗类	预防乙肝
成纤维细胞生长因子	①创伤修复；②间歇性外周血管病

续表 10 - 5

药名	适应证
红细胞生长素	①肾性贫血；②与手术相关的贫血；③恶性贫血；④癌症化疗引起的贫血
胰岛素	糖尿病
人生长激素	①侏儒症；②儿童矮小；③与艾滋病有关的分解代谢性疾病
粒细胞集落刺激因子	①放、化疗引起的骨髓抑制；②再生障碍性贫血；③艾滋病的化学治疗引起的贫血

重点回顾

1. 遗传信息的传递过程，称为中心法则。包括 DNA 复制、转录、逆转录、RNA 复制、翻译等过程，遗传信息从 DNA 传递给 mRNA，最终传给蛋白质。

2. DNA 复制的方式是半保留复制，其过程包括起始、延伸、终止三个阶段。需要的主要酶是 DNA 聚合酶。

3. 转录所需要的主要酶是 RNA 聚合酶，其过程包括起始、延伸、终止三个阶段。转录后需要加工才能形成成熟的 RNA。

4. 蛋白质的生物合成过程包括起始、延伸、终止三个阶段。其中多肽链的延伸是通过核糖体循环进行的，包括进位、成肽、转位三个步骤。蛋白质的生物合成的多肽链需进行加工后才具有活性。

5. 基因工程技术在临床上广泛应用，在疾病的检测，疾病的治疗、基因工程制药等方面具有非常重要的价值。

（任 益）

第十一章　物质代谢与调节

第一节　物质代谢的特点

人体由来自同一受精卵分裂产生的约 500 种细胞组成。不同的细胞既有共同的代谢途径，又有其自身特殊的结构、代谢与功能。在一个活细胞内同时进行着多条代谢途径，每条代谢途径由一组相关的酶促反应组成。不同的代谢途径不但能保持着各自相对的独立性、沿一定的方向并以适当的速率进行着，而且各代谢途径间还能相互连通、相互制约，多种代谢途径常常利用或共享同一代谢通路（如三羧酸循环）或分享部分代谢通路（如糖酵解）。这是因为机体对物质代谢具有一套精确的、高度自动的调节机制。这种调节机制是生物进化过程中逐渐形成的一种适应能力，它对维持机体正常的生命活动是必不可少的。若某一代谢环节发生障碍，则会引起机体代谢紊乱而发生疾病，甚至导致死亡。

生命经过千百万年漫长的进化，为适应复杂多变的生存环境，有机体内的物质代谢已高度的组织化，并形成了以下物质代谢特点：

一、整体性

机体内各种物质包括糖、脂类、蛋白质、水、无机盐、维生素的代谢不是彼此孤立、各自为政，而是同时进行、且彼此互相联系、或相互转变、或相互依存，构成一个统一的整体。如人体摄取的食物，无论动物性或植物性食物均同时含有蛋白质、脂类、糖类、水、无机盐及维生素等，因此从消化吸收起一直到中间代谢、排泄，各种物质代谢都是同时进行的，而且各种物质代谢之间相互联系、相互依存。又如糖、脂类在体内氧化释出的能量保证了生物大分子蛋白质、核酸、多糖等合成时的能量需要，而各种酶蛋白的合成又是糖、脂类、蛋白质等各种物质代谢得以在机体内有条不紊地进行不可缺少的条件。

二、可调节性

正常情况下，机体内各种物质代谢能适应内外环境不断的变化，有条不紊地进行。这是由于机体内存在一套精细的代谢调节机制，不断地调节各种物质代谢的方向和速度。

三、组织、器官代谢的特殊性

由于各组织、器官的结构不同，所含酶系的种类和酶量各不相同，因而代谢途径及功能各异，各具特色。如肝在糖、脂类、蛋白质代谢中具有特殊重要的作用，是人体物质代谢的中心。脂肪组织的功能是储存和动员脂肪，含有脂肪酶及特有的激素敏感型甘油三酯脂肪酶。脑组织及红细胞内不储存糖原，以葡萄糖为能源物。

四、代谢池

无论是体外摄入的营养物或体内各组织细胞的代谢物，在进行中间代谢时，不分彼此，参加到共同的代谢池中参与代谢。以血糖为例，无论是由食物消化吸收而来的葡萄糖或肝糖原分解产生的葡萄糖或经糖异生形成的葡萄糖，均可在血糖代谢池中混为一体，参与各种组织的代谢。机体内各种来源的氨基酸共同构成氨基酸代谢池，可被机体各组织利用。

五、ATP 是机体储存能量及消耗能量的共同形式

糖、脂类及蛋白质在体内氧化分解释放出的一部分能量储存在 ATP 的高能磷酸键中。生命活动如生长、发育、繁殖、运动等所涉及的蛋白质、核酸、多糖等生物大分子的合成，肌肉的收缩，神经冲动的传导，以及细胞渗透压及形态的维持均主要利用 ATP 作为直接能量物。

六、NADPH 是合成代谢所需的还原力

大多数参与氧化分解代谢的脱氢酶以 NAD^+ 为辅酶，而参与还原合成代谢的还原酶则多以 NADPH 为辅酶，提供还原力。如葡萄糖经戊糖磷酸途径生成的 NADPH 既可为乙酰辅酶 A 合成脂酸、又可为乙酰辅酶 A 合成胆固醇提供还原力（即 H 原子）。

第二节 物质代谢间的相互联系

一、在能量代谢上的相互联系

糖、脂类及蛋白质均可在机体内氧化供能。虽然它们在体内氧化分解的代谢途径各不相同，但有共同规律。乙酰辅酶 A 是上述三大营养物（也称三大类产能物质）氧化分解共同的中间代谢物，而三羧酸循环是它们最后分解的共同途径，释出的能量一部分以 ATP 形式储存。

从能量供应的角度看，三大营养物可以互相代替，并互相制约。一般情况下，供能以糖及脂肪特别是糖为主，尽量不将蛋白质作为能源消耗。这不仅因为机体摄取的食物中一般以糖类为最多，占总热量的 50% ~70%；脂肪摄入量在 10% ~40% 内变动，是机体储能的主要形式；机体内储脂可达体重的 20% 或更多（肥胖者可达 30% ~40%）；而且，因为机体内的蛋白质是组成细胞的最重要的成分，通常并无多余储存。由于糖、脂类、蛋白质分解代谢有共同的最终分解途径，脂肪分解增强、生成的 ATP 增多，ATP/ADP 比值增高，可变构抑制糖分解代谢中的关键酶——6 - 磷酸果糖激酶活性，从而抑制糖氧化分解。相反，若供能物质不足，体内能量匮乏，ADP 积存增多，则可变构激活 6 - 磷酸果糖激酶，加速体内糖的氧化分解。又如由于疾病不能进食，或无食物供给时，由于机体储存的肝糖原及肌糖原不够饥饿时 1 天的需要，为保证血糖浓度的相对恒定以满足脑组织对糖的需要，则肝中糖异生增强、蛋白质分解加强。如饥饿持续进行至 3~4 周，由于长期糖异生增强使蛋白质大量分解，势必威胁生命，因而机体通过调节作用转向以保存蛋白质。这时机体内各组织包括脑组织都以脂酸或酮体为主要能源，蛋白质的分解明显降低。

二、糖、脂类、蛋白质和核酸代谢间的相互联系

机体内糖、脂类、蛋白质和核酸等的代谢不是彼此独立、而是相互关联的。它们通过共同的中间代谢物，即两种代谢途径汇合时的中间产物及三羧酸循环和生物氧化等联成整体。糖、脂类、蛋白质三类物质的代谢间可以互相转变。当一种物质代谢障碍时可引起其他物质代谢的紊乱，如糖尿病时糖代谢的障碍，可引起脂肪代谢、蛋白质代谢甚至水盐代谢的紊乱。

(一)糖代谢与脂肪代谢间的相互联系

当机体摄入的糖超过体内能量消耗所需时，多余的糖除合成少量糖原储存在肝及肌肉中外，由糖代谢中三羧酸循环生成的柠檬酸及ATP可变构激活乙酰辅酶A羧化酶，使由糖代谢产生的大量乙酰辅酶A得以羧化成丙二酸单酰辅酶A，进而合成脂酸及脂肪在脂肪组织中储存，即糖可以转变为脂肪。这就是为什么机体摄取不含脂肪的高糖膳食可使人肥胖及血中甘油三酯升高的原因。然而，脂肪绝大部分不能在体内转变为糖。因为脂酸经 β - 氧化产生的乙酰辅酶A不能转变为丙酮酸，即糖代谢中丙酮酸转变成乙酰辅酶A这步反应是不可逆的。尽管脂肪的分解产物之一甘油可以在肝、肾、肠等组织中在甘油激酶的作用下转变成3 - 磷酸甘油，进而经糖异生途径形成葡萄糖，但脂肪分解中产生的甘油量和脂肪中大量脂酸分解生成的乙酰辅酶A相比是微不足道的。也就是由脂肪转变形成的糖是微量的。此外，脂肪分解代谢的顺利进行，还有赖于糖代谢的正常进行来补充三羧酸循环的中间产物。当饥饿或糖供给不足或糖代谢障碍时，引起脂肪大量动员，脂酸进入肝 β - 氧化生成酮体量增加；同时由于糖的不足，致使三羧酸循环的重要中间产物草酰乙酸相对不足引起三羧酸循环障碍，由脂酸分解生成的过量酮体不能及时通过三羧酸循环氧化分解，造成血中酮体升高，产生高酮血症。

(二)糖代谢与蛋白质代谢间的相互联系

组成机体蛋白质的20种氨基酸，除生酮氨基酸(亮氨酸、赖氨酸)外，都可通过脱氨作用生成相应的 α - 酮酸。这些 α - 酮酸可通过三羧酸循环氧化分解生成 CO_2 及 H_2O 并释放出能量生成ATP，也可转变成某些中间代谢物如丙酮酸，循糖异生途径转变为糖。如精氨酸、组氨酸及脯氨酸均可转变成谷氨酸进一步脱氧生成 α - 酮戊二酸，经草酰乙酸转变成磷酸烯醇式丙酮酸，再沿糖异生途径形成葡萄糖。

同时，糖代谢的一些中间代谢物，如丙酮酸、α - 酮戊二酸、草酰乙酸等也可经氨基化作用生成某些非必需氨基酸。但8种必需氨基酸不能由糖代谢中间物转变而来，必须由食物供给。由此可见，组成蛋白质的20种氨基酸中除亮氨酸及赖氨酸外均可转变为糖，而糖代谢中间代谢物仅能在体内转变成12种非必需氨基酸，其余8种必需氨基酸必须从食物摄取。因此食物中的蛋白质不能为糖、脂类所替代，而蛋白质却能替代糖和脂肪供能。

(三)脂类代谢与蛋白质代谢间的相互联系

无论生糖、生酮或生酮兼生糖氨基酸分解后均生成乙酰辅酶A，乙酰辅酶A经还原缩合反应可合成脂酸进而合成脂肪，即蛋白质可转变为脂肪。乙酰辅酶A也可合成胆固醇以满足机体的需要。此外，氨基酸也可作为合成磷脂的原料，如丝氨酸脱羧可变为胆胺，胆胺经甲基化可变为胆碱。丝氨酸、胆胺及胆碱分别是合成丝氨酸磷脂、脑磷脂及卵磷脂的原料。但脂类基本不能转变为氨基酸，仅脂肪水解产生的甘油可通过生成磷酸甘油醛、糖异生途径生成糖，再由糖代谢的中间产物转变为某些非必需氨基酸。

（四）核酸代谢与蛋白质、糖代谢间的相互关系

蛋白质分解产生的某些氨基酸是机体内合成核酸（RNA、DNA）的重要原料，如嘌呤的合成需甘氨酸、天冬氨酸、谷氨酰胺及来自某些氨基酸代谢的一碳单位为原料；嘧啶的合成需天冬氨酸、谷氨酰胺及一碳单位为原料。磷酸戊糖途径产生的磷酸戊糖可用来合成核苷酸、核酸。

糖、脂肪、蛋白质代谢途径间的相互关系见图 11-1。

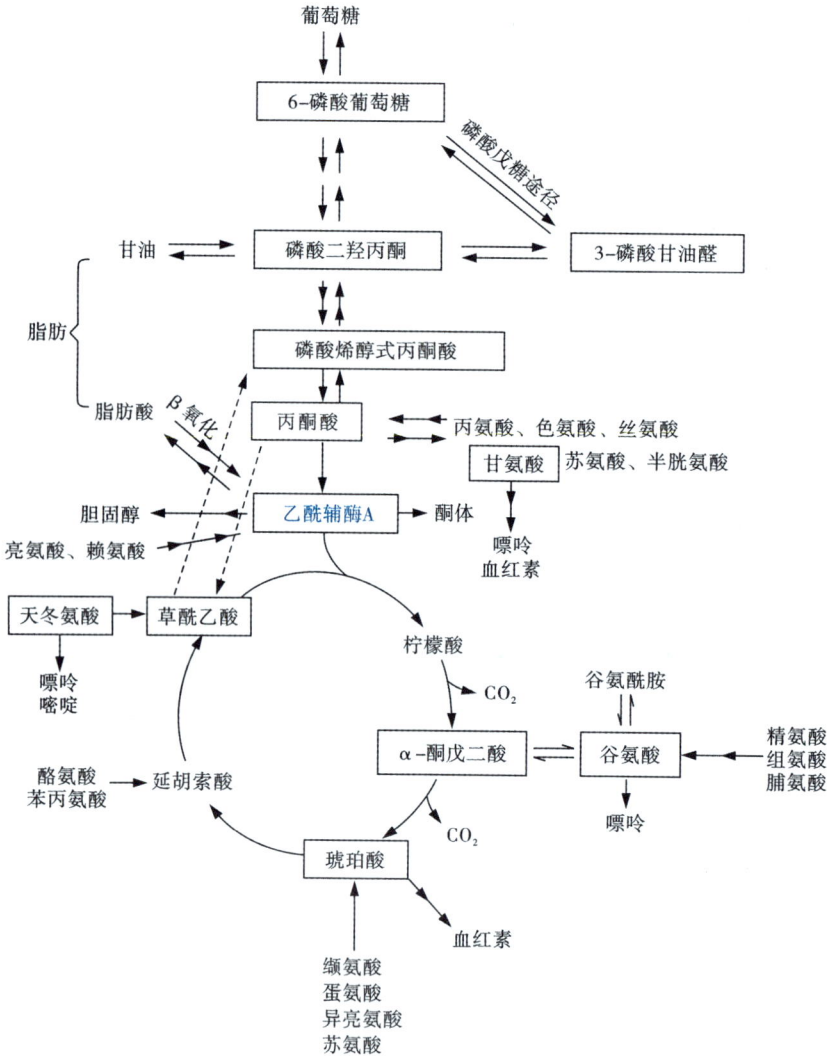

图 11-1 糖、脂肪、蛋白质代谢途径间的相互联系

第三节 物质代谢的调节

机体内物质代谢是由许多连续和相关联的代谢途径所组成，而代谢途径由一系列酶促反应组成。正常情况下，机体内各种物质代谢及代谢途径是井然有序、相互联系、相互协调地

进行，以适应机体内外环境的不断变化，保持内环境的相对恒定。这是因为机体内的物质代谢受机体内一套精细的调节机制进行调节。

一、酶活性改变的调节

酶是影响物质代谢的关键因素。物质代谢在细胞水平的调节，实质上就是酶活性的调节。影响酶活性的因素很多，就酶本身而言，影响因素有三个——酶的结构、酶的量和酶在细胞内的分布。酶的分布是固定的，所以酶活性的调节主要是指酶的结构调节和酶量的调节。

(一)酶在细胞内的分布

酶在细胞内的分布即酶的区域化。细胞内有关的酶多组成各种多酶体系。同一多酶体系的酶，又多集中存在同一亚细胞结构中。如糖酵解、糖原合成、脂肪酸合成的酶系分布在胞液，三羧酸循环、脂肪酸 β－氧化酶系集中在线粒体，核酸合成酶系则在细胞核内(表11－1)。酶的区域化不仅可避免代谢途径间相互干扰，还有利于调节因素对不同代谢途径的特异调节。

表 11–1　多酶体系在细胞内的分布

多酶体系	分　布	多酶体系	分　布
核酸合成	细胞核	尿素合成	线粒体及细胞质基质
糖酵解	细胞质基质	血红素合成	线粒体及细胞质基质
磷酸戊糖途径	细胞质基质	三羧酸循环	线粒体
糖原合成	细胞质基质	氧化磷酸化	线粒体
脂肪酸合成	细胞质基质	脂肪酸氧化	线粒体
蛋白质合成	内质网、细胞质基质	水解酶	溶酶体
胆固醇合成	内质网、细胞质基质		

由于各种酶系在细胞内的分布不同，因而在细胞内各区域的代谢物浓度对代谢速度有重要影响。例如，脂肪酸 β－氧化在线粒体内进行，线粒体内脂肪酰辅酶 A 浓度就会影响脂肪酸 β－氧化的速度。脂肪酰辅酶 A 从胞液进入线粒体依赖于肉碱的存在。线粒体内、外代谢物的转移，往往通过载体来完成，因而肉碱等载体在代谢调节中起重要作用。

(二)酶结构的调节

1. 别构调节　有些酶分子在空间结构上至少有两个不同的部位：一个为催化部位，一个为调节部位。某些物质(如代谢物)可以与这类酶的调节部位进行可逆的非共价键结合而使酶分子构象发生改变，进而使催化部位受到影响，导致酶的催化活性发生改变而对代谢起调节作用。这种调节称为酶的别构调节，或称别位调节、变构调节。在这种调节中无共价键的改变。

别构调节中凡能使酶分子发生构象变化的物质称为别构效应剂或变构效应剂。其中能引起酶活性增强的别构效应剂，称为别构激活剂；引起酶活性降低的别构效应剂，称为别构抑制剂。具有别构调节作用的酶称为别构酶或变构酶。各代谢途径中的关键酶多为别构酶(表11 -2)。

表11 -2 某些重要代谢途径的关键酶

代谢途径	关键酶
糖原降解	磷酸化酶
糖原合成	糖原合成酶,己糖激酶
糖酵解	磷酸果糖激酶,丙酮酸激酶
糖有氧氧化	丙酮酸脱氢酶系,柠檬酸合成酶,异柠檬酸脱氢酶
糖异生	丙酮酸羧化酶,磷酸烯醇式丙酮酸羧激酶,果糖1,6 二磷酸酶
脂酸合成	乙酰辅酶 A 羧化酶
胆固醇合成	HMG 辅酶 A 还原酶

别构调节是生物界普遍存在的一种调节方式。它的意义就在于代谢物可以作为效应剂对代谢行进调节。如葡萄糖可抑制糖原磷酸化酶,6 - 磷酸葡萄糖可抑制己糖激酶和糖原磷酸化酶。这种调节使代谢物生成的速度与细胞的需要协调一致,细胞内各种产物既不过少,也不过剩,从而有效地利用各种代谢物(表11 -3)。

表11 -3 一些代谢途径中的变构酶及其变构效应剂

代谢途径	变构酶	变构激活剂	变构抑制剂
三羧酸循环	柠檬酸合成酶、异柠檬酸脱氢酶	AMP AMP, ADP	ATP, 长链脂酰 CoA ATP
糖异生	丙酮酸羧化酶	乙酰 CoA, ATP	AMP
糖原分解	磷酸化酶 b	AMP, G - 1 - P, Pi	ATP, G - 6 - P
脂酸合成	乙酰辅酶 A 羧化酶	柠檬酸,异柠檬酸	长链脂酰 CoA
氨基酸代谢	谷氨酸脱氢酶	ADP, 亮氨酸, 蛋氨酸	GTP, ATP, NADH
嘌呤合成	谷氨酰胺 PRPP 酰胺转移酶		AMP, GMP
嘧啶合成	天冬氨酸转甲酰酶		CTP, UTP
核酸合成	脱氧胸苷激酶	dCTP, dATP	dTTP

2. 化学修饰调节 酶分子上的某些化学基团在另一种酶的催化下通过共价键不可逆地结合某种化学基团,引起酶活性的改变从而对代谢起调节作用,这种调节称为酶的化学修饰调节(又称共价修饰调节)。这种调节中发生酶蛋白共价键的变化。催化化学修饰反应的酶受某种调节物的调节。

共价修饰的形式有磷酸化与脱磷酸、乙酰化与脱乙酰基、甲基化与脱甲基、腺苷化与脱腺苷。较常见的例子是酶蛋白的磷酸化和脱磷酸化(表11-4)。酶蛋白经化学修饰后的活性变化因酶而异。如糖原磷酸化酶在未磷酸化时称为磷酸化酶b,在一般情况下没有活性。该酶磷酸化后称为磷酸化酶a,有活性。而糖原合成酶在未磷酸化时称为糖原合成酶I型,有活性。该酶磷酸化后称为糖原合成酶D型,在一般情况下没有活性。

　　酶的化学修饰对糖原代谢所起的调节作用是很明显的。当细胞内酶蛋白的磷酸化反应占优势时,糖原合成酶D型及磷酸化酶a浓度升高,因而糖原合成受到抑制,糖原分解加快。相反,细胞内酶蛋白脱磷酸化反应占优势时,糖原合成酶I型及磷酸化酶b浓度升高,因而糖原合成加快,糖原分解受到抑制。

表 11-4　酶促化学修饰对酶活性的调节

酶	化学修饰类型	酶活性改变
糖原磷酸化酶	磷酸化/脱磷酸	激活/抑制
磷酸化酶 b 激酶	磷酸化/脱磷酸	激活/抑制
糖原合成酶	磷酸化/脱磷酸	抑制/激活
丙酮酸脱羧酶	磷酸化/脱磷酸	抑制/激活
磷酸果糖激酶	磷酸化/脱磷酸	抑制/激活
丙酮酸脱氢酶	磷酸化/脱磷酸	抑制/激活
HMG-CoA 还原酶	磷酸化/脱磷酸	抑制/激活
HMG-CoA 还原酶激酶	磷酸化/脱磷酸	激活/抑制
乙酰 CoA 羧化酶	磷酸化/脱磷酸	抑制/激活
脂肪细胞甘油三酯脂肪酶	磷酸化/脱磷酸	激活/抑制
黄嘌呤氧化脱氢酶	SH/-S-S-	脱氢酶/氧化酶

　　酶的化学修饰有如下特点　①被修饰的酶在细胞内有两种存在形式:一种形式有活性,另一种形式在一般情况下没有活性。②酶的两种形式,通过酶促化学修饰互相转变,且它们互变的正逆两向反应由不同的酶催化。③催化化学修饰的酶受其他调节物的调节。④可调节限速(关键)及非限速(非关键)反应。⑤化学修饰是由酶催化引起的共价键的变化,属于酶促反应,催化效率比变构调节高。因为酶的化学修饰是连锁进行的,一种酶发生化学修饰后,被修饰的酶又可催化另一种酶发生修饰;每修饰一次,发生一次放大效应;连锁放大后,可使极小量的调节因子产生显著的生理效应。这种连锁反应中一个酶被激活,就连续地导致其他酶被激活,导致原始信息的放大,称为级联系统。肾上腺素或胰高血糖素对磷酸化酶的作用就是通过酶蛋白的修饰和变构使反应逐渐放大的。

　　应当指出,别构调节与化学修饰调节只是酶结构调节的两种不同方式,对具体酶而言,它可同时受这两种方式的调节。如磷酸化酶b既可受AMP及Pi的别构激活和ATP与cAMP的别构抑制,又可通过磷酸化酶b激酶的磷酸化共价修饰而被激活,或受磷蛋白磷酸酶的脱磷酸作用而失活。在调节作用上,别构调节大多影响关键酶使代谢发生方向性的变化;化学修饰调节则以放大效应调节代谢强度为主要作用。细胞内同一酶可受这两种调节方式双重调节,二者相辅相成,对细胞水平代谢调节的顺利进行及内环境的稳定具有重要意义。

(三)酶量的调节

1.诱导和阻遏 机体可通过调节细胞内酶的合成途径,使酶的含量发生相应变化,调节酶活性。调节酶的合成有两种方式——酶的诱导和阻遏。

酶的诱导是指在刺激的作用下,使酶的编码基因激活或表达增强,酶的生物合成增多,酶活性升高的现象。酶的阻遏则指酶的编码基因关闭或表达减弱,酶的生物合成停止或减少,酶活性降低的现象。某些小分子物质,如代谢物(常是酶的作用物)、激素、药物等对酶有诱导作用,使酶蛋白合成增加,由此使酶量增多,该酶催化的代谢反应速度随之加快。

加单氧酶系(又称混合功能氧化酶及羟化酶)易被诱导。如久服苯巴比妥等安眠药会引起耐药性。因苯巴比妥不仅可使细胞色素 P-450 与 NADPH 细胞色素 P-450 还原酶的合成增加而使苯巴比妥被分解转化使人产生耐药性,还可诱导葡萄糖醛酸转移酶的生成、促进体内未结合胆红素转变成结合胆红素有利于胆红素的排出。

酶的阻遏可由代谢物引起。小分子的代谢途径终产物常对关键酶进行反馈阻遏。HMG-CoA 还原酶是胆固醇合成中的关键酶,肝中该酶可被胆固醇反馈阻遏。不同脏器、组织存在不同的同工酶。肠黏膜的该关键酶不受胆固醇的反馈阻遏,因而食物胆固醇引起血胆固醇浓度升高的作用仍不容忽视。

酶的诱导与阻遏引起代谢变化不如酶的结构调节快,但较为持久。

2.酶的降解 通过酶的降解如何调节酶量,还不十分清楚。酶的本质是蛋白质,所以酶的降解就是蛋白质的降解。各种蛋白质均有一定的半寿期,有些蛋白质分子比较稳定,半寿期较长;有些蛋白质分子不稳定,半寿期较短。大多数酶蛋白的半寿期都比较短,这有利于酶的调节。包括酶在内的蛋白质降解是通过蛋白酶的水解作用实现的。细胞内的蛋白酶主要存在溶酶体中,因而这种调节方式似与溶酶体中蛋白酶的释出速度有关。氯化铵对溶酶体蛋白酶的释放有抑制作用。

蛋白质降解过程是一个主动调节的过程。参与细胞周期调控的周期蛋白的量呈现周期性变化就是一个典型的主动调节过程。

二、激素水平的调节

(一)激素的定义及分类

1.激素的定义 激素就是高度分化的内分泌细胞合成并直接分泌入血、通过调节各种组织细胞的代谢活动来影响人体的生理活动的化学信息物质。

2.激素的分类 按化学性质可将激素分为含氮激素和类固醇激素(甾体类激素)两类。含氮类激素包括蛋白质类、肽类、胺类激素。机体内分泌腺分泌的激素多属此类。类固醇激素包括性激素、肾上腺皮质激素(如皮质醇、醛固酮)、$1,25(OH)_2$ - 维生素 D_3 及前列腺素等。

按激素受体在细胞存在部位的不同,可将激素分为膜受体激素、胞内受体激素两大类。

(1)膜受体激素:这类激素的受体存在于靶细胞的细胞膜上,包括胰岛素、生长激素、促性腺激素、促甲状腺激素和甲状旁腺素等蛋白质类激素以及生长因子等肽类、肾上腺素等儿茶酚胺类激素。这类激素具有亲水性,难以通过双层磷脂构成的细胞膜。该类激素作为第一信使分子与相应的靶细胞膜受体结合后,通过跨膜传递将所携带的信息传递到细胞内,然后通过第二信使将信号逐级放大，产生显著代谢效应。

（2）胞内受体激素：这类激素的受体存在于靶细胞的细胞内。该类激素大多为类固醇激素，可透过靶细胞膜进入细胞，与相应的胞内受体结合。胞内受体大多位于细胞核内。激素与受体结合形成激素－受体复合物，引起受体构象变化，并迅速与核内 DNA 的特定序列结合，促进或抑制相应的基因转录，进而促进或阻遏相应蛋白质或酶的合成，从而对细胞代谢起调节作用(图 11 － 2)。

(二)激素对物质代谢的调节

通过激素来调节物质代谢是机体内代谢调节的重要方式。不同激素作用于不同的组织细胞产生不同的生理效应，表现出较高的组织特异性和效应特异性。这是激素作用的一个重要特点。激素之所以能对特定的组织或细胞(即靶组织或靶细胞)发挥作用，是由于该组织或细胞存在着能特异识别和结合相应激素的受体。当激素与靶细胞受体结合后，能将激素的信号跨膜(细胞膜)传入细胞内，转化为一系列细胞内的化学反应，最终表现出激素的生理效应(图 11 － 2)。

同一物质的代谢可由一种激素来调节，也可由两种作用相反的激素来调节，个别还可由多种激素来调节；另一方面，一种激素也可调节多种物质的代谢，从而在各种代谢之间起协调作用。

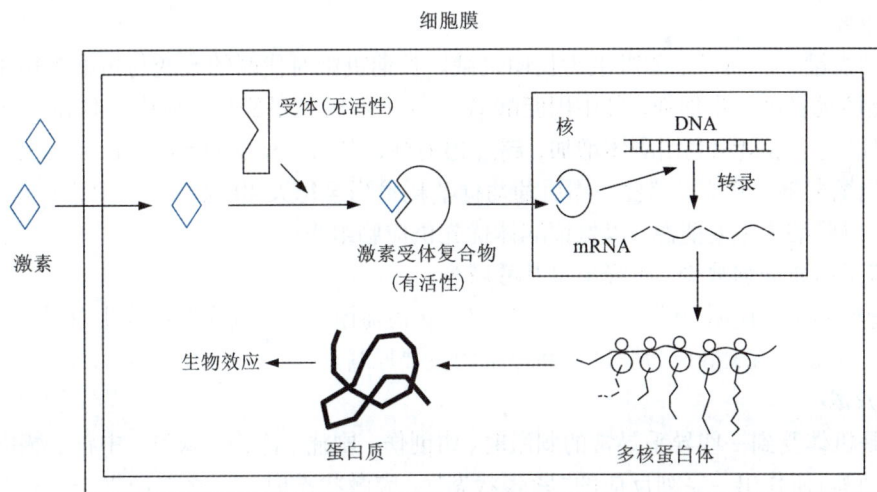

图 11 － 2　胞内受体的作用机制

三、整体调节

整体调节就是机体通过神经系统及神经体液途径对机体的生理功能及物质代谢进行调节，以适应机体内外环境的变化、从而维持机体内环境的相对恒定。现以饥饿及应激为例阐述整体调节。

(一)饥饿

在病理状态(如昏迷、食管及幽门梗阻等)或特殊情况下不能进食时如不能及时治疗或补充食物，则机体物质代谢在整体调节下发生一系列的变化。

1.短期饥饿　一周以内的饥饿为短期饥饿。在不能进食 1～3 天后,肝糖原显著减少,血糖趋于降低,引起胰岛素分泌减少和胰高血糖素分泌增加。胰岛素和胰高血糖素这两种激素的增减可引起一系列的代谢改变。

(1)肌蛋白质分解加强,释放入血的氨基酸量增加。肌蛋白质分解的氨基酸大部分转变为丙氨酸和谷氨酰胺释放入血液循环。饥饿第 3 天,肌释放出的丙氨酸占输出总氨基酸的30%～40%。

(2)糖异生作用增强。饥饿两天后,肝糖异生明显增强。此时肝糖异生速度约为150g 葡萄糖/天,其中 30% 的葡萄糖来自乳酸,10% 来自甘油,其余 40% 来自氨基酸。肝是饥饿初期糖异生的主要器官,约占80%,小部分(约20%)则在肾皮质中进行。

(3)脂肪动员加强,酮体生成增多。脂肪动员产生的脂酸约 25% 在肝生成酮体。此时脂酸和酮体成为心肌、骨骼肌和肾皮质的重要能源。一部分酮体可被大脑利用。

(4)组织细胞对葡萄糖的利用降低。由于心肌、骨骼肌及肾皮质摄取、氧化分解脂酸及酮体增加,因而减少了这些组织细胞对葡萄糖的摄取及利用。饥饿时脑对葡萄糖的利用亦有所减少,但饥饿初期大脑仍以葡萄糖为主要能源。

总之,饥饿时的主要能量来源是储存的蛋白质和脂肪,其中脂肪占能量来源的 85% 以上。若此时输入葡萄糖,不但可减少酮体的生成,降低酸中毒的发生率,还可防止机体内蛋白质的消耗。每输入 100g 葡萄糖约可节省 50g 蛋白质的消耗,这对不能进食的消耗性疾病患者尤为重要。

2.长期饥饿　一周以上的饥饿为长期饥饿。长期饥饿时代谢的改变与短期饥饿不同:

(1)脂肪动员进一步加强,肝中因脂酸 β - 氧化生成大量酮体,血中酮体浓度可比正常升高 50 倍以上。脑组织利用酮体增加,超过葡萄糖,占总耗氧量的 60%(正常情况下脑组织每天约消耗葡萄糖 120 克,禁食一周后葡萄糖消耗量降至每天 40 克)。

(2)肌以脂酸为主要能源,以保证酮体优先供应脑组织。

(3)肌蛋白质分解减少,肌释出氨基酸减少。

(4)肾糖异生作用明显增强,每天约生成 40g 葡萄糖,占饥饿晚期糖异生总量一半,几乎和肝相等。乳酸和丙酮酸成为肝进行糖异生的主要原料。

(二)应激

应激是机体受到一些异乎寻常的刺激时(如创伤、剧痛、冻伤、缺氧、中毒、感染以及剧烈情绪激动等)所作出一系列反应的"紧张状态"。应激状态时,交感神经兴奋,肾上腺髓质及皮质激素分泌增多,血浆胰高血糖素及生长激素水平升高,而胰岛素水平降低,引起一系列代谢改变。

1.血糖升高　交感神经兴奋引起的肾上腺素及胰高血糖素分泌增加,均可激活磷酸化酶促进肝糖原分解;同时肾上腺皮质激素及胰高血糖素又可使糖异生加强,不断补充血糖;另外肾上腺皮质激素及生长素使周围组织细胞对糖的利用量降低,使血糖升高。这对保证大脑、红细胞以葡萄糖为能源物有重要意义。

2.脂肪动员增强　血浆游离脂酸增加,成为心肌、骨骼肌及肾等组织主要的能量来源。

3.蛋白质分解加强　肌释放出的丙氨酸等氨基酸增加,同时尿素生成及尿氮排出增加,负氮平衡出现。

总之,应激时糖、脂类、蛋白质代谢特点是分解代谢增强,合成代谢受到抑制,血液中分解代谢中间产物如葡萄糖、氨基酸、游离脂酸、甘油、乳酸、酮体、尿素等含量增加。

重点回顾

　　1.代谢的特点：物质代谢的特点有整体性、可调节性、能量的共同形式 ATP、器官代谢的特异性、代谢池、合成代谢的还原力 NADPH。

　　2.代谢的相互联系：物质代谢的相互联系体现在能量代谢上的联系、糖与脂肪代谢的联系、糖与蛋白质代谢的联系、脂肪与蛋白质代谢的联系、核酸与蛋白质、糖代谢的联系。

　　3.物质代谢的调节：物质代谢的调节包括酶活性改变的调节、激素水平的调节、整体水平的调节。

（张乍如）

第十二章　肝的生物化学

肝是人体内最大的腺体。正常成年人肝重约 1.5 kg，约占体重的 2.5%。肝特有的形态结构及其化学组成特点使肝在物质代谢中起着重要作用，同时还具有分泌、生物转化、排泄等功能。

在形态结构上，肝有肝动脉和门静脉双重血液供应，肝静脉和胆道系统两条输出通道，并具有丰富的血窦，均有利于肝细胞与血液间的物质交换；在细胞结构上，肝细胞含有丰富的亚细胞结构，如线粒体、内质网、溶酶体等，为多种物质代谢提供场所；在化学组成上，肝细胞含有丰富的酶系，能催化多种物质的代谢，并且有些酶是肝所特有的，如合成酮体的酶系几乎仅存在于肝细胞中。上述特点决定了肝在体内的重要地位。

第一节　肝在物质代谢中的作用

肝在糖类、脂类、蛋白质、维生素、激素等物质的代谢中发挥着极其重要的作用，有人体"物质代谢中枢"的称号。

一、肝在糖代谢中的作用

肝在糖代谢中的作用主要是维持血糖浓度的相对恒定。

肝通过肝糖原的合成、分解与糖异生作用维持血糖浓度在正常范围之内，确保全身各组织，特别是大脑和红细胞的能量供应。除葡萄糖外的其他单糖如果糖、半乳糖也可以在肝中转变为葡萄糖供机体利用。故当肝功能严重受损时，易造成糖代谢紊乱，血糖难以维持相对恒定。

二、肝在脂类代谢中的作用

肝在脂类物质的消化、吸收、分解、合成及运输方面均具有重要的作用。

在消化吸收方面，肝细胞合成分泌的胆汁酸盐有助于脂类物质及脂溶性维生素的消化吸收。因此肝胆疾患时可出现厌油腻食物、脂肪泻和脂溶性维生素缺乏等症状。

在合成与分解代谢方面，肝细胞富含催化脂肪酸进行 β - 氧化和酮体生成的酶系，因此肝是脂肪酸分解代谢的主要场所，并且几乎是合成酮体的唯一器官。肝也是胆固醇合成代谢的主要场所，也是胆固醇转化成胆汁酸的场所。除此之外，脂肪酸、甘油三酯、磷脂合成的主要场所也是肝脏。

在运输方面，血浆脂蛋白的合成主要在肝脏。当肝功能障碍或载脂蛋白合成原料缺乏时，载脂蛋白合成减少，肝内甘油三酯运出障碍，易导致甘油三酯在肝细胞内蓄积而形成脂肪肝。

三、肝在蛋白质代谢中的作用

肝在蛋白质的合成、分解和氨基酸代谢中均起重要作用。

肝是合成血浆蛋白的重要器官。肝脏除合成自身所需蛋白质外，还合成出大部分血浆蛋白。血浆中的清蛋白、纤维蛋白原、凝血酶原及多种载脂蛋白，甚至某些激素均由肝合成。当肝功能严重受损时，清蛋白合成减少，患者可出现组织水肿或腹水等症状；或因纤维蛋白原及凝血酶原合成障碍，可导致凝血时间延长及出血倾向；而载脂蛋白合成减少则会影响脂类物质在体内的运输，可导致脂肪肝等。

知识链接

血浆清蛋白

血浆中的清蛋白除了作为脂肪酸、胆红素等脂溶性物质的非特异性运输载体外，在维持血浆胶体渗透压方面也起着重要作用。每克清蛋白可使 18 mL 水保持在血液循环中，当血浆清蛋白低于 30 g/L 时，血浆胶体渗透压降低，约有半数患者出现水肿或腹水等症状。正常人血浆清蛋白(A)与球蛋白(G)的比值 A/G 为 1.5～2.5。当肝功能严重受损时，A/G 比值下降，甚至倒置，因此，临床上 A/G 比值可作为严重慢性肝细胞损伤的辅助诊断指标。

肝是合成尿素的主要器官。各种来源的氨都可在肝细胞中通过鸟氨酸循环合成尿素。当肝功能严重受损时，体内尿素合成减少，血氨浓度升高，可导致肝性脑病。

肝具有丰富的催化氨基酸代谢的酶系，氨基酸的转氨基、脱氨基、脱羧基作用等主要在肝细胞中进行。肝脏中的转氨酶含量多，活性高，特别是 ALT 在肝中活性最高。检测血清中 ALT 活性是临床上用来诊断急性肝病的重要指标。

四、肝在核苷酸代谢中的作用

肝是体内嘌呤核苷酸和嘧啶核苷酸从头合成的主要器官，嘌呤核苷酸和嘧啶核苷酸的分解代谢也主要在肝中进行。核苷酸不仅参与核酸的合成，组成多种辅酶，还能作为直接供能物质，及信号分子。核苷酸代谢异常可引起 Lesch – Nyhan 综合征，痛风症。

五、肝在维生素代谢中的作用

肝在维生素的吸收、运输、储存及代谢都起着重要作用。

肝合成分泌的胆汁酸盐可促进脂溶性维生素的吸收。在胆道阻塞时，会引起脂溶性维生素缺乏，出现相应的缺乏症。

肝是多种维生素的储存场所。例如，储存在肝中的维生素 A 占体内总量的 95%。维生素 K、维生素 E、维生素 B_{12} 都主要储存在肝脏中。肝虽然不储存维生素 D，但具有合成维生素 D 结合蛋白的能力。

多种维生素的代谢转化也主要在肝中进行。例如，β – 胡萝卜素转化成维生素 A；维生素 D_3 转化为 25 –（OH）– D_3。B 族维生素参与形成辅酶也在肝中进行，如维生素 PP 在肝细胞合成 NAD^+ 和 $NADP^+$。

六、肝在激素代谢中的作用

肝是激素灭活的重要器官。体内的激素在发挥完其调节作用后在肝中进行转化降解，降低或失去其活性，这个过程称为激素的灭活。激素的灭活是机体调节激素作用时间长短和强度的重要方式之一。

在肝中进行灭活的激素主要有肾上腺皮质激素和类固醇激素。胰岛素、甲状腺素、抗利尿激素等多肽和氨基酸衍生物类激素也在肝中灭活。灭活后的产物大部分由尿排出。当肝功能严重受损时，肝对激素的灭活功能降低，机体呈高激素状态，导致相应的症状出现。例如，血中雌激素水平升高，引起人体表面毛细血管扩张，皮肤可出现蜘蛛痣(图 12 - 1)。

图 12 - 1　蜘蛛痣

第二节　肝的生物转化作用

一、生物转化的概念及特点

(一)生物转化的概念

机体在代谢中产生的或由外界摄入的某些物质既不能氧化供能，也不参与细胞构成，其中有些还对人体有一定的生物学效应或潜在的毒性作用，长期蓄积对人体有害，这些物质统称为非营养物质。例如，机体代谢产生的内源性非营养物质有激素、神经递质、氨、胆红素等，以及肠道细菌的腐败作用产物如胺、酚、硫化氢等；外源性非营养物质包括药物、各种食品添加剂(色素、香料、防腐剂等)和环境污染物等。

知识链接

食品添加剂

我国《食品安全国家标准 食品添加剂使用标准》定义食品添加剂为：为改善食品品质和色、香、味，以及为防腐、保鲜和加工工艺的需要而加入食品中的人工合成或者天然物质。例如，山梨酸及其盐类、苯甲酸及其钠盐作为防腐剂；阿斯巴甜、木糖醇作为甜味剂，都属于食品添加剂。需认识到食品添加剂不等同于违法添加物，食物中添加食品添加剂有一定的必要性。当然其用量必须按照国家食品安全标准，当物质达到一定浓度或剂量水平，可能显现毒害作用；禁止使用有毒的添加剂，例如俗称"吊白块"的甲醛亚硫酸氢钠，其具有明显漂白、防腐效果，但一次性食用剂量达 10g 就会有生命危险。

一般来说，非营养物质具有脂溶性强、水溶性低或具有毒性等性质，机体需及时清除才能保证机体生命活动的正常进行。

非营养物质在机体内经过氧化、还原、水解和结合等化学反应，使其极性增强，水溶性增加，易于随胆汁、尿液排出体外的过程称为生物转化作用。肝、肾、肺、皮肤、胎盘及胃肠道都可以进行生物转化，但以肝为主。肝细胞的细胞质基质、线粒体、内质网、溶酶体、微粒体等部位均存在多种涉及生物转化的酶系。肝中进行的生物转化称为肝的生物转化作用。

(二)生物转化的生理意义

生物转化的意义在于使大多数非营养物质经生物转化后其生物活性或毒性降低甚至消失；或使有的非营养物质经转化作用后水溶性和极性增强，易于从胆汁或尿液中排出。

需注意的是，有些物质经生物转化后增加了溶解性却增强了毒性。例如，黄曲霉毒素本无致癌作用，但经肝的生物转化作用后的产物能与核酸结合而致癌。因此，片面的认为肝的生物转化作用只是解毒的观点是错误的。有的药物则需经肝的生物转化后才能发挥药效。例如抗肿瘤药物环磷酰胺，在体外无抗肿瘤活性，进入体内经肝的生物转化作用后的分解产物酰胺氮芥才对肿瘤细胞有毒性作用。

二、肝中生物转化的反应类型

肝内的生物转化作用实质就是非营养物质在酶的催化下进行化学反应。有些非营养物质经一步反应就能排出体外，但有的常需要连续进行几种反应才能达到生物转化目的；有的物质还可以进行不同类型的生物转化反应，生成不同的产物。例如，阿司匹林常先水解为水杨酸再经结合反应才能排出体外，而水解的水杨酸，既可与甘氨酸反应，又可以与葡萄糖醛酸结合。

肝的生物转化的化学反应可简单的归纳为两相反应。第一相反应包括氧化、还原和水解反应，第二相反应为结合反应。

(一)第一相反应——氧化、还原、水解反应

氧化反应最为常见，此反应由肝细胞内微粒体、线粒体及细胞质基质中多种氧化酶系催化。有加单氧酶系、单胺氧化酶系、脱氢酶系。

加单氧酶系是肝中最重要的参与药物与毒物代谢的酶系；单胺氧化酶系能催化肠道细菌产生的各种胺类物质氧化为醛和氨，从而丧失生物活性。脱氢酶系包括醇脱氢酶和醛脱氢酶，均以 NAD^+ 为辅酶，催化醇类和醛类生成相应的醛类或酸类。乙醇的生物转化就是在此酶系作用下进行的。

值得注意的是，有些物质经第一相反应后活性减低或消除，少数反而呈现活性。例如水解反应中，普鲁卡因水解后失去其药理作用；阿司匹林需经酯酶水解生成水杨酸后才能发挥其解热镇痛作用。

(二)第二相反应——结合反应

有些脂溶性非营养物质经第一相反应后，分子极性变化还不够大，需进一步与体内极性很强的内源性活性物质或化学基团发生结合反应，才能增强其分子极性和溶解度，易于随尿排出体外。

根据结合的极性物质有葡萄糖醛酸结合反应、乙酰基结合反应、甘氨酸结合反应、谷胱甘肽结合反应及甲基结合反应。其中，葡萄糖醛酸最为常见。通过这些反应，很多药物被灭活。例如，大部分磺胺类药物通过与乙酰 CoA 发生乙酰基结合反应灭活。

三、影响肝的生物转化作用的因素

肝的生物转化具有重要的生理意义。影响生物转化的因素有很多，主要有性别、年龄、肝脏疾病及药物的诱导与抑制。另外，营养、遗传等因素也可影响。

1. 性别 有些生物转化反应存在明显的性别差异，主要是酶的活性高低存在不同。例如，女性体内醇脱氢酶的活性普遍高于男性，女性对乙醇的处理能力比男性强。

2. 年龄 新生儿特别是早产儿肝中酶系发育不完善，对药物和毒物的转化能力较弱，易发生药物及毒物中毒；老年人因器官退化、肝血流量减少及肾脏的廓清速率下降的影响，导致药物在体内半衰期延长，使老年人更易发生副作用。因此，临床上对新生儿和老年人用药时特别慎重，剂量也比成人低。

3. 肝脏疾病 肝实质性病变会直接影响肝生物转化酶类的合成。例如，严重肝病时微粒体中加单氧酶系活性可降低50%。肝脏疾病会使肝对药物或毒物的转化能力下降，且容易造成肝损害。因此对肝病患者用药应特别慎重。

4. 药物的诱导与抑制 有些药物可以诱导酶的合成，使肝脏的生物转化能力增强。例如，长期服用镇静药物苯巴比妥，可诱导肝微粒体中加单氧酶系的合成，使机体对苯巴比妥类催眠药物产生耐药性。

许多非营养物质的生物转化反应常受同一酶系催化，因此联合用药时可发生药物间对酶的竞争性抑制作用，影响转化效率。例如，用于治疗关节炎的保泰松与抗凝药物双香豆素合用时，保泰松会抑制双香豆素的代谢，使抗凝作用增强。因此，同时服用多种药物时要特别注意药物间的相互影响。

5. 营养与遗传 营养状况和遗传对肝的生物转化作用亦有影响。例如，蛋白质的摄入可增加肝细胞内生物转化酶类的活性，提高转化效率。遗传变异也可引起个体之间酶的结构差异或合成量的差异，从而引起生物转化的个体差异。

第三节 胆红素的代谢

胆红素是铁卟啉类化合物在体内的分解代谢产物，主要随胆汁排出体外。

胆红素呈橙黄色，是胆汁的主要色素。胆红素生成后主要在肝中进行代谢转化，继而排出体外。胆红素代谢异常与临床诸多病理过程有关。例如，当体内胆红素浓度过高时，可引起黄疸症状。

一、胆红素的生成与转运

(一)胆红素的生成

人体内的胆红素80%来源于红细胞中血红蛋白的分解，其余20%来自于肌红蛋白、过氧化物酶、细胞色素等含铁卟啉类化合物。

正常成人红细胞的平均寿命约为120天，衰老的红细胞被单核吞噬细胞系统破坏后释放出血红蛋白，血红蛋白可分解为珠蛋白和血红素，珠蛋白可降解为氨基酸供机体再利用，血红素则在酶的作用下生成胆红素。

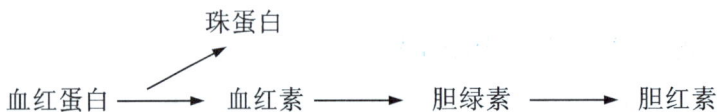

```
                         珠蛋白
                          ↗
血红蛋白 ──────→ 血红素 ──────→ 胆绿素 ──────→ 胆红素
```

胆红素脂溶性强，易透过细胞膜。血清胆红素浓度升高，称为高胆红素血症，可引起黄疸症状。当胆红素进入脑组织后可与脑部基底核的脂类结合，干扰脑的正常功能，引起胆红素脑病。适量的胆红素有抗氧化功能，能清除超氧化物和过氧化物自由基，有益于人体健康。

(二)胆红素的转运

胆红素生成后释放入血，在血液中主要与血浆清蛋白结合，以胆红素－清蛋白复合物形式存在和运输。

胆红素与清蛋白的结合，不仅增强了胆红素的水溶性，而且还限制了其自由通过细胞膜，避免对组织细胞造成毒性作用。但胆红素和清蛋白的结合是非特异性可逆的，若血清胆红素浓度显著升高，或血清蛋白含量降低，或某些有机阴离子竞争性地与清蛋白结合，均可导致游离胆红素增多。磺胺类药物、水杨酸等药物属于这类有机阴离子，因此，有黄疸倾向的人或新生儿生理性黄疸期应慎用这类药物。

案例分析 12 –1

产妇，34 岁，孕检初诊记录血型为 O 型。其后每次仅进行常规体检，医院在孕期未对其丈夫进行 ABO 及 Rh 血型测定和抗体测定。产妇于孕 39 +2 周，于医院剖腹产下一男婴。新生儿出生后，全身皮肤黄染，医生告知此系生理性黄疸，可以自行消退。5 日后，新生儿全身皮肤、巩膜黄染进行性加重，医院建议立即转上级医院。入院后诊断：1、新生儿高胆红素血症。2、新生儿 ABO 血型不合溶血病。由于错过了早期最佳治疗时机，导致婴儿后来发展成胆红素脑病，不得不进行长期的康复训练和治疗，每月费用高昂，家庭已不堪重负。

问题：该新生儿出现胆红素脑病的发病机制是什么？

胆红素与清蛋白的结合仅起到暂时性的解毒作用，还需在肝中进行结合反应。因此，此时的胆红素称为未结合胆红素(unconjugated bilirubin, UCB)。未结合胆红素不能直接和重氮试剂反应，所以又被称为间接胆红素。未结合胆红素不能由肾小球滤过，因此，尿中无此胆红素。

知识链接

血清胆红素的测定

血清胆红素的测定方法有重氮法，改良 J –G 法，胆红素氧化酶(BOD)法等。结合胆红素能与重氮试剂直接反应生成紫红色的偶氮化合物，未结合胆红素需加入甲醇、乙醇和尿素等"加速剂"才能与重氮试剂反应，因此得名间接胆红素。重氮法测胆红素灵敏度较低，溶血样本干扰大。改良 J –G 法和 BOD 法亦均是利用颜色反应，采用分光光度法来测定胆红素浓度，但灵敏度高，准确率好，干扰少，现在较为常用。

二、胆红素在肝中的代谢转化

(一)肝细胞摄取胆红素

胆红素－清蛋白复合物运输至肝时，胆红素先与清蛋白分离，然后通过阴离子载体转入细胞。肝细胞中有两种主要的配体蛋白——Y 蛋白和 Z 蛋白，可与胆红素结合形成胆红素－

Y 蛋白和胆红素 –Z 蛋白复合物，其中以胆红素 –Y 蛋白复合物为主。

（二）胆红素在肝中的转化

形成的胆红素 –Y 蛋白或胆红素 –Z 蛋白复合物转运到滑面内质网后，在 UDP – 葡萄糖醛酸基转移酶的催化下，胆红素接受来自 UDP – 葡萄糖醛酸（uridine diphosphate glucuronic acid，UDPGA）的葡萄糖醛酸基，生成胆红素葡萄糖醛酸二酯和少量胆红素葡萄糖醛酸一酯。此时的胆红素称为结合胆红素（conjugated bilirubin，CB）（图 12 –2）。UDP – 葡萄糖醛酸基转移酶是诱导酶，可被许多药物如苯巴比妥诱导生成，从而加强胆红素代谢。临床上可用苯巴比妥消除新生儿病理性黄疸。

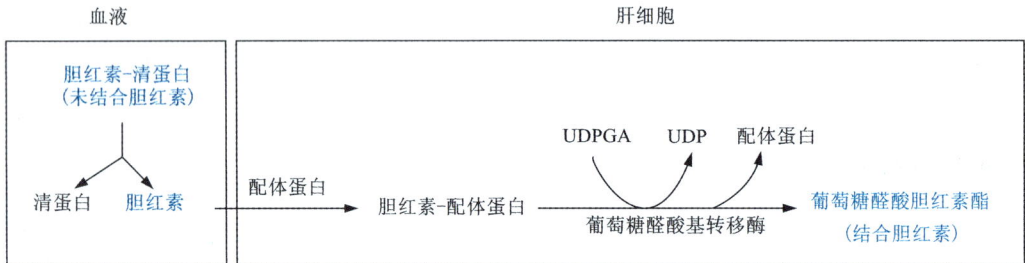

图 12 –2　胆红素在肝中的代谢转化过程

由于结合胆红素可以直接迅速地与重氮试剂发生反应，所以又称为直接胆红素。结合胆红素极性较强，为水溶性化合物，可以随尿液排出，不易透过细胞膜和血脑屏障，是胆红素在体内解毒的主要方式。

知识链接

血清胆红素的组分

一般来说，血清总胆红素（serun total bilirubin，STB）包括未结合胆红素和结合胆红素。用高效液相色谱法对血清胆红素进行分析，可分为 4 个组分：α – 组分胆红素，即非结合胆红素；β – 组分胆红素，即胆红素葡萄糖醛酸一酯；γ – 组分胆红素，即胆红素葡萄糖醛酸二酯；δ – 组分胆红素，是结合胆红素与白蛋白以共价键结合在血液中生成，它不被肝细胞摄取，循环于血液中，也可存在于胆汁中。

三、胆红素的排泄及胆素原的肠肝循环

结合胆红素生成后由肝释放到毛细胆管随胆汁进入肠道，在肠道细菌的作用下，脱去葡萄糖醛酸转变为游离胆红素，再经过多次加氢还原反应生成一系列无色化合物，包括中胆素原、粪胆素原和尿胆素原等，统称为胆素原。

约80% ~90%的胆素原随粪便排出体外，在肠道下段因接触空气被氧化成黄褐色的粪胆素，是构成粪便的主要色素。当胆道完全梗阻时，粪便可呈灰白色或白陶土色。新生儿肠道细菌少，胆红素未被细菌作用便直接排出，粪便易呈橙黄色。

约10% ~20%的胆素原可被肠黏膜细胞重吸收，经门静脉入肝。其中大部分（约90%）

可再随胆汁排入肠道，形成胆素原的肝肠循环(图 12 – 3)。少量进入体循环，经肾小球过滤随尿排出。尿液中的胆素原接触空气即被氧化成尿胆素，是尿的主要色素。粪胆素和尿胆素统称为胆素。尿胆素原、尿胆素及尿胆红素在临床上又合称为尿三胆，是黄疸类型鉴别诊断的常用指标。

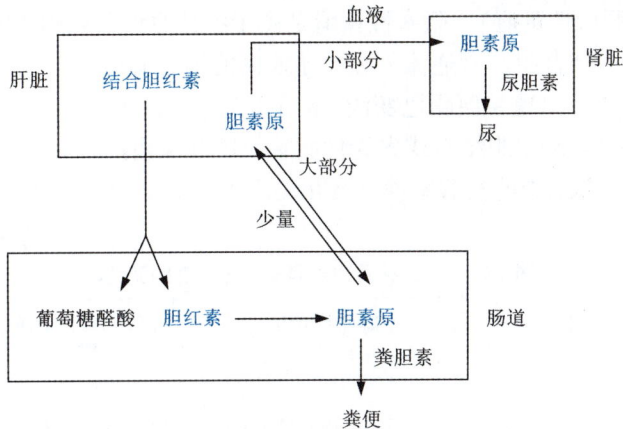

图 12 – 3　胆素原的肝肠循环

至此，血浆中的胆红素不断地被肝细胞摄取、转化、排泄，以达到清除的目的。

四、黄疸

(一)黄疸的概念

在胆红素的代谢中，通过肝的生物转化作用，胆红素转变成水溶性较强的结合胆红素，易于排泄。正常情况下，肝清除胆红素的能力远远大于机体产生胆红素的能力，因此，正常人血清中胆红素的含量很低，不超过 17.1 μmol/L，其中未结合胆红素约占 80%，结合胆红素约占 20%。

当体内胆红素生成过多，或肝功能、胆管异常导致胆红素的摄取、转化、排泄发生障碍等因素，可导致血清胆红素浓度升高，称为高胆红素血症。当体内胆红素浓度过高时，可引起皮肤、巩膜和黏膜等组织出现黄染现象，称为黄疸(jaundice)。

(二)黄疸的分类

根据血清胆红素浓度与黄疸程度的关系，可将黄疸分为隐性黄疸和显性黄疸。当血清胆红素浓度在 17.1 ~ 34.2 μmol/L 之间时，肉眼观察不到黄染现象，称为隐性黄疸；当血清胆红素浓度高于 34.2 μmol/L 时，肉眼可见黄染现象，称为显性黄疸。

根据发病原因不同，可将黄疸分为三类：溶血性黄疸，肝细胞性黄疸及阻塞性黄疸。

1.溶血性黄疸(肝前性黄疸)　由于各种原因导致机体红细胞被大量破坏，胆红素的生成量超过肝的转化能力，造成血清未结合胆红素浓度过高，称为溶血性黄疸。由于肝最大限度地发挥对胆红素的摄取、转化和排泄能力，较多的结合胆红素排入胆汁，胆素原的肝肠循环增多，胆素生成增多，使粪便和尿液颜色加深。某些疾病(例如恶性疟疾、过敏等)、镰刀型红细胞贫血、葡萄糖 6 - 磷酸脱氢酶缺失、药物使用不当或输血不当等均可引起溶血性黄疸。

2.肝细胞性黄疸(肝原性黄疸) 由于肝细胞和肝内毛细胆管病变，造成肝摄取、转化及排泄胆红素能力下降所引起的黄疸称为肝细胞性黄疸。由于肝细胞肿胀使毛细胆管阻塞，或肝细胞坏死使毛细胆管与肝血窦直接相通，导致结合胆红素反流到血液循环，血清结合胆红素浓度升高，且部分经肾排出，尿胆红素阳性，且尿液颜色加深；因排入肠道的胆红素减少，粪便颜色可变浅。肝细胞性黄疸常见于肝实质性疾病，如各种肝炎、肝硬化、肝肿瘤等。

3.阻塞性黄疸(肝后性黄疸) 阻塞性黄疸是由于各种原因引起胆道阻塞，胆汁排泄障碍所致。阻塞性黄疸时，结合胆红素逆流入血，导致血清结合胆红素升高，又因胆管阻塞，排入肠道的胆红素减少，会出现粪便颜色变浅，甚至呈灰白色或白陶土色。阻塞性黄疸常见于胆管炎症、肿瘤(如胰腺癌)、胆结石或先天性胆管闭锁等疾病。

三种黄疸类型血、尿、粪的实验室检查变化见表12-1。

表12-1 三种黄疸类型血、尿、粪的变化

检测项目	正常参考	溶血性黄疸	肝细胞性黄疸	阻塞性黄疸
血清胆红素				
总胆红素	3.4~17.1(μmol/L)	>17.1(μmol/L)	>17.1(μmol/L)	>17.1(μmol/L)
结合胆红素	<3.4(μmol/L)	↑或正常	↑	↑↑
未结合胆红素	<13.7(μmol/L)	↑↑	↑	↑或正常
尿三胆				
尿胆红素	阴性	阴性	阳性	强阳性
尿胆素原	少量	↑↑	↑或正常	↓或缺少
尿胆素	少量	↑	↑或正常	↓或缺少
粪胆素原	少量	↑	↓或正常	↓或缺少
粪便颜色	黄色	加深	变浅或正常	变浅或白陶土色(完全阻塞时)

(三)新生儿黄疸

新生儿红细胞寿命相对较短，每日生成的胆红素明显高于成人，且肝细胞处理胆红素能力差，肠蠕动性差和肠道菌群尚未完全建立等因素，易使血清胆红素水平处于较高状态，出现黄疸症状。

几乎我国所有足月新生儿都会出现暂时性总胆红素增高。新生儿生理性黄疸可自行消退。足月儿出生后2~3天出现黄疸，一般5~7天消退，最迟不超过2周；早产儿一般出生后3~5天出现，7~9天消退，最长可延迟3~4周。

新生儿病理性黄疸一般于出生后24小时内出现黄疸症状，或黄疸持续时间延长，或退而复现，或血清总胆红素、血清结合胆红素超过上限值。病理性黄疸需根据发病原因进行相应治疗。例如，对于新生儿胆道闭锁，应进行早期诊断和干预，出生后60小时内做引流手术，引流手术无效者，需进行肝脏移植。

知识链接

光照疗法治疗新生儿黄疸

光照疗法简称光疗，是降低血清未结合胆红素简单而有效的方法。其原理是用蓝色荧光使未结合胆红素光异构化，形成水溶性异构体，可不经肝脏处理，直接经胆汁和尿液排出。光疗可出现发热、腹泻和皮疹副作用，但多不严重，可继续光疗。蓝光可分解体内核黄素，并进而降低红细胞谷胱甘肽还原酶活性而加重溶血，因此，光疗时应补充核黄素。

第四节　肝功能检测

在病毒感染、毒物、缺氧或营养不良等因素影响下，肝脏的结构和功能将受到不同程度的损伤，进而引起相应的代谢紊乱。临床上，肝功能检测对肝胆疾病的诊断、病程监测、疗效观察及判断预后等均具有重要作用。

肝功能检测主要是通过一些生物化学实验来进行，约有 500 多种实验，常用的有 10 多种。临床上常根据临床表现结合肝脏功能选择试验项目，使实验结果能评估肝脏各种功能状态和发现肝脏损伤情况。例如，检测血清中氨基转移酶（ALT、AST）活性可反映肝细胞损伤情况；总胆红素、结合胆红素、尿胆红素和尿胆素原的测定，用于鉴别黄疸类型等。

临床上除将肝功能检测各项指标进行整体分析外，肝功能检测项目还常与其他检查项目结合。例如乙肝病毒抗原抗体测定，聚合酶链反应（Polymerase Chain Reaction，PCR）检测各型肝炎病毒的基因组。各项检测项目综合判断，以指导治疗。

重点回顾

1. 肝特有的形态结构及其化学组成特点使肝在糖、蛋白质、脂类、核苷酸、维生素、激素等物质的代谢中起着重要作用。

2. 肝的生物转化作用可使非营养物质在机体内经过氧化、还原、水解和结合等化学反应后，增强其极性，增加水溶性，使之易于随胆汁、尿液排出体外。

3. 胆红素是铁卟啉化合物在体内的主要分解代谢产物，以胆红素 - 清蛋白复合物（未结合胆红素）形式，经血液运输至肝内进行代谢转化。在肝中与葡萄糖醛酸结合形成葡萄糖醛酸胆红素酯（结合胆红素），经胆管排入小肠。在肠道中细菌的作用下，胆红素转变为胆素原。大部分胆素原随粪便排出体外，小部分被重吸收入肝。重吸收入肝的大部分胆素原进入肝肠循环，少部分经肾随尿排出体外。

4. 血清胆红素浓度升高可引起黄疸症状。根据发病原因不同，可将黄疸分为三类：溶血性黄疸，肝细胞性黄疸及阻塞性黄疸。新生儿也易出现黄疸症状，可分为生理性黄疸和病理性黄疸。

（张乍如　彭姝彬）

第十三章　水和无机盐代谢

第一节　体　液

一、体液的含量与分布

体液是指人体内的水溶液，由水及溶解在水中的无机盐和有机物组成。体液分为细胞外液和细胞内液。细胞外液包括血浆、组织间液即细胞间液。淋巴液、消化液、脑脊液、渗出液、关节滑液、尿液、汗液，还有在病理情况下产生的胸腔积液、腹水和由于肠梗阻潴留在梗阻近端的肠道液，也认为是细胞外液的特殊部分。正常成年人体液约占体重的60%，其中细胞内液占体重的40%，细胞外液占体重的20%。在细胞外液中血浆约占体重的5%，组织间液占15%。体液总量常受年龄、性别和胖瘦等因素的影响而有很大的波动。年龄越小，体液占体重的百分比就越大，各部分体液的分布也与成人不同(表13-1)。

表13-1　不同年龄的体液分布(占体重的百分比)

年　龄	体液总量	细胞内液	细胞外液		血浆
			总量	组织间液	
新生儿	80	35	45	40	5
婴儿	70	40	30	25	5
儿童(2~14岁)	65	40	25	20	5
成年人	55~65	40~45	15~20	10~15	5
老年人	55	30	25	18	7

血浆只占细胞外液的小部分，但它是沟通人体内外环境和各部分内环境之间的重要转运体系，也是体内特殊细胞外液的来源，对生命活动的维持相当重要。血容量急剧下降时将导致脑组织缺氧，体内代谢废物潴留，肾衰竭乃至休克，甚至死亡。

细胞间液是细胞外液的主要部分，且体积上有很大伸缩性，因而可在一定范围内调节血容量和细胞内液容量达到恒定，从而保证血液循环和细胞的正常功能。

体液中的无机盐、某些小分子有机物和蛋白质等常以离子状态存在，故又称为电解质。因此水、无机盐代谢又称为水、电解质代谢。水、电解质平衡是维持正常生命活动的必要条件。疾病或外界环境的剧烈变化都可能破坏这种平衡，使体液在各方面发生变化。如果得不到正确的诊断及治疗，机体的调节功能就难以维持，对机体造成各种不良影响，严重时可危及生命。因此,学习水、电解质的代谢和功能,掌握体液平衡的基本知识具有重要意义。

二、体液电解质含量及分布特点

(一)体液电解质含量

1. 血浆中阳离子以 Na^+ 为主,浓度约为 $145(130\sim150)$ mmol/L。其次是 K^+,浓度约为 $4.5(3.8\sim5.5)$ mmol/L。还有 Ca^{2+} 及 Mg^{2+}。阴离子以 Cl^- 为主,浓度约为 $103(100\sim110)$ mmol/L, HCO_3^- 浓度约为 28 mmol/L,其次是 HPO_4^{2-}、有机酸和蛋白质等。 Na^+ 和 Cl^-、 HCO_3^- 分别组成 $NaCl$ 和 $NaHCO_3$,两者浓度相对稳定,对维持血浆正常 pH 值有重要意义。

正常血浆清蛋白含量约 42 g/L,浓度相当于 0.6 mmol/L;血浆球蛋白含量约 28 g/L,浓度相当于 0.2 mmol/L。

正常 pH 条件下,约 80% 的磷酸以 B_2HPO_4、 20% 以 BH_2PO_4 的形式存在(B 主要表示 Na^+ 和 K^+)。

2. 细胞间液的电解质成分、浓度与血浆相似,但蛋白质含量比血浆低很多。在 pH 为 7.4 时血浆蛋白质带负电荷,因此毛细血管内负离子也多。经杜南平衡造成毛细血管内外两侧电解质成分的差异:血浆中 Na^+ 浓度稍高于组织间液中的 Na^+ 浓度,而血浆中 Cl^- 浓度稍低于组织间液中的 Cl^- 浓度。

3. 细胞内液的电解质成分和浓度与细胞外液有显著差异。细胞内液中阳离子主要为 K^+,浓度约为 158 mmol/L。细胞内钾含量约占体内总钾量的 98%。其次是 Mg^{2+} 与 Ca^{2+}。细胞内液的主要阴离子是 HPO_4^- 和蛋白质,另外尚有少量 SO_4^{2-}、 Cl^-、 HCO_3^- 等。细胞内液蛋白质含量高于细胞外液。电解质在细胞内、外液中的浓度与分布见表13–2。

表 13–2　各种体液中电解质的含量(mmol/L)

电解质		血浆		细胞间液		细胞内液(肌肉)	
		离子	电荷	离子	电荷	离子	电荷
阳离子	Na^+	145	145	139	139	10	10
	K^+	4.5	4.5	4	4	158	158
	Mg^{2+}	0.8	1.6	0.5	1	15.5	31
	Ca^{2+}	2.5	5	2	4	3	6
	合计	152.8	156	145.5	148	186.5	205
阴离子	Cl^-	103	103	112	112	1	1
	HCO_3^-	27	27	25	25	10	10
	HPO_4^{2-}	1	2	1	2	12	24
	SO_4^{2-}	0.5	1	0.5	1	9.5	19
	蛋白质	2.25	18	0.25	2	8.1	65
	有机酸	5	5	6	6	16	16
	有机磷酸	—	—	—	—	23.3	70
	合计	138.75	156	144.75	148	79.9	205

(二)体液中电解质分布特点

1. 阴、阳离子的摩尔电荷浓度相等,体液呈电中性。

2. 细胞内、外液的离子分布差异很大。细胞外液的阳离子以 Na^+ 为主,阴离子以 Cl^- 及 HCO_3^- 为主。细胞内液的阳离子以 K^+ 为主,阴离子以有机磷酸根和蛋白质为主。

3. 细胞内液电荷总量(205 + 205 = 410 mmol/L)高于细胞外液(细胞间液 148 + 148 = 296 mmol/L、血浆 156 + 156 = 312 mmol/L)的电荷总量,但细胞内液蛋白质含量甚高、分子量大、分子数少,另外二价离子(HPO_4^{2-}、SO_4^{2-}、Mg^{2+})也较多,所产生的液渗透压较小,因而细胞内液与细胞外液的渗透压基本相等。正常人体液的渗透压为 280 ~ 310 Osm/L。

4. 血浆和细胞间液的电解质组成与含量比较接近,但血浆中的蛋白质含量远远高于细胞间液中的蛋白质含量(前者与后者之比为 2.25 mmol/L 比 0.25 mmol/L,比值为 9)。这种差异对于维持血容量以及血浆与细胞间液之间的水分交换具有重要意义。

三、体液的交换

机体内各部分体液间的交换除主动转运外(离子主动转运、肾小管主动吸收与排泄、腺体分泌、细胞吞饮)主要靠渗透现象完成。各部分体液的渗透压是液体流动的动力。通俗地讲渗透压是溶液中的溶质吸引和保留水分子的一种力量。构成体液渗透压的物质有无机离子和蛋白质等大分子。由无机离子构成的渗透压称为晶体渗透压,由蛋白质等大分子构成的渗透压称为胶体渗透压。

表示渗透压的单位常用渗量/升(Osm/L)和毫米汞柱(mmHg)。1 渗量(1 Osm)就是溶液中 6.023×10^{23} 个不解离分子或离子所产生的渗透压。1 Osm/L 就是每升溶液产生 1 个渗量的渗透压。1 升 1 mol/L 葡萄糖溶液含有 6.023×10^{23} 个葡萄糖分子,产生 1 渗量的渗透压。1 mol/L 葡萄糖溶液的渗透压为 1 Osm/L。盐类能解离成阳离子和阴离子,计算渗透压时应以解离后产生的离子数总和为准。如 1 升 1 mol/L NaCl 溶液中含有 Na^+、Cl^- 各 6.023×10^{23} 个,产生 2 渗量的渗透压。1 mol/L NaCl 溶液的渗透压为 2 Osm/L。同理,1 mol/L $CaCl_2$ 溶液的渗透压为 3 Osm/L。因 Osm/L 单位较大,常用毫渗量/升(mOsm/L)表示渗透压。

血浆总渗透压约为 290 mOsm/L(152.8 mOsm/L + 138.75 mOsm/L,见表 13 - 2)。正常范围为 280 ~ 320 mOsm/L。当溶液的渗透压在此范围时称为等渗溶液(等张溶液),低于 280 mOsm/L 的溶液称为低渗溶液(低张溶液),高于 280 mOsm/L 的溶液称为高渗溶液(高张溶液)。经计算血浆渗透压应为 325 mOsm/L,而实际测定为 290 mOsm/L。这是由于电解质在体液中没有完全解离造成的。例如 0.9% NaCl 溶液,如完全解离,总渗透压应为 308 mOsm/L,属于高渗溶液。但因 NaCl 在体液中的解离度约为 0.93,只能产生 286 mOsm/L 的渗透压,因此 0.9% NaCl 溶液属于等渗溶液。5% 葡萄糖溶液按计算属于等渗溶液(287 mOsm/L),但临床上将其视为无渗透压或无张液体。这是因为溶液输入体内几小时后,葡萄糖很快被氧化分解供能,溶质分子数很快减少,渗透压也随之减小并趋向于零。然而浓度大于 10% 的葡萄糖溶液输入体内后,渗透后能维持很久,不能作无渗透压溶液看待。

人体每天除与外界环境进行水分交换外,体内各部分体液间也不断地交换。各种体液间的水和无机盐始终在不断地流动,所以各种体液之间相互不断地交换流通,保持着动态平衡。组织间液是血浆和细胞内液进行物质交换的中转站。

（一）血浆与组织间液之间的交换

血浆与组织间液之间的交换主要在毛细血管进行。位于小动脉与小静脉之间的毛细血管管壁只有一层内皮细胞，具有半透膜的特性，水、无机盐和小分子蛋白质能自由透过毛细血管壁。

液体由毛细血管向组织间隙移动的现象叫滤过，而液体由组织间隙回流入毛细血管的现象叫重吸收。在滤过与重吸收的过程中，液体里能够自由通过毛细血管壁的分子也随之进、出毛细血管，从而在血浆与组织间液之间起到物质交换的作用。

血浆与组织间液之间的物质交换（即滤过与重吸收）取决于如下四种力量的对比：毛细血管血压、血浆胶体渗透压、组织间液静水压和组织间液胶体渗透压。其中毛细血管血压、组织间液胶体渗透压是促使液体滤过的力量，而血浆胶体渗透压、组织间液静水压是促使液体重吸收的力量。上述四种力量的代数之和称为有效滤过压。有效滤过压可用下式表示：

有效滤过压 =（毛细血管血压 + 组织间液胶体渗透压）−（血浆胶体渗透压 + 组织间液静水压）

有效滤过压为正值时表示滤过的力量大于重吸收的力量，毛细血管中水分和可透性物质从血浆滤出进入组织间液；有效滤过压为负值时表示滤过的力量小于重吸收的力量，组织间液中的水和可透性物质从组织间液进入毛细血管。正常情况下人体毛细血管动脉端的血压平均值为 30 mmHg，血浆胶体渗透压为 25 mmHg，组织间液静水压为 10 mmHg，组织间液胶体渗透压为 15 mmHg。血液流经毛细血管至静脉端时血压降低，平均值为 12 mmHg，而其他三个值基本不变。根据前述有效滤过压表示式得：

毛细血管动脉端的有效滤过压 =（30 + 15）−（25 + 10）= 10 mmHg

毛细血管静脉端的有效滤过压 =（12 + 15）−（25 + 10）= −8 mmHg

因此在毛细血管动脉端不断有液体滤出，在静脉端不断有液体回流。

（二）细胞外液与细胞内液之间的交换

这两部分之间的体液交换经细胞膜进行。与毛细血管比，细胞膜对物质的透过有高度的选择性。水分子及一些小分子有机物如葡萄糖、氨基酸、尿素、肌酐、二氧化碳、氧、Cl^-、HCO_3^- 等都可通过细胞膜，但大多需要载体的转运，如葡萄糖载体、氨基酸载体。而细胞内外的蛋白质、K^+、Na^+、Ca^{2+}、Mg^{2+} 则不易透过细胞膜，所以细胞内液与细胞外液的化学组成有显著差异。

由于无机离子所产生的渗透压远大于蛋白质所产生的渗透压，因而决定细胞内液与细胞外液之间物质交换的主要因素是无机离子所产生的渗透压（晶体渗透压）。水可以自由透过细胞膜，故当细胞内液与细胞外液间存在渗透压差时，主要靠水的转移来维持细胞内外液的渗透压平衡。当细胞外液渗透压升高时，水从细胞内转移至细胞外，引起细胞皱缩；当细胞外液渗透压降低时，水从细胞外转移至细胞内，引起细胞肿胀。

细胞外液渗透压的决定因素是 Na^+ 的浓度，细胞内液渗透压的主要决定因素是 K^+ 的浓度。细胞内外 K^+ 与 Na^+ 的分布有显著差异。细胞膜上的 Na^+ 泵主动地把 Na^+ 泵出细胞，同时把 K^+ 泵入细胞内。完成这种功能的 Na^+ 泵就是利用 ATP 作为能源的 Na^+，K^+ – ATP 酶。人红细胞实验证明，每消耗 1 分子 ATP 就有 3 个 Na^+ 泵出细胞外，2 个 K^+ 泵入细胞内。

知识链接

水肿

各种原因造成血浆与组织间液间的动态平衡失调，引起进入组织间隙的液体超过从组织间隙返回血管的液体量时，即可产生水肿。如心力衰竭时，毛细血管压力增大，组织间液回流发生障碍，水肿发生。肾病综合征患者因大量蛋白尿导致低蛋白血症；肝功能障碍者，白蛋白合成减少，血浆胶体渗透压降低，均可引发水肿。

第二节　水平衡

一、水的生理功能

(一)运输养料与代谢物

水是良好的溶剂。机体所需的多种营养物质和代谢产物能溶于水中，即使是难溶或不溶于水的物质，如脂类及某些蛋白质也能分散于水中而成为胶体溶液。这些溶解于水或分散于水中的物质可以通过血液循环而运至全身。

(二)促进和参与体内物质代谢

机体内的物质代谢在水介质中进行。水还直接参与一些代谢反应，如水解反应、加水反应、加水脱氢反应。

(三)调节体温

水是调节体温的良好物质。水的比热大，1g 水从 15℃升至 16℃时需 4.2 J 热量，比同质量的固体或其他液体所需的热量多，因而水能吸收较多的热量而本身的温度升高并不多。水的蒸发热大，1g 水在 37℃完全蒸发时要吸收 2.4 kJ 热量，这样机体蒸发少量汗就能散发大量热量。水的流动性也大。水的这三个特性使机体在代谢中产生的热能由体液吸收而使体内温度变化不大，且通过体液交换和血液循环将机体内代谢产生的热量运送至体表，再经体表散发或蒸发将热量释放到环境中去，使机体能维持正常的体温。

(四)润滑作用

水有良好的润滑作用。唾液有利于食物的吞咽，泪液有利于眼球的转动和湿润，关节腔滑液可减少关节活动的摩擦，呼吸道和消化道的黏液、胸腔和腹腔的浆液在相应组织中都起良好的润滑作用。

(五)维持组织的正常形态与功能

机体内的水以自由水和结合水两种形式存在。结合水是指与蛋白质、核酸和蛋白多糖物质结合而存在的水。结合水对维持组织器官的正常形态、功能起到一定作用。如心肌含水约 79%，血液含水约 83%，两者相差不大。但心肌主要含结合水，使心肌具有一定形态，保证心脏有力地推动血液循环。而血液中的水多以自由水形式存在，使血液能流动自如。

二、水的动态平衡

(一)水的来源

正常情况下，人体通过如下三种途径摄取总共 2500 mL 的水量。

1．饮水　成人每天饮水量约 1200 mL。人体每天饮水量随体内需要和环境气温的影响有较大幅度的变化。

2．食物水　成人每天随食物摄入的水量约 1000 mL。

3．代谢水（内生水）　成人体内糖、脂肪、蛋白质等营养物质生物氧化产生的水比较恒定，每天约 300 mL。

（二）水的去路

人体每天排出的水量约 2500 mL。水的去路有如下四条：

1．经肾排出　肾排尿是机体排水的最主要途径，在维持水、无机盐的动态平衡中起着十分重要的作用。人体每日排尿量受饮食状况、生活环境和劳动强度等多种因素的影响而有较大变化。肾每天生成的原尿有 180 L 之多，其中 99% 以上被肾小管和集合管重吸收。因此正常情况下每日尿量约 1500 mL。除了从尿中排出体内过多的水分外，更重要的还在于通过排尿排出了许多固体代谢废物，如尿素、尿酸、肌酐等。每天约有 35 g 固体代谢废物随尿排出体外。正常成人肾排尿的最大浓度为 6% ~ 8%，每天排出这些固体溶质的最低尿量为 500 mL，否则导致代谢产物在体内积累而引起尿中毒。临床上把尿量少于 500 mL 称为少尿，少于 100 mL 称为无尿。

2．皮肤蒸发　皮肤蒸发一方面排出一部分水分，一方面起着调节体温的作用。皮肤以非显性汗和显性汗两种形式排水。非显性汗就是皮肤经常性的水分蒸发，成人每天以这种方式蒸发的水分约 500 mL。通过这种方式排出的水中电解质很少，可看成纯水。显性汗是通过汗腺的分泌活动排水。通过这种方式排出的水量与环境温度、湿度及劳动强度有关。成年人出汗多时一天可排水数升以上。通过这种方式排出的液体是一种含少量 Na^+、Cl^-、K^+ 的低渗溶液，所以对出汗过多者除补水外还要补盐。

3．经粪排出　每日由粪排出的水量大约为 150 mL，其中所含电解质极少。每天由各种消化腺分泌的消化液约有 8 L（见表 13 - 3）。约 98% 以上的消化液由肠道吸收，只有不到 2%（约 150 mL）的消化液随粪排出体外。消化液中含电解质较多，尤其是 K^+ 含量比细胞外液高。因此当呕吐、腹泻、胃肠减压等引起消化液大量丢失时，会造成体内失水和电解质平衡紊乱，对婴幼儿危害更为严重。临床上应根据消化液中水和盐类的丢失情况，及时适量补充水和电解质。

表 13 - 3　各种消化液的分泌量、pH 及电解质含量

消化液	每日分泌量（mL）	pH	Na^+（mmol/L）	K^+（mmol/L）	Ca^{2+}（mmol/L）	Cl^-（mmol/L）	HCO_3^-（mmol/L）
唾液	1000 ~ 1500	6.6 ~ 7.1	10 ~ 30	15 ~ 25	3 ~ 8	10 ~ 30	10 ~ 20
胃液	1500 ~ 2500	0.9 ~ 1.5	20 ~ 60	6 ~ 7	—	145	—
胰液	1000 ~ 200	7.8 ~ 8.4	148	7	6	40 ~ 80	80 ~ 100
胆汁	500 ~ 1000	6.5 ~ 7.7	130 ~ 140	7 ~ 10	7 ~ 15	110	40
小肠液	1000 ~ 3000	7.2 ~ 8.2	100 ~ 142	10 ~ 50	—	80 ~ 105	30 ~ 75

4．呼吸蒸发　即呼吸时以水蒸气的形式排出水分。成人每天由呼吸排出的水量约为 350 mL。当发热等情况引起呼吸加快时，排出的水分增加，可多达 2000 mL。

从表 13 - 4 可见人体每日水的出入量是相等的。人即使不能进水每日仍由皮肤、肺部和肾丢失水量约 1500 mL，占一般成人体重的 2% 左右。因此临床必须保证供给大于这种最低限度水的需要量。一般供给 2000 mL 左右才可满足必要的生理消耗。

表 13 - 4 一般人体每日水的出入量

水的摄入量(mL)		水的排出量(mL)	
饮水(包括水、汤、其他流质)	1200	经肾排出	1500
食物水(包括固体、半固体)	1000	皮肤蒸发	500
内生水	300	呼吸蒸发	350
		经粪排出	150
共计	2500	共计	2500

知识链接

脱水与水中毒

机体水分进入减少或排出量增多均可造成脱水。脱水依程度分为轻度脱水、中度脱水和重度脱水。脱水量达体重的 2% 时为轻度脱水，表现为口渴。当脱水量达 4% 时为中度脱水，表现为严重口渴、心率加快、体温升高、血压下降、疲劳。当脱水达 6% 时则为严重脱水，此时引起恶心、食欲丧失、易激怒、肌肉抽搐甚至出现幻觉、昏迷以及死亡。

水中毒——在病理或人为治疗因素的作用下或在短时间内大量饮水时，水在体内潴留过多，超过正常体液水量，水与电解质比例失调，结果细胞外液量增加，血钠降低，出现低钠血症，水由细胞外进入细胞内。若过多的水进入细胞内，使细胞内的水过多，则引起水中毒。水中毒的症状不一，轻者躁动、嗜睡、抽搐、尿失禁及丧失意识，重者有脑细胞水肿。中毒严重者若不及时抢救则危及生命。

三、婴幼儿、老年人水代谢特点

(一)婴幼儿水代谢特点

1. 生长发育迅迅速，新陈代谢旺盛，每千克体重的需水量是成人的 2 ~ 4 倍。
2. 体内含水较多 新生儿、婴儿和儿童的体液总量分别占体重的 80% 、70% 、65% 。
3. 肾浓缩尿的功能较差，因此尿量相对较多。
4. 神经、内分泌系统发育尚未完善，对水的调节功能较弱，不能耐受缺水，故小儿较成年人易发生脱水。

(二)老年人水代谢特点

1. 体内水分减少。60 岁以上老年人平均含水量男性 51.5% 左右，女性 42.0% ~ 45.5% 。这种变化主要是细胞内液的减少，由原来的 40% 降到 35% 。另一方面是由于含水少的脂肪组织相应增加，而含水多的肌肉组织减少所致。
2. 老年人摄入液体少，口渴感减弱，当体内水分明显缺乏时才感到口渴，因而平时喝水少。

3.肾质量减轻，肾体积缩小，造成肾小球滤过率直线下降，肾排泄代谢废物的能力明显下降。肾小管吸收功能减退表现为多尿症。上述各种因素使老年人比中青年人更易发生水的代谢紊乱，出现脱水和中暑现象。

第三节　电解质平衡

一、电解质的生理功能

（一）维持体液的正常渗透压、容量和酸碱平衡

Na^+、Cl^-产生的渗透压占细胞外液总渗透压的80%左右，是维持细胞外液容量和渗透压的主要离子。K^+、HPO_4^{2-}是维持细胞内液容量和渗透压的主要离子。

有些无机盐如 $NaHCO_3$、NaH_2PO_4、Na_2HPO_4 等本身就是缓冲剂，具有调节和维持体内酸碱平衡的作用。

（二）维持机体正常的新陈代谢

1.作为酶的辅助因子或激活剂

许多金属离子是酶的辅助因子，如 Na^+、K^+、Mg^{2+}、Zn^{2+}、Fe^{3+}（Fe^{2+}）、Cu^{2+}（Cu^+）。机体内约三分之二的酶以金属离子作为辅助因子。

大多数金属离子为酶的激活剂。如 Na^+、K^+、Mg^{2+}、Ca^{2+} 是各种 ATP 酶的激活剂、Cl^- 是唾液淀粉酶的激活剂、K^+ 是磷酸化酶和巯基酶的激活剂。

2.参与或影响物质代谢

如 Na^+ 参与小肠对葡萄糖的吸收，Mg^{2+} 参与蛋白质、糖类、脂类和核酸的合成，Ca^{2+} 和含磷酸根的环腺苷酸（cAMP）、环鸟苷酸（cGMP）是第二信使，核酸功能的维持需 Zn^{2+}、Cr^{3+}、Mn^{2+}、Co^{2+}、Cu^{2+} 等微量元素的参与。

（三）维持神经肌肉正常的应激性

神经肌肉的应激性与多种离子的浓度和比例有关，其关系式如下：

$$神经肌内的应激性 \propto \frac{[Na^+]+[K^+]+[OH^-]}{[Ca^{2+}]+[Mg^{2+}]+[H^+]}$$

当 Na^+、K^+、OH^- 浓度升高时，神经肌肉的应激性增高。当血 K^+ 浓度过低时，神经肌肉的应激性降低，可导致肌肉软弱无力、胃肠蠕动减弱、腹胀甚至肠麻痹等症状。而 Ca^{2+}、Mg^{2+}、H^+ 浓度升高时，神经肌肉的应激性降低。血 Ca^{2+} 过低时，神经肌肉的应激性过高。小儿缺钙时常引起手足抽搐（痉挛）。

心肌与离子浓度的关系式如下：

$$心肌细胞应激性 \propto \frac{[Na^+]+[Ca^{2+}]+[OH^-]}{[K^+]+[Mg^{2+}]+[H^+]}$$

血 K^+ 浓度过高对心肌有抑制作用，可使心脏停跳于舒张期；血 $[K^+]$ 浓度过低则常出现心律紊乱，使心脏停在收缩期。Na^+ 和 Ca^{2+} 拮抗 K^+ 对心肌的作用，以维持心肌的正常功能。

（四）构成骨骼、牙齿及其他组织

骨组织主要含无机盐，其中阳离子主要为 Ca^{2+}，其次为 Mg^{2+}、Na^+ 等；阴离子主要为 PO_4^{3-}，其次为 CO_3^{2-}、OH^- 以及少量的 Cl^-、F^-。骨中的 Ca^{2+} 和 PO_4^{3-} 有两种形式，即无定形

的磷酸氢钙$[Ca_8H_2(PO_4)_6 \cdot 5H_2O]$和高度结晶的羟基磷灰石$[3Ca_3(PO_4)_2 \cdot Ca(OH)_2$或$Ca_{10}H_2(PO_4)_6(OH)_2]$。这两种形式是构成骨骼和牙的主要成分。其他组织中亦含有少量的无机盐作为结构物。

（五）构成机体内有特殊功能的化合物

例如血红蛋白和细胞色素中含铁、维生素 B_{12} 中含钴、钾状腺素中含碘、磷脂和核酸中含磷。

二、重要电解质代谢

（一）钠的代谢

1. 钠的含量与分布　成年人体内 Na^+ 的含量约为 1 g/kg 体重，其中约45%在细胞外液，10%在细胞内液，45%在骨骼中。血浆 Na^+ 平均浓度为 142 mmol/L，约占体内总量的 11.2%；组织间液和淋巴液 Na^+ 浓度为 140 mmol/L，约占总量的29%。正常血清含水93%，常规实验室所报告的血清 Na^+ 浓度为 140 mmol/L，实际上为 150（140÷0.93）mmol/L。

Na^+ 为细胞外液的主要阳离子，约占全部阳离子的92%。细胞内的主要阳离子为 K^+。正常情况下，细胞内、外保持高浓度的 K^+ 和 Na^+，以维持体液渗透压和容量的平衡。现已证明，细胞膜上的钠泵（即 Na^+，K^+ – ATP 酶）消耗 ATP 把不断因细胞内外浓度差而渗入细胞的 Na^+ 排出细胞外，而把渗出细胞的 K^+ 移入细胞内，从而维持细胞内、外液组分的稳定。

2. 钠的吸收与排泄　人体每日吸收的 Na^+ 主要来自饮食中的氯化钠，约 7 ~ 15 g。摄入的钠全部经胃肠吸收。通常成人每日 NaCl 的需要量为 5 ~ 9g。Na^+ 主要由肾小管排出，经粪便及汗液排出少量。肾调节血 Na^+ 浓度的能力很强，对 Na^+ 的阈值约为 110 ~ 130 mmol/L。过量的 Na^+ 很快通过肾排出。正常成人每日由肾小球滤过的 Na^+ 达 20 ~ 40 mol，而每日经肾排出的 Na^+ 仅为 0.01 ~ 0.2 mol，重吸收率达 99.4%。当血中 Na^+ 浓度降低时，肾小管重吸收能力增强；当机体完全停止摄入 Na^+ 时，肾排 Na^+ 趋向于零。

可用"多吃多排、少吃少排、不吃不排"来概括肾对 Na^+ 排泄的高效调节。

（二）钾的代谢

1. 钾的含量与分布　成年人体内 K^+ 的含量约为 2 g/kg 体重（即 45 mmol/kg 体重），婴儿约 43 mmol/kg 体重。机体内98%的钾分布在细胞内液，2%分布在细胞外液。从组织器官方面讲，机体内钾总量的80%分布在肌肉组织，10%分布在皮肤和皮下组织，其余多分布在脑和内脏之中。因机体肌肉发达程度和脂肪含量的不同，体内 K^+ 的含量在 30 ~ 50 mmol/kg 范围内变动。但血中钾浓度较稳定：红细胞中钾浓度约为 105 mmol/L，血浆钾浓度为 3.5 ~ 5.5 mmol/L。

各种组织中，以肌肉中含钾最多。钾与肌肉蛋白质及肌糖原代谢关系十分密切。当肌细胞进行蛋白质、糖原合成时，K^+ 进入肌细胞。据估计每合成 1 g 肌糖原需要 0.15 mmol K^+，合成 1 g 肌肉蛋白质需 0.45 mmol K^+ 进入细胞。因此肌细胞内蛋白质与糖原的代谢影响着血浆 K^+ 的浓度。故临床上利用此原理缓解高血钾或低血钾现象。例如患者输液补充 K^+ 时，可在溶液中加入定量的葡萄糖，促进 K^+ 进入细胞，以免大量 K^+ 入血造成高血钾。创伤、发热或缺氧患者，由于体内分解代谢加强，可导致血 K^+ 升高。若同时有肾衰竭，排 K^+ 发生障碍，会出现更大危险，因此必须注意观察。反之，在注射胰岛素时，促进肌肉中糖原与蛋白质合成，K^+ 由血浆进入肌细胞，在注射液中加入少许 K^+，可防止低血钾的发生。

人体细胞内外可交换的 K^+ 可达 90% 以上。但钾透过细胞膜的速度比水缓慢，同位素静脉注射试验证明：经过 15 小时细胞内外的钾才能达到平衡，而心脏病患者则需要 45 小时左右才能达到平衡。因此临床上需要多次测定血清钾才能准确反映体内 K^+ 的含量，以防止假性高值的出现。在治疗缺钾症过程中，很难在短时间内恢复机体的钾平衡。由于必须等到细胞恢复正常的代谢功能，钠泵才能恢复工作，将机体摄入的钾转运至细胞内，如摄入钾过多过快，则有发生高血钾的危险。因此补钾时应遵循不宜过浓、不宜过多、不宜过快、不宜过早、见尿补钾的原则，且以口服最安全。

2. 钾的吸收与排泄　正常成人每天需钾约 2.5g（60 mmol）。蔬菜与肉类（动物肌肉）最富有钾。日常膳食就能满足人体对钾的需要。正常成人摄入的钾约 90% 在短时间内就由肠道吸收。

钾的排出途径有三条：经尿排出、经粪排出、经汗排出。正常情况下随大便排出的钾量不超过体内钾量的 10%。体内 80%～90% 的钾随尿排出，必要时肾排钾量可增至 100 倍，其排出量与摄入量大致相等。故肾功能良好者口服钾不易引起血钾异常升高。

肾对钾的控制能力远不如对钾严格，其特点是多吃多排、少吃少排、不吃也排。机体每天经肾至少排钾 10 mmol。钾摄入极少或大量丢失时，肾仍继续排钾。即使禁食钾 1～2 周，排钾仍可达 5～10 mmol/日。在腹泻时随大便排出的钾量可达正常时的 10～20 倍。1 岁以下的婴儿钾摄入量并不超过生长所需的量很多，且婴儿易患腹泻，故婴儿易患钾缺乏症。长期不能进食需由静脉补充营养的患者，应注意适当补钾。

知识链接

低血钾与高血钾

当机体内血钾浓度低于 3.5 mmol/L 时称为低血钾。钾的摄入不足、排出量增加、钾自细胞外大量移入细胞内，均可导致低血钾。低血钾的主要表现是四肢软弱无力、倦怠、腹胀、尿潴留、心律失常。严重时心跳停止在收缩期。当血钾浓度高于 5.5 mmol/L 时称为高血钾。钾输入过多、排出障碍或细胞内的钾转运至细胞外均可引起高血钾。高血钾的主要表现为极度疲乏、肌肉酸痛、肢体湿冷、脸色苍白、嗜睡、心动过缓等，严重时心跳停于舒张期。由于 Na^+ 和 Ca^{2+} 可拮抗 K^+ 对心肌的作用，因此临床上可通过静脉注射含 Ca^{2+} 的溶液来纠正血浆 K^+ 浓度过高对心肌的不利影响。

（三）氯的代谢

1. 氯的含量与分布　正常成人氯含量为 1.2 g/kg 体重（33 mmol/kg 体重），婴儿多至 52 mmol/kg 体重，其中 70% 在细胞外液中。Cl^- 是细胞外液的主要阴离子，占细胞外液阴离子总量的 67%。只有少量 Cl^- 分布在细胞内液并主要存在于分泌 Cl^- 的细胞内，如 Cl^- 在红细胞内的浓度为 45～54 mmol/L，在其他组织细胞内仅为 1 mmol/L。

2. 氯的吸收与排泄　食物中的 Cl^- 大主要由小肠吸收。Cl^- 主要经肾随尿排出，少部分随汗液排出。肾小管可将肾小球滤出的 Cl^- 和 Na^+ 一起重吸收。高温使汗中 Cl^- 分泌量增加，然而醛固酮分泌增加可使肾小管对 Cl^- 和 Na^+ 的重吸收加强，不致丢失过多的 Cl^-。

第四节　水与电解质平衡的调节

人体一方面不断从饮食中获得水和各种无机盐以维持正常的生理功能，另一方面又通过多种途径不断地排出一定量的水和无机盐，从而使体外、体内各种体液之间保持动态平衡。

机体对水和电解质的平衡进行三级调节：神经调节、器官调节和激素调节。

一、神经调节

口渴想喝水，喝水就止渴。这就是神经系统对摄取水的调节作用。情绪紧张兴奋时排尿增加，情绪抑制时排尿减少。这就是排尿的神经调节。血浆渗透压的改变在这种调节中具有重要意义。例如机体大汗、失水过多或摄盐过多，都会造成细胞外液的晶体渗透压升高，细胞内的水向外流至细胞间液，细胞失水，唾液减少，引起口渴反射。另外，血液渗透压升高，血液流经下丘脑视前区时渗透压感受器的兴奋传至大脑皮质，也会引起口渴感。口渴饮水后水先到达血浆、再到达细胞内，使两处的渗透压递减，重新建立平衡。神经系统还可通过激素调节水与无机盐的平衡，称为神经激素调节。

二、器官调节

器官调节主要是肾调节。肾在水和无机盐平衡的调节中起着十分重要的作用。肾通过肾小球滤过、肾小管的重吸收以及远曲小管中的离子交换作用来调节水、盐代谢的平衡。正常人每日约有 1800 L 水、1300 g NaCl 和 35g K^+ 滤过肾小球。因此，凡是影响通过肾的血流量或肾小球的有效滤过压、通透性、滤过面积的因素均可使肾排出的水和无机盐的量发生改变。正常情况下，体内滤过肾小球的水、K^+、Na^+、Cl^- 各有 99% 被肾小管重吸收。因此肾小管的重吸收作用对机体保存水、盐是相当重要的。肾小管重吸收 Na^+ 的同时 Cl^-、水也被重吸收，因此能维持血液中阴阳离子和渗透压的平衡。有 85% 的 NaCl 和水在近曲小管和髓袢中被重吸收，另外的 15% 在远曲小管和集合管中被重吸收。在远曲小管重吸收 Na^+ 时，有一部分与肾小管细胞分泌的 K^+ 或 H^+ 交换，结果排出的尿中 Na^+ 的含量减少而 K^+ 与 H^+ 的含量增多。肾小管滤液的 pH 为 7.4，而排出的终尿 pH 降至 5.0~6.0。

三、激素调节

调节水、盐平衡的激素有抗利尿激素、醛固酮和心钠素。激素对水、盐平衡的调节是通过肾的排泄功能实现的，因此必须有健全的肾功能才能完成调节作用。

（一）抗利尿激素

抗利尿激素（antidiuretic hormone，ADH）又称加压素（vasopressin）。是由下丘脑视上核合成的一种九肽激素，沿下丘脑 - 垂体束进入神经垂体而储存。受到适宜的刺激时抗利尿激素由神经垂体分泌入血，随血液运输到肾起调节作用。抗利尿激素的主要作用是促进肾远曲小管和集合管对水的重吸收，使尿量减少。

抗利尿激素的分泌主要受细胞外液的渗透压、血容量、血压等因素的影响。当机体失水使细胞外液渗透压升高时，刺激下丘脑视前区渗透压感受器兴奋，使抗利尿激素分泌增加，促进水的重吸收，使细胞外液渗透压恢复正常；反之，当饮水过多或盐类丢失过多时，抗利尿激素分泌减少，促进机体排水。当血压降低时，通过主动脉弓、颈动脉窦压力感受器，使抗利尿激素分泌增加，促进肾远曲小管、集合管对水的重吸收，减少尿量，使血压恢复正常。血容量降低时刺激左心房的容量感受器，使抗利尿激素分泌增加，反之则分泌减少。抗利尿激素的调节作用见图 13-1。

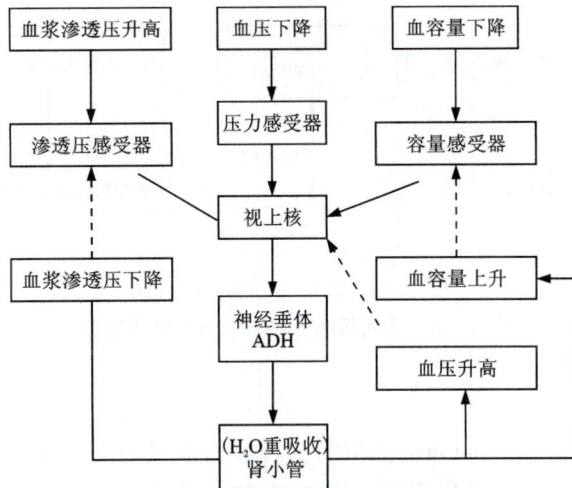

（实线表示促进作用，虚线表示抑制作用）

图 13-1　抗利尿激素调节示意图

（二）醛固酮

醛固酮是由肾上腺皮质分泌的一种激素。肾上腺分泌的多种激素（合称为盐皮质激素）对水和无机盐平衡有一定的调节作用，其中以醛固酮的调节作用最强。醛固酮的主要作用是促进远曲小管和集合管上皮细胞分泌 H^+ 和 K^+，重吸收 Na^+。伴随着 Na^+ 的重吸收，Cl^- 和水也被重吸收。因而醛固酮有保 Na^+ 保水、排 H^+ 排 K^+ 的作用。

影响醛固酮分泌的因素主要有肾素-血管紧张素系统和血钾血钠浓度。

1. 肾素-血管紧张素系统　当血容量减少或（和）血压下降时，肾小球入球小动脉的血压下降，肾小球滤过率也相应下降、从肾小球滤过的 Na^+ 和水减少；同时全身血压下降使交感神经兴奋。上述因素刺激肾小球旁器分泌肾素。

肾素是一种水解蛋白酶，能催化血浆中的血管紧张素原转变为血管紧张素 I（10 肽）。后者受血清转化酶催化再转变为血管紧张素 II（8 肽）。血管紧张素 II 能使小动脉收缩、血压升高，同时促进肾上腺皮质分泌醛固酮。在醛固酮的作用下，钠和水的重吸收增加，血容量增大。血容量增大、血压升高，肾素分泌减少，醛固酮分泌也就减少到正常水平。血管紧张素 II 作用完成后，可被血浆或组织中的肽酶水解而灭活（图 13-2）。

2. 血钾和血钠浓度影响　当血钾浓度增高或血钠浓度降低时，$[Na^+]/[K^+]$ 比值降低，醛固酮分泌增加，尿中排钠减少；反之，当血钾浓度降低时或血钠浓度增大时，$[Na^+]/[K^+]$ 比值升高，醛固酮分泌减少，尿中排钠增多。

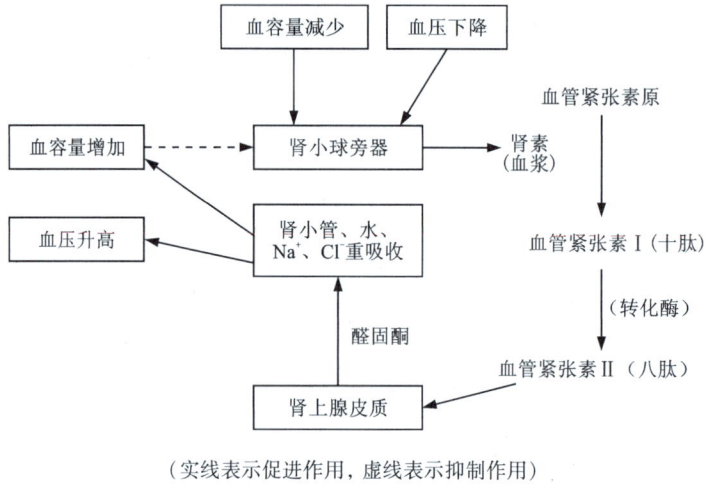

（实线表示促进作用，虚线表示抑制作用）

图 13 - 2　醛固酮的分泌与调节机制示意图

（三）心钠素

心钠素（artrial natriuretic peptides，ANP）又称心房肽或心房利钠因子，是由心房肌细胞产生的小分子肽。已确定氨基酸排列顺序的 ANP 有 10 多种，各种 ANP 有共同的前体，该前体由 151 或 152 个氨基酸残基组成，但只有 C - 末端的一个片段有生物活性。

ANP 可减少肾素和醛固酮的分泌、拮抗血管紧张素和醛固酮的作用，有很强的利钠、利尿和降血压效应。

（四）其他激素

性激素对水、盐平衡有一定的调节作用。雌激素、雄激素都能促进水、钠在体内的潴留。雄激素、胰岛素能促进钾由细胞外液转入细胞内而产生低血钾。甲状腺素能促进钾转移出细胞而从尿中排出。

机体内存在着调节水、电解质平衡的两大类激素：一类具有排钠、排水作用，如心钠素；一类具有保钠、保水作用，如抗利尿激素和醛固酮。两大类激素间相互作用、相互对抗、相互协调，共同完成对水和无机盐平衡的调节作用。

简言之，正常情况下机体内水和无机盐的平衡是由多种器官组织在大脑皮质控制下，受神经体液的影响而发挥作用的结果。参与调节作用的器官主要是肾。

第五节　钙、磷代谢

一、钙、磷的生理功能

（一）钙的生理功能

体液中的钙主要以离子状态发挥作用。

1. 作为激素的第二信使，调节细胞功能，如腺体分泌、肌肉收缩（平滑肌、心肌）、糖原合成与分解及电解质的转运。

2.故小儿缺钙时引起手足抽搐(痉挛)。

3.降低神经肌肉的应激性、降低毛细血管壁及细胞膜通透性。临床上常用钙制剂治疗荨麻疹等过敏性疾患以减轻渗出性病变。

4.是多种酶的激活剂或抑制剂。

5.促进心肌收缩,使心肌的收缩与舒张协调统一,维持心脏正常工作。

6.是凝血因子之一,参与血液的凝固。

(二)磷的生理功能

磷主要以磷酸根的形式发挥作用。

1.参与物质代谢的调节如蛋白质磷酸化和脱磷酸化。

2.磷是体内许多重要物质的组成成分,如核苷酸、核酸、磷脂、磷蛋白等。

3.磷参与体内的能量(ATP 等)生成、储存及利用。

4.血浆中无机磷酸盐构成的缓冲对维持体液的酸碱平衡。

(三)钙、磷的共同作用

参与构成骨骼组织的无机盐部分即骨盐。机体内 99% 以上的钙和 86% 左右的磷以羟磷灰石$[3Ca_3(PO_4)_2 \cdot Ca(OH)_2]$的形式构成骨盐,参与骨骼的组成。骨骼是机体的支架,又是体内钙、磷的储存库。

二、钙、磷的吸收与排泄

(一)钙、磷的吸收

1.钙的吸收　正常成人每日需钙 0.6~1.0 g,妊娠妇女和儿童每日约需钙 1.0~1.5 g。膳食中的钙主要在酸度较大的小肠上段吸收,其中以十二指肠和空肠上段为最有效的吸收区。钙的吸收以主动吸收为主,吸收率一般 25%~40%。实验证明,肠黏膜细胞的微绒毛上存在钙载体蛋白,可结合肠腔中的钙而促进其吸收。钙的吸收主要受下列因素影响:

(1)$1,25-(OH)_2-D_3$:是促进钙吸收的最重要的因素,同时也能促进磷的吸收。

(2)降低消化道 pH 能促进钙的吸收:由于溶解状态的钙盐容易吸收,而酸性条件有利于钙的溶解,凡是能使消化道 pH 下降的食物成分(如乳酸、氨基酸等)都能促进钙的吸收,故临床补钙常用乳酸钙、葡萄糖酸钙等;而食物中的碱性磷酸盐、草酸和植酸可与钙结合,形成难溶性钙盐,从而阻碍钙的吸收。

(3)钙的吸收率与年龄成反比:婴儿期食物钙的吸收率在 50% 以上,儿童约吸收 40%,成人只能吸收 20% 左右,40 岁以后,钙吸收率明显下降,平均每增长 10 岁,钙吸收率减少 5%~10%。

(4)食物中钙、磷的比例也影响钙、磷的吸收:实验证明钙磷比例为 2:1 时,有利于钙的吸收。

2.磷的吸收　正常成人每日需磷量约为 1~1.5g。磷在食物中分布很广,主要形式是核酸、有机磷酸酯(乳汁中无机磷多)。核酸和有机磷酸酯在肠道中分解成核苷酸和无机磷而吸收。磷主要在空肠吸收,吸收率约为 70%。磷的吸收机制与钙有所不同,肠黏膜细胞微绒毛上的磷酸载体可将 HPO_4^- 和 Na^+ 结合转入细胞内,再通过 Na^+ 泵将 Na^+ 排出细胞,而磷则借细胞内外的电位差扩散到细胞外,故磷的吸收也是耗能过程。凡影响钙吸收的因素也影响磷的吸收。

（二）钙、磷的排泄

人体每天排出的钙约80%由肠道排出，20%由肾排出。肠道排出的钙主要是食物中未被吸收的钙和消化液中未被重吸收的钙。当钙吸收不良时，粪便中钙就增多。血浆中不与蛋白质结合的钙可从肾小球滤出。肾排钙随血钙水平升降而增减，当血钙降至1.9 mmol/L时，肾小管对钙的重吸收几乎达到100%，使尿钙排泄量接近于零；如果血钙浓度高时，肾小管对钙的吸收就减少，这一现象与甲状旁腺激素的调节有关。

磷的排泄与钙相反，20%~40%由肠道排出，60%~80%随尿排出。粪中排出的磷主要是饮食中未被吸收的磷。肾排磷主要受食入磷的多少和甲状旁腺素调节。甲状旁腺素能降低肾小管对磷的重吸收。

三、血钙与血磷

（一）血钙

血液中的钙几乎全部存在于血浆中，因此血钙通常指血浆钙。正常成人血钙含量约为2.25~2.75 mmol/L（9~11 mg/dL）。血钙主要以离子钙和结合钙的形式存在，各约占50%。其中结合钙绝大部分是与血浆蛋白质（主要是清蛋白）结合的钙，它不易透过毛细血管壁，也不易从肾小球滤过丢失，约占血钙总量的45%。小部分是与柠檬酸、碳酸氢根或其他小分子化合物结合的钙，约占血钙总量的5%。蛋白质结合钙又称为非扩散钙，离子钙和柠檬酸钙等可透过毛细血管壁，称为可扩散钙。

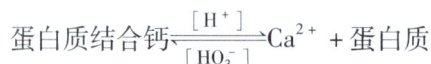

$$\text{蛋白质结合钙} \underset{[\text{HO}_3^-]}{\overset{[\text{H}^+]}{\rightleftharpoons}} \text{Ca}^{2+} + \text{蛋白质}$$

血浆中只有游离的离子钙才能直接发挥生理作用，离子钙与蛋白质结合钙在血浆中能相互转变，两者之间存在着动态平衡关系，这一平衡受血液pH的影响：

血浆pH下降时，结合钙解离，使血浆Ca^{2+}浓度升高；相反，当pH升高时，血浆中Ca^{2+}与蛋白质结合加强，此时即使血浆钙总量不变，但血浆Ca^{2+}浓度下降，故会出现低钙症状。临床上碱中毒患者产生的手足抽搐就是这个原因。

$$[\text{Ca}^{2+}] = K \frac{[\text{H}^+]}{[\text{HCO}_3^-]} \text{（式中 K 为常数）}$$

（二）血磷

血磷是指血浆中无机磷酸盐的含量。正常成人血磷浓度约为1.0~1.6 mmol/L（3~5 mg/dL），儿童稍高。血磷中约90%是可扩散的磷，约10%的磷与蛋白质结合。

（三）血浆钙磷乘积

血浆中钙磷含量之间关系密切，正常成人每100 mL血浆中钙磷浓度以mg表示时，[Ca]×[P]为35~40。[Ca]×[P]>40，则表示钙和磷以骨盐形式沉积于骨组织，骨钙化正常；若两者乘积小于35，则提示骨的钙化将发生障碍，影响成骨作用甚至会发生骨盐再溶解而产生佝偻病及成年人的软骨病。

四、钙磷代谢的调节

钙磷代谢调节主要是维持血钙水平的相对恒定以及骨组织的正常生长。钙磷代谢主要受三种因素的调节，即甲状旁腺素、降钙素和1, 25 - (OH)$_2$ - D$_3$的调节，作用的靶器官为骨、小肠和肾。

(一)甲状旁腺素

甲状旁腺素(parathyroid hormone，PTH)是甲状旁腺主细胞合成分泌的由 84 个氨基酸残基组成的多肽，分子量约为 9500。其分泌与血钙浓度呈负相关，当血钙浓度降低时，PTH 分泌增加，血中，PTH 浓度可增加 5 ~ 10 倍。

1. 对骨的作用　PTH 可使间叶细胞转化为破骨细胞、抑制破骨细胞转化为骨细胞；因此，骨组织中破骨细胞数目增多，从而增强破骨细胞的溶骨作用和促进骨盐溶解，使血钙、血磷浓度均升高。

2. 对肾的作用　PTH 对肾的作用最快，可促进肾远曲小管对钙的重吸收，抑制肾近曲小管对磷的重吸收，因此，可使血钙浓度升高、血磷降低，尿钙排出减少，尿磷排出增多。

3. 对小肠的作用　PTH 通过激活肾中 α_1 – 羟化酶，使 25 – (OH) – D_3 转变为活性的 1，25 – (OH)$_2$ – D_3，后者促进小肠对钙的吸收，从而使血钙、血磷升高。

PTH 具有升高血钙、降低血磷、促进溶骨和脱钙的作用。

(二)降钙素

降钙素(calcitonin，CT)是甲状腺滤泡旁细胞(又称 C 细胞)分泌的一种 32 肽激素。它的分泌与血钙浓度呈正相关，血钙增高时，CT 的分泌增加；血钙降低时，CT 的分泌减少。

1. 对骨的作用　CT 可对抗 PTH 的作用，它抑制间叶细胞转化为破骨细胞，又促进破骨细胞转化为成骨细胞，使破骨细胞数目减少并抑制破骨细胞活性，从而抑制骨盐溶解；增强成骨细胞活性，促进骨盐沉积。

2. 对肾的作用　CT 可抑制肾近曲小管对钙和磷的重吸收，使尿钙和尿磷的排出增加。

3. 对小肠的作用　CT 还抑制肾 α_1 – 羟化酶活性，使 25 – (OH)$_2$ – D_3 不能转变为 1，25 – (OH)$_2$ – D_3，从而间接作用于肠道，抑制肠道对钙、磷的吸收。

CT 有降低血钙和血磷的作用，但更重要的生理作用是促进和保护骨的正常生长(对幼儿尤为重要)。

(三)1，25 – (OH)$_2$ – D_3

维生素 D_3 分别经肝内质网中 25 – 羟化酶和肾线粒体 α_1 – 羟化酶催化生成维生素 D_3 的活性形式 1，25 – (OH)$_2$ – D_3。

1. 对小肠的作用　1，25 – (OH)$_2$ – D_3 的最主要作用是促进小肠上皮细胞内钙结合蛋白的合成，并使钙结合蛋白与 Ca^{2+} 有高度的亲和力，进一步促进小肠黏膜细胞对钙和磷的吸收。

2. 对骨的作用　1，25 – (OH)$_2$ – D_3 对骨组织兼有溶骨和成骨双重作用。一方面 1，25 – (OH)$_2$ – D_3 加速间叶细胞形成新的破骨细胞，增强破骨细胞的活性，从而促进溶骨作用，使骨盐中钙和磷释放入血液。另一方面由于小肠对钙和磷的吸收增强，其结果是使血中的钙和磷增高，又促进了成骨作用。

3. 对肾的作用　1，25 – (OH)$_2$ – D_3 可促进肾近曲小管对钙和磷的重吸收，使尿钙和尿磷的排出减少。

1，25 – (OH)$_2$ – D_3 的主要作用是促进肠中钙、磷的吸收，使血钙、血磷升高，为新骨钙化提供所需的钙、磷，促进成骨作用。

第六节　微量元素

人体是由 60 多种元素所组成。根据元素在人体内的含量不同，可分为宏量元素和微量元素两大类。凡是占人体总重量的 0.01% 以上的元素，如碳、氢、氧、氮、钙、磷、镁、钠等，称为宏量元素；凡是占人体总重量的 0.01% 以下的元素，如铁、锌、铜、锰、铬、硒、钼、钴、氟等，称为微量元素。微量元素虽然在人体内的含量不多，但却有着十分重要的生理和生化作用。它们的摄入过量、不足或缺乏都会不同程度地引起人体生理的异常或发生疾病。

一、铁

(一)概况

铁在体内约 4.5 克左右，女性比男性略少，它是人体含量最高的微量元素。铁在人体内的分布极为普遍，几乎所有组织中都有，其中以肝、脾中含量为最高，其次是肺。铁在人体内的存在形式可为两大类：血红素类和非血红素类。血红素类主要有血红蛋白、肌红蛋白、细胞色素及酶类；非血红素类主要有运铁蛋白、乳铁蛋白、铁蛋白、含铁血红黄素及一些酶类。人体内 60% ~ 70% 的铁存在于血红蛋白内，15% 左右构成各种细胞色素，20% 以铁蛋白的形式储存于肝、脾、骨髓及肠黏膜中，5% 左右构成肌红蛋白。

(二)生理功能

铁与某些金属酶的合成与活动密切相关，酶是生命运动的催化剂。铁参与细胞色素、细胞色素氧化酶、过氧化物酶和过氧化氢酶的合成，担负电子传递和氧化还原过程，解除组织代谢产生的毒物。现已知铁与乙酰辅酶 A、琥珀酸脱氢酶、黄嘌呤氧化酶、细胞色素 C 还原酶等的活性密切相关。这些酶都具有重要的生理和生化功能。

(三)缺乏与过量

铁缺乏，会导致缺铁性贫血，免疫功能下降。尤其缺铁性贫血对于育龄妇女和儿童的健康的影响非常严重，重度缺铁性贫血可增加儿童和母亲的死亡率。缺铁会损害儿童智力发育，使婴幼儿易激动、淡漠，对周围事物缺乏兴趣，还可造成儿童、青少年注意力、学习能力、记忆力异常。铁缺乏的幼儿，铅中毒的发生率较无铁缺乏的儿童高 3 ~ 4 倍。但是铁摄入过量会出现急性中毒，引发坏死性胃炎、肠炎、低血压、中枢神经系统损害，儿童口服 130 mg 即有致命危险，所以补铁时需谨慎。

富含铁的食物：动物性食物，如肝脏、血和瘦肉；豆类、绿叶蔬菜、红糖、禽蛋类。人乳的铁吸收率高达 70%。

二、锌

(一)概况

锌是人体不可缺乏的微量元素，广泛存在于体内各个组织和器官中。成人体内锌含量约为 2.0 ~ 2.5 克，仅次于铁。锌广泛存在于体内各个组织和器官中，其中约 60% 在肌肉，30% 在骨骼。锌在体内呈非均匀分布，其中以肝脏、骨骼肌、皮肤、毛发、指甲、视网膜、前列腺的含量为高，血液中含量很少。锌参与核酸蛋白质的代谢过程，能促进皮肤、骨骼和性器官的正常发育，维持消化和代谢活动。发育中的儿童缺锌时会引起厌食症、侏儒症等，因此，人们把锌称为"生命的元素"。

(二)生理功能

1.参与酶的组成　锌是许多酶的组成成分或激酶，锌主要通过含锌酶发挥作用。如碳酸酐酶、DNA聚合酶、RNA聚合酶等。锌缺乏会影响核酸与蛋白质的合成，使儿童发育停滞，智力下降。妊娠期妇女缺锌会使胚胎大脑海马区发育不良，导致以后学习能力和记忆力下降。

2.对激素的作用　锌在体内易与胰岛素结合，使其活性增加并延长胰岛素作用时间。锌缺乏者糖耐受性降低，胰岛素释放迟缓，糖尿病患者尿锌显著增加。

3.锌对神经系统的影响　目前发现在哺乳动物脑内含有大量锌，大多数锌主要位于突触小泡内，在突触活动时从神经末梢释放出来。低浓度的锌对神经系统的功能起一定的促进作用。在中枢神经系统发育期缺锌可以导致神经管壁变薄，管腔中有大量固缩细胞及细胞碎片。

(三)缺乏与过量

1.成人缺锌可导致食欲不振等胃肠道症状，患者饮食下降，味觉异常，常会出现喜欢吃泥土、沙子、纸张等异常表现，医学上称之为"异嗜癖"。

2.儿童缺锌可导致生长发育停滞、身材矮小，形如侏儒。锌缺乏还可引起骨骼的异常，表现为下肢关节出现炎性改变。

3.青少年缺锌可出现性发育缓慢，性成熟延迟，性器官呈幼稚型，性功能下降，精子减少，第二性征发育不全，月经不正常或停止，没有生育能力等症状。

4.锌缺乏时，还可出现贫血、伤口愈合缓慢、皮肤粗糙、肢端皮炎、易患感冒等.孕妇缺锌可甚止可引起胎儿畸形。

锌是人体的重要元素，补锌对人体来说是必需的。但是补锌不能盲目，如果补锌过量了就会引发各种问题，例如，肠道症状，抑制铜吸收而导致的贫血，肝脾大，皮炎，免疫功能受损，生长迟缓等。所以补锌需要科学，切忌盲目补锌。

富含微量元素锌的食物：生蚝、山核桃、扇贝、口蘑、香菇、羊肉、葵花子、猪肝、牛肝等。

三、铜

(一)概况

铜在人体内有广泛而重要的生理功能。一般而言，人体含铜总量为100～200毫克，平均150毫克，小儿铜总量较成人少，约在足月新生儿体内含铜总量约20毫克。铜在人体内的主要存在场所是肝脏，其次是骨骼、肌肉与脾脏。在临床上肝脏含铜量的检验是反映铜在体内代谢情况的重要指标，其次是血清铜与血浆铜蓝蛋白的含量水平。

(二)生理功能

1.构成含铜酶与铜结合蛋白的成分。

2.维持正常造血功能　铜参与铁的代谢和红细胞生成。铜蓝蛋白和亚铁氧化酶E可氧化铁离子，使铁离子结合到运铁蛋白，对生成运铁蛋白起主要作用，并可将铁从小肠腔和储存点运送到红细胞生成点，促进血红蛋白的形成。

3.维护中枢神经系统的健康　缺铜可致脑组织萎缩，灰质和白质变性，神经元减少，精神发育停滞，运动障碍等。铜在中枢神经系统中的一些遗传性和偶发性神经紊乱的发病中有着重要作用。

4. 保护机体细胞免受超氧离子的损伤　广泛分布的超氧化物歧化酶（SOD），细胞外的铜蓝蛋白和主要在细胞内的铜硫蛋白等含铜酶具有抗氧化作用。

(三)缺乏与过量

铜缺乏会导致贫血，骨骼改变，患者出现骨质疏松，易发生骨折，甚至会诱发冠心病、白癜风和女性不育症。尽管铜是重要的必需微量元素，但也不宜摄入过量，因为摄入过量会引发肝硬化、胃炎、溶血、神经退行性变等症状。

富含微量元素铜的食物：肝、肉、鱼、牡蛎、全谷、坚果、豆类等。

重点回顾

1. 体液的概念、体液电解质、体液的交换。

2. 水的生理功能、动态平衡。

3. 电解质的生理功能，钠、钾、氯的代谢。

4. 水与电解质平衡的三级调节：神经调节、器官调节、激素调节。

5. 钙、磷的生理功能，钙、磷的吸收与排泄，血钙与血磷、钙、磷代谢的调节。

6. 铁、锌、铜、锰、铬、硒、钼、钴、氟等微量元素虽然在人体内的含量不多，但却有着十分重要的生理和生化作用。它们的摄入过量、不足或缺乏都会不同程度地引起人体生理功能的异常或发生疾病。

（蒋利亚　陈　雷）

第十四章 酸碱平衡

第一节 概 述

一、酸碱平衡的概念

正常人体体液 pH 相对稳定,各部分体液 pH 略有差异,正常人血液 pH 为 7.35 ~ 7.45,平均值为 7.4。但机体在生命过程中不断地产生酸性物质和碱性物质,同时又不断地从食物中摄取酸性物质和碱性物质。机体通过体液的缓冲、肺和肾的调节作用,使体液 pH 维持在相对恒定的范围内,这一过程称为酸碱平衡。任一调节过程出现障碍,都将使体液中酸性或碱性物质增多或减少,导致酸碱平衡紊乱,从而出现酸中毒或碱中毒。因此,及时发现并分析判断酸碱平衡紊乱的生化指标和正确处理常是治疗成败的关键。

二、体内酸、碱物质的来源

(一)酸性物质的来源

体内酸性物质主要来源于糖、脂肪和蛋白质的分解代谢。此外少量来自于某些食物、饮料及某些药物。

1. 挥发性酸 即碳酸。体内糖、脂类和蛋白质在分解过程中,彻底氧化产生 CO_2 和 H_2O。所生成的 CO_2 主要在红细胞内碳酸酐酶的催化下与 H_2O 结合生成碳酸。正常人每日产生相当于 10 ~ 20 mol 碳酸,是体内产生最多的酸性物质。碳酸随血液循环运至肺部后重新分解成 CO_2 气体而从肺部呼出体外,故碳酸又称为挥发性酸,是体内酸的主要来源。

2. 非挥发性酸 物质代谢过程中产生的一些有机酸及无机酸,如丙酮酸、乳酸、酮体、磷酸、硫酸、肌酸等。这些酸性物质不能经肺呼出,必须由肾随尿排出体外,故称之为非挥发性或固定酸。另外,体内还有少部分酸性物质是经消化道摄入的,如调味用的酸醋、饮料中的柠檬酸、酸性药物阿司匹林、水杨酸等。在一般情况下,固定酸的主要来源是蛋白质的分解。正常人每天产生的固定酸为 50 ~ 100 mmol 左右。在正常情况下,固定酸可被继续氧化,但缺氧、长期饥饿、代谢失调等可引起过多而导致酸中毒。

(二)碱性物质的来源

1. 食物 主要通过摄取蔬菜和水果获得。蔬菜和水果中含较多的有机盐,如柠檬酸钾盐或钠盐、苹果酸钾盐或钠盐。这些有机酸根在体内进一步氧化分解成 CO_2 和 H_2O 被排出体外,而 K^+(或 Na^+)则与 HCO_3^- 结合生成碳酸氢盐,增加血中碱性物质的含量,所以蔬菜和水果被称为碱性食物。

2. 药物 某些药物本生就是碱,如抑制胃酸的药物碳酸氢钠等。

3. 碱 另外体内物质代谢也可产生少量碱,如氨基酸脱氨基作用产生的氨等。

体内碱性物质主要来源于碱性食物。在正常情况下，体内酸性物质来源多于碱性物质，因此，机体对酸碱平衡的调节以对酸的调节为主。

知识链接

食物的酸碱性

有的食品在体内分解代谢后，最终产生酸性物质，这类食品就称为酸性食品(或称酸性食物、酸食品)。常见的酸性食物有：猪肉、牛肉、鸡肉、鸭肉、鱼类、奶酪、奶油、各种畜禽类、各种蛋及蛋制品、大米、面粉、酒类、甜食类等。有的食品在体内经过分解代谢后最终产生碱性物质，这类食品就叫碱性食品(或称碱性食物、碱食品)。常见的碱性食品有：蔬菜、水果、豆类及其制品，其中包括杏仁、椰子、海带、柠檬、洋葱、豆腐等。

第二节　酸碱平衡的调节

体内酸碱平衡的调节主要是包括血液的缓冲作用、肺的呼吸作用和肾脏的排酸保碱作用。它们相互协调、相互制约，共同维持体液 pH 的相对恒定。

一、血液的缓冲作用

无论是体内产生的还是体外摄入的酸性或碱性物质，都要进入血液并被血液缓冲体系缓冲，从而使血浆 pH 保持在 7.35~7.45 范围内。

(一)血液缓冲体系

血液中的缓冲体系是由一系列相应的弱酸和弱酸盐所组成的，又称缓冲对。

1. 血浆的缓冲体系有

$NaHCO_3$—H_2CO_3；Na_2HPO_4—NaH_2PO_4；$Na-Pr$—$H-Pr$(Pr：血浆蛋白)

其中，以 $NaHCO_3$——H_2CO_3 缓冲体系最重要。

2. 红细胞的缓冲体系有

$KHCO_3$—H_2CO_3；K_2HPO_4—KH_2PO_4；$K-Hb$—$H-Hb$；$K-HbO_2$—$H-HbO_2$

(Hb：血红蛋白；HbO_2：氧合血红蛋白)

其中，以血红蛋白及氧合血红蛋白缓冲体系最为重要。血液各种缓冲体系的缓冲能力比较见表 14-1。

表 14-1　全血中各缓冲体系的比较

缓冲体系	占全血缓冲体系的百分比(%)	缓冲体系	占全血缓冲体系的百分比(%)
HbO_2 和 Hb	35	无机磷酸盐	2
血浆	35	血浆蛋白质	7
有机磷酸盐	3	红细胞	18

(二)血液缓冲体系 pH 的计算

根据亨德森－哈塞巴(Henderson－Hasselbalch)方程式：

$$pH = pka + lg 缓冲碱/缓冲酸$$

以碳酸氢盐缓冲体系为例，上式变为：

$$pH = pKa + lg[HCO_3^-]/[H_2CO_3]$$

其中 pKa 是碳酸解离常数的负对数，在 37℃ 时为 6.1。血浆 $[HCO_3^-]$ 约为 24 mmol / L，$[H_2CO_3]$ 约为 1.2 mmol / L。

因此，$pH = pKa + lg[HCO_3^-] = 6.1 + lg24/1.2 = 6.1 + lg20/1 = 6.1 + 1.3 = 7.4$

由此可见，只要 $[HCO_3^-]/[H_2CO_3]$ 比值保持在 20:1，血浆的 pH 都将维持在正常范围内。一般说来，HCO_3^- 反映体内代谢情况，故又称为代谢因素；H_2CO_3 的浓度可反映肺的通气情况，故又称为呼吸因素。

(三) 血液缓冲体系的作用

1. 对固定酸的缓冲作用　固定酸(HA)进入血液时，主要被 HCO_3^- 进行缓冲，使酸性较强的固定酸转变为酸性较弱的 H_2CO_3。H_2CO_3 血液循环输送到肺再进一步分解为 CO_2 和 H_2O，CO_2 再经肺呼出体外，从而减弱了固定酸对血液 pH 的影响。

$$HA + NaHCO_3 \rightarrow NaA + H_2CO_3 \rightarrow H_2O + CO_2$$

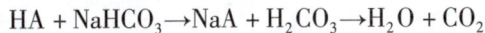

血浆中的 HCO_3^- 主要用于缓冲固定酸，一定程度上代表血浆对固定酸的缓冲能力，故习惯上把血浆 HCO_3^- 称为碱储。

血浆中其他缓体系对固定酸也有一定的缓冲作用，但含量低，作用小。如 NaPr 和 Na_2HPO_4 也能缓冲固定酸。

2. 对挥发性酸的缓冲作用　体内各组织细胞在代谢过程中不断产生的 CO_2 主要经红细胞中的血红蛋白缓冲体系缓冲，此缓冲作用与血红蛋白的运氧过程相偶联。

由于组织细胞与血液之间存在 PCO_2 差，当动脉血流经组织时，组织中的 CO_2 可向血浆扩散，大部分扩散进入红细胞，在红细胞中碳酸酐酶(CA)的作用下生成 H_2CO_3，后者解离成 HCO_3^- 和 H^+。其中的 H^+ 与 HbO_2 释放出 O_2 后转变而成的 Hb^- 和 H^+ 结合生成 HHb 而被缓冲（$HbO_2 \rightarrow Hb^- + O_2$，$H^+ + Hb^- \rightarrow HHb$），红细胞内 HCO_3^- 因浓度增高而向血浆扩散。此时红细胞内 K^+ 不能随 HCO_3^- 逸出，血浆中等量的 Cl^- 进入红细胞以维持电荷平衡。

在肺部，由于肺泡中 PO_2 高、PCO_2 低，当血液流经肺部时，HHb 解离成 H^+ 和 Hb^-，Hb^- 和 O_2 结合形成 HbO_2，H^+ 与 HCO_3^- 结合生成 H_2CO_3。H_2CO_3 经 CA 催化分解成 CO_2 和 H_2O，CO_2 从红细胞扩散入血浆后，再扩散入肺泡而呼出体外。此时，红细胞中的 HCO_3^- 很快减少，继而血浆中的 HCO_3^- 进入红细胞，与红细胞内的 Cl^- 进行又一次等量交换。

在严重呕吐丢失大量胃液时，损失较多的 H^+ 和 Cl^-，血浆 Cl^- 浓度降低，HCO_3^- 从红细胞进入血浆，血浆 HCO_3^- 浓度代偿性增加，从而导致低氯性碱中毒。

3. 对碱的缓冲作用　当碱性物质进入血液时，缓冲体系中的缓冲酸可与其反应，使强碱转化为弱碱。起主要缓冲作用的是 H_2CO_3。

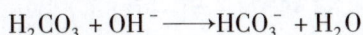

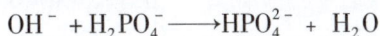

$$H_2CO_3 + OH^- \longrightarrow HCO_3^- + H_2O$$

$$OH^- + H_2PO_4^- \longrightarrow HPO_4^{2-} + H_2O$$

$$OH^- + HPr \longrightarrow Pr^- + H_2O$$

血液缓冲体系作用快，但是有一定的局限性。血浆中的 HCO_3^- 消耗度下降，同时伴有

H_2CO_3 的增多，可导致血液的 pH 值下降；对碱性物质缓冲后则血浆中 HCO_3^- 浓度升高，H_2CO_3 的浓度下降，可导致血液 pH 值升高。

二、肺的调节作用

肺主要以呼出 CO_2 来调节血浆中 H_2CO_3 的浓度。肺呼出 CO_2 的作用受呼吸中枢的调节，而呼吸中枢的兴奋性又受血液中 PCO_2 及 pH 值的影响。当体内产酸增多时，$NaHCO_3$ 减少而 H_2CO_3 增多，使血浆中 $[NaHCO_3]/[H_2CO_3]$ 比值变小。血中的 H_2CO_3 经 CA 催化分解为 CO_2 及 H_2O，使血浆 PCO_2 增高，刺激呼吸中枢，呼吸加深加快，呼出 CO_2，降低血中 H_2CO_3 浓度，使 pH 值恢复正常。

血 PCO_2 增高或 pH 值及 PO_2 降低时，呼吸中枢兴奋，呼吸加深加快，CO_2 呼出增多；反之，当动脉血 PCO_2 降低或 pH 值升高时则呼吸中枢受抑制，呼吸变浅变慢，CO_2 呼出减少。肺呼出 CO_2 来调节血中 H_2CO_3 的浓度，以维持 $[NaHCO_3]/[H_2CO_3]$ 的正常比值。

三、肾的调节作用

肾对酸碱平衡的调节作用，主要是通过排出机体在代谢过程中产生的过多的酸或碱，调节血浆中 $NaHCO_3$ 浓度，以维持血浆 pH 值的恒定。肾的这种作用主要是通过肾小管细胞的泌氢、泌氨及泌钾作用，排出多余的酸性物质来实现的。肾对酸碱平衡的调节主要有以下三种形式。

（一）肾小管泌 H^+ 及重吸收 Na^+（$H^+ - Na^+$ 交换）

1. $NaHCO_3$ 的重吸收　在肾小管上皮细胞内含有 CA，CA 催化 CO_2 与 H_2O 生成 H_2CO_3，H_2CO_3 又解离为 H^+ 和 HCO_3^-。

解离出的 H^+ 从肾小管上皮细胞主动分泌到小管液中，而 HCO_3^- 则保留在细胞内。分泌到肾小管液中的 H^+ 与其中的 Na^+ 进行交换，称为 $H^+ - Na^+$ 交换。进入肾小管上皮细胞中的 Na^+ 可通过钠泵主动转运回血浆，肾小管细胞中 HCO_3^- 则被动吸收入血，二者重新结合生成 $NaHCO_3$，以补充缓冲固定酸所消耗的 $NaHCO_3$。此过程没有 H^+ 的真正排出，只是管腔中的 $NaHCO_3$ 全部重吸收回血液，故称为 $NaHCO_3$ 的重吸收（图 14 - 1）。

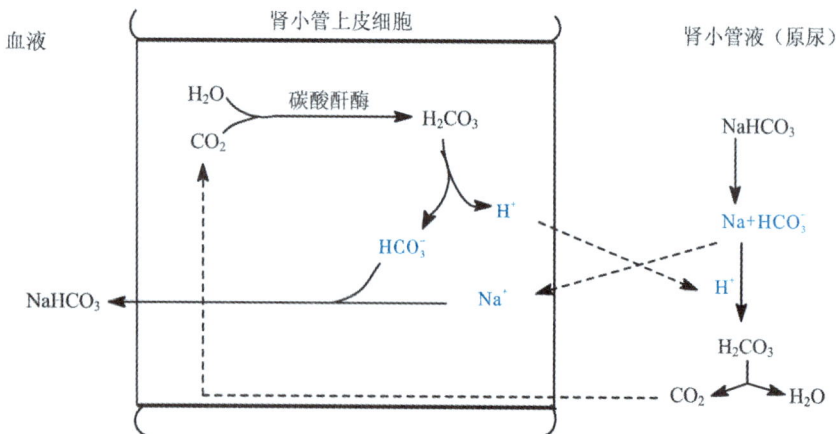

图 14 - 1　肾小球滤液中 HCO_3^- 的重吸收

2. 尿液的酸化　在正常 pH 条件下，血浆中 $Na_2HPO_4/NaH_2PO_4 = 4:1$。在近曲小管管腔中，这一缓冲对仍保持原来的比值，但终尿中这一比值变小，尿中排出 NaH_2PO_4 增加，尿液 pH 值降低，这一过程称为尿液的酸化(图 14-2)。

当原尿流经肾远曲小管时，其中的 Na_2HPO_4 解离成 Na^+ 和 HPO_4^{2-}，Na^+ 与肾小管上皮细胞分泌的 H^+ 交换，Na^+ 进入肾小管上皮细胞并与 HCO_3^- 重吸收进入血液结合形成 $NaHCO_3$，而管腔中的 H^+ 和 Na^+ 与 HPO_4^{2-} 结合形成 NaH_2PO_4 随尿排出，使尿液的 pH 值降低。

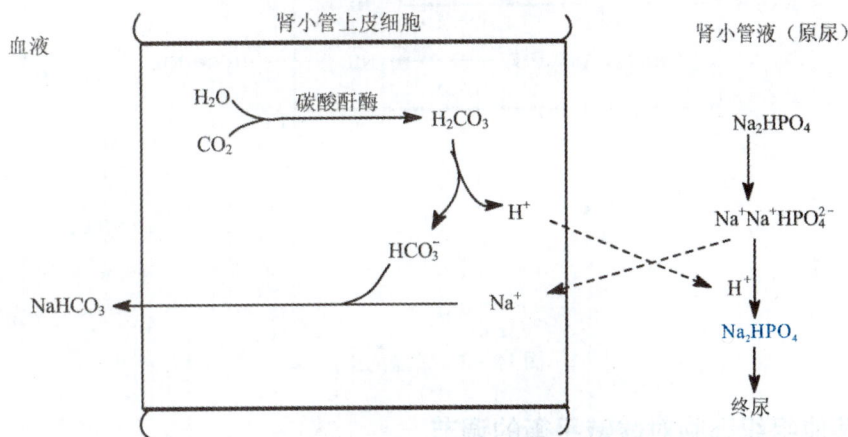

图 14-2　尿液的酸化

当肾小管液的 pH 值由原尿中的 7.4 下降到 4.8 时，Na_2HPO_4/NaH_2PO_4 比值下降，Na_2HPO_4 几乎全部转变为 NaH_2PO_4。

(二) 肾小管泌 NH_3 及 Na^+ 的重吸收($NH_4^+ - Na^+$ 交换)

肾远曲小管和集合管上皮细胞有泌 NH_3 作用。NH_3 主要来源于血液转运的谷氨酰胺(占 60%)的分解和氨基酸的脱氨基作用(占 40%)。

NH_3 生成后与肾小管液中的 H^+ 结合生成 NH_4^+，并与强酸盐(如 NaCl、Na_2SO_4 等)的负离子结合生成酸性的铵盐随尿排出。同时，肾小管液中解离出的 Na^+ 重吸收入细胞与 HCO_3^- 进入血液生成 $NaHCO_3$ 而维持血浆中 $NaHCO_3$ 的正常浓度(图 14-3)。

NH_3 的分泌量随尿液的 pH 值而变化，尿液酸性愈强，NH_3 的分泌愈多；如尿液呈碱性，NH_3 的分泌减少甚至停止。

(三) 肾小管泌 K^+ 及 Na^+ 的重吸收($K^+ - Na^+$ 交换)

肾远曲小管上皮细胞有主动排钾而换回钠的作用，从而使血液中 K^+ 与肾小管液中的部分 Na^+ 进行交换，Na^+ 吸收入血，K^+ 随终尿排出体外。$K^+ - Na^+$ 交换虽不能直接生成 NaHCO$_3$，但与 $H^+ - Na^+$ 交换有竞争性抑制作用，故间接影响 $NaHCO_3$ 的生成。

血钾浓度增高时，肾小管泌 K^+ 作用加强，即 $K^+ - Na^+$ 交换加强，而 $H^+ - Na^+$ 交换受抑制，结果使细胞外液中 H^+ 浓度升高，高血钾时常伴有酸中毒。

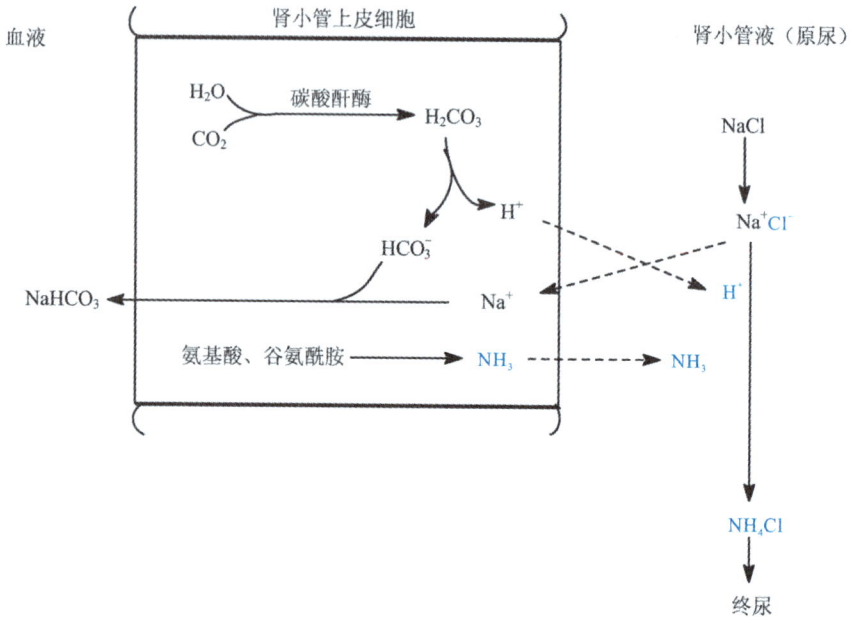

图 14 – 3　铵盐的排泄

四、其他组织细胞对酸碱平衡的调节

(一)细胞内外的离子交换

Na^+、K^+ 和 H^+ 的交换,也见于肌肉、骨骼等细胞。通过细胞内外离子的交换起到调节酸碱平衡的作用。如当细胞外液 H^+ 浓度增加时,一部分 H^+ 在细胞外液被缓冲,另一部分 H^+ 则进入细胞内液与 K^+ 或 Na^+ 相互交换,使细胞外 K^+ 浓度增加,这是酸中毒时引起高血钾的原因之一。相反,当细胞外液 H^+ 浓度降低时,H^+ 由细胞内向外移,而 K^+ 则进入细胞内,使血 K^+ 降低,这是碱中毒引起低血钾的原因之一。

(二)骨骼组织对酸碱平衡的调节作用

骨细胞中的无机盐随体液中 pH 值的变化而变化,起到调节骨代谢和酸碱平衡的双重作用。

综上所述,机体对酸碱平衡的调节,血液缓冲作用是第一道防线,当酸性物质或碱性物质进入血液,血液中的缓冲体系,特别是 $NaHCO_3/H_2CO_3$ 缓冲体系便与之反应,酸或碱被中和,然而与此同时改变了 $NaHCO_3$ 和 H_2CO_3 的含量和比值。可通过肺的呼吸来调整缓冲体系中的 H_2CO_3 含量,通过肾的 $H^+ - Na^+$ 交换等方式调节 $NaHCO_3$ 含量,协调 $NaHCO_3/H_2CO_3$ 的浓度比值在正常范围内,维持血液 pH 值恒定在 7.35~7.45 正常范围内。由此可见,血液作用最快,肺的作用也较迅速,而肾的作用较慢但是持久。血液、肺和肾三大酸碱平衡调节系统各有分工,密切配合。

第三节　酸碱平衡失常类型及主要生化指标

体内酸性或碱性物质过多或者不足,超过机体的调节能力;或肺、肾的疾病使其调节酸碱平衡功能发生障碍；以及电解质代谢紊乱，如高钾血症或低钾血症，都可导致酸碱平衡紊乱。

酸碱平衡过程主要反映在血浆缓冲体系 $NaHCO_3$ 和 H_2CO_3 的含量或比值变化上。当其含量发生改变，由于人体代偿能力的发挥，$NaHCO_3/H_2CO_3$ 的比值维持在 20/1 左右，此时血液的 pH 值保持不变，这种情况称为代偿性酸中毒。如经肺、肾调节仍不能使两者比例恢复 20/1，的 pH 值也相应的发生改变，血液 PH 值高于 7.45 称为失代偿性碱中毒，血液 PH 值降到 7.35 以下则称为失代偿性酸中毒。

酸碱平衡紊乱可分为呼吸性和代谢性两大类。呼吸性酸碱平衡紊乱时，碳酸氢盐缓冲对中首先发生改变的是 H_2CO_3；代谢性酸碱平衡紊乱时，首先发生改变的是 $NaHCO_3$。

一、酸碱平衡失调的基本类型

(一)呼吸性酸中毒

呼吸性酸中毒是由于呼吸道及肺部疾病、呼吸中枢抑制、心疾病、呼吸肌麻痹等原因引起肺的呼吸功能障碍，CO_2 呼出不畅，使血浆 H_2CO_3 浓度原发性升高而引起的酸中毒。

当血浆 PCO_2 及 H_2CO_3 浓度升高时，肾小管细胞泌 H^+、泌 NH_3 作用增强，$NaHCO_3$ 重吸收增多，导致血浆 $NaHCO_3$ 相应升高，如果[$NaHCO_3$]/[H_2CO_3] = 20/1，pH = 7.4，称为代偿性呼吸性酸中毒(compensatory respiratory acidosis)。

当血浆 H_2CO_3 浓度过高，超出机体的代偿能力时，则[$NaHCO_3$]/[H_2CO_3] < 20/1，血浆 pH < 7.35，称为失代偿性呼吸性酸中毒(non-compensatory respiratory acidosis)。

呼吸性酸中毒的特点是：血浆 PCO_2、H_2CO_3 浓度升高，血浆 $NaHCO_3$ 浓度也相应升高。

(二)呼吸性碱中毒

呼吸性碱中毒是由于肺的呼吸过度(换气过度)，CO_2 呼出过多，使血浆 H_2CO_3 浓度原发性降低而引起。可见于癔病、发烧等，临床较少见。

血浆 PCO_2 及 H_2CO_3 降低时，肾小管细胞泌 H^+、泌 NH_3 作用减弱，$NaHCO_3$ 重吸收减少，血浆中 $NaHCO_3$ 浓度相应降低，使[$NaHCO_3$]/[H_2CO_3] = 20/1，pH = 7.4，称为代偿性呼吸性碱中毒(compensatory respiratory alkalosis)。

当血浆 H_2CO_3 浓度过低，超出机体的代偿能力时，则[$NaHCO_3$]/[H_2CO_3] > 20/1，pH > 7.45，称为失代偿性呼吸性碱中毒(non-compensatory respiratory alkalosis)。

呼吸性碱中毒的特点是：血浆 PCO_2、H_2CO_3 浓度降低，血浆 $NaHCO_3$ 浓度也相应降低。

(三)代谢性酸中毒

代谢性酸中毒是由于固定酸来源过多，如糖尿病或服用过多的酸性药物；固定酸排出障碍，如肾功能不全；肾排酸和重吸收 $NaHCO_3$ 障碍；碱性消化液丢失过多等原因造成血浆 $NaHCO_3$ 浓度原发性降低而引起。

固定酸产生过多引起代谢性酸中毒时，固定酸经 $NaHCO_3$ 缓冲，生成固定酸的钠盐和 H_2CO_3，结果导致血浆 $NaHCO_3$ 浓度降低，H_2CO_3 浓度升高，pH 值降低。

代偿过程：血浆 H_2CO_3 浓度升高和 pH 值降低，刺激呼吸中枢引起呼吸加深加快，CO_2 排出增多，H_2CO_3 浓度降低；肾小管细胞泌 H^+ 和泌 NH_3 作用增强，增加 $NaHCO_3$ 的重吸收和固定酸的排出。通过代偿，血浆 $NaHCO_3/H_2CO_3$ = 20/1，血浆 pH = 7.4，称代偿性代谢性酸中毒(compensatory metabolic acidosis)。超出代偿能力，血浆[$NaHCO_3$]/[H_2CO_3] < 20/1，血浆

pH < 7.35，称为失代偿性代谢性酸中毒(non‐compensatory metabolic acidosis)。

代谢性酸中毒的特点是：血浆 $NaHCO_3$ 浓度降低，血浆 H_2CO_3 浓度也相应降低。

(四)代谢性碱中毒

代谢性碱中毒是由于各种原因导致血浆 $NaHCO_3$ 原发性增多而引起的酸中毒。如严重呕吐时酸性物质丢失过多，碱性药物摄入过多或低血钾等。

血浆 $NaHCO_3$ 浓度升高时，血浆 pH 值升高，呼吸中枢兴奋性降低，呼吸变浅变慢，CO_2 增多，血浆 H_2CO_3 浓度升高；肾小管细胞泌 H^+ 和泌 NH_3 作用减弱，减少 $NaHCO_3$ 的重吸收。使 $[NaHCO_3]/[H_2CO_3]=20/1$，血浆 pH≤7.4，称为代偿性代谢性碱中毒(compensatory metabolic alkalosis)。超出代偿能力，血浆 $[NaHCO_3]/[H_2CO_3]>20/1$，血浆 pH > 7.45，称为失代偿性代谢性碱中毒(non‐compensatory metabolic alkalosis)。

代谢性碱中毒的特点是：血浆 $NaHCO_3$ 浓度升高，血浆 H_2CO_3 浓度也相应升高。

二、酸碱平衡的主要生化诊断指标

临床上为了全面、准确的判断酸碱平衡情况，可以测定血液 pH 值、代谢性成分和呼吸性成分三方面的指标。反映呼吸性成分的指标是血液的二氧化碳分压，反映代谢性成分的指标有 $[HCO_3^-]$、BE 等。

(一)血浆 pH 值

血浆 pH 值是表示血浆中 H^+ 浓度的指标。正常人动脉血 pH 值变动范围为 7.35～7.45，平均为 7.40。pH 值 > 7.45 为失代偿性碱中毒；pH 值 < 7.35 为失代偿性酸中毒。

(二)血浆二氧化碳分压(PCO_2)

血浆 PCO_2 是指溶解于血浆中的 CO_2 所产生的张力。动脉血浆 PCO_2 的正常范围为 4.5～6.0 kPa，平均为 5.3 kPa。血浆 PCO_2 是呼吸性酸碱平衡失调的重要诊断指标。PCO_2 降低提示肺通气过度，CO_2 排出过多，为呼吸性碱中毒；PCO_2 升高提示肺通气不足，有 CO_2 蓄积，为呼吸性酸中毒。

(三)血浆二氧化碳结合力(CO_2‐CP)

血浆 CO_2‐CP(CO_2 combining power)是指25℃、$PCO_2=5.3$ kPa 时，每升血浆中以 $NaHCO_3$ 形式存在的 CO_2 毫摩尔数。其正常参考范围为 23～31 mmol/L，平均为 27 mmol/L。代谢性酸中毒时血浆 CO_2‐CP 降低；代谢性碱中毒时 CO_2‐CP 升高。

(四)实际碳酸氢盐(AB)和标准碳酸氢盐(SB)

实际碳酸氢盐(actual bicarbonate)，AB 是指在隔绝空气的条件下取血分离血浆，测得血浆中 $NaHCO_3$ 的真实含量。AB 的正常变动范围为 24±2 mmol/L，平均为 24 mmol/L。AB 反映血液中代谢性成分的含量，但也受呼吸性成分的影响。标准碳酸氢盐(standard bicarbonate)，SB 是全血在标准条件下(即 Hb 的氧饱和度为100%，温度37℃，PCO_2 为 5.3 kPa)测得的血浆中 $NaHCO_3$ 的含量，不受呼吸性成分的影响，因此是代谢性成分的指标。

在血浆 PCO_2 为 5.3 kPa 时，AB=SB。如果 AB > SB，则表明 $PCO_2>5.3$ kPa，说明 CO_2 蓄积，为呼吸性酸中毒；反之，如果 AB < SB，则表明 $PCO_2<5.3$ kPa，说明 CO_2 呼出过多，为呼吸性碱中毒。

(五)碱过剩(BE)或碱欠缺(BD)

血浆碱过剩(base excess, BE)或碱欠缺(base deficient, BD)值是指在标准条件下处理的全血,分离血浆后用酸或碱滴定至 pH 值为 7.40 时,所消耗的酸或碱的量。如是用酸滴定,结果用" + "表示;如果系用碱滴定,结果则用" − "表示。血浆 BE 的正常参考范围为 − 3.0 ~ +3.0 mmol/L。BE > +3.0 mmol/L 时,表示体内碱过剩,为代谢性碱中毒;BE < − 3.0 mmol/L 时,表示体内碱欠缺,为代谢性酸中毒。

案例分析 14 −1

患者:男,16 岁,因发热、咳嗽、呼吸急促留发热门诊观察。查:呼吸 28 次/min,血压 110/74 mmHg,肺部闻及湿性啰音。血气: pH 7.25. PCO_2 30 mmHg, PO_2 64 mmHg, BE − 1.2 mmol/L, HCO_3^- 23.3 mmol/L, K^+ 4.5 mmol/L, Na^+ 134 mmol/L, Cl^- 106 mmol/L。

问题:试分析该患者是否出现了碱中毒? 如有,属于何种类型?

要点回顾

1.人体从内、外源摄取的酸碱物质包括固定酸、挥发酸和碱。人体主要通过血液、肺以及肾脏三方面的调节以维持正常的酸碱平衡。

2.血液的缓冲作用主要是通过血浆和红细胞的缓冲系来完成的,缓冲固定酸主要依赖碳酸,缓冲挥发酸主要依赖血红蛋白缓冲体系。

3.肺通过二氧化碳呼出调节酸碱平衡;肾通过 $NaHCO_3$ 重吸收、尿液的酸化及氨的分泌进行调节。

4.判断酸碱平衡的常用生化指标:血液 pH 值、二氧化碳分压、标准或实际碳酸盐等。

5.临床常见酸碱平衡失常有四大类型:呼吸性酸中毒、呼吸性碱中毒、代谢性酸中毒和代谢性碱中毒,又各有代偿和失代偿两种情况。

(易雪静)

参考文献

[1]赵瑞巧. 生物化学. 第1版. 科学出版社,2010

[2]吕文华. 生物化学. 第1版. 高等教育出版社,2006

[3]查锡良. 生物化学. 第7版. 人民卫生出版社,2008

[4]韩昌洪. 生物化学. 第1版. 第四军医大学出版社,2005

[5]贾弘禔. 生物化学. 第3版. 北京大学医学出版社,2005

[6]王镜岩,朱圣庚,徐长法. 生物化学. 第3版. 高等教育出版社, 2002

[7]晁相蓉,邹丽平,余少培. 生物化学. 第1版. 中国科学技术出版社, 2014

[8]【美】R. K. 默里,D. K. 格兰纳. 哈珀. 生物化学. 第1版. 科学出版社,2003

[9]薛辛东. 儿科学. 第2版. 人民卫生出版社,2010

[10]李宣萱. 图解生物化学. 第5版. 合记图书出版社,2014

[11]陈文彬,潘祥林. 诊断学. 第7版. 人民卫生出版社,2008

[12]涂植光. 临床检验生物化学. 第1版. 高等教育出版社,2006

[13]吕建新,樊绮诗. 临床分子生物学检验. 第3版. 人民卫生出版社, 2013

[14]张纯洁. 生化检验技术. 第1版. 高等教育出版社,2007

[15]陈新谦,金有豫,汤光. 新编药物学. 第15版. 人民卫生出版社,2003

[16]许亚忠. 竞技体育运动中的水平衡及合理用水[J]. 体育研究, 2006,3:154-155

[17]任路平,宋光耀. 高果糖饮食与代谢综合症研究性进展[J]. 中国全科医学杂志, 2011, 49:1278-1280

[18]李克乾,邵增务. 糖酵解与恶性肿瘤[J]. 国际骨科学杂志, 2011, 4:243-246

[19]韩金祥,王美岭,赵建,等. 基因工程制药研究发展状况[J].中国药学杂志,1996,3:432-434

[20]张峰,霍金龙,曾养志. 基因治疗的应用及研究进展[J]. 生物技术通讯,2005,18:677-679